A CIÊNCIA *do*
ANATOMIA E FISIOLOGIA PARA APERFEIÇOAR A PRÁTICA
PILATES

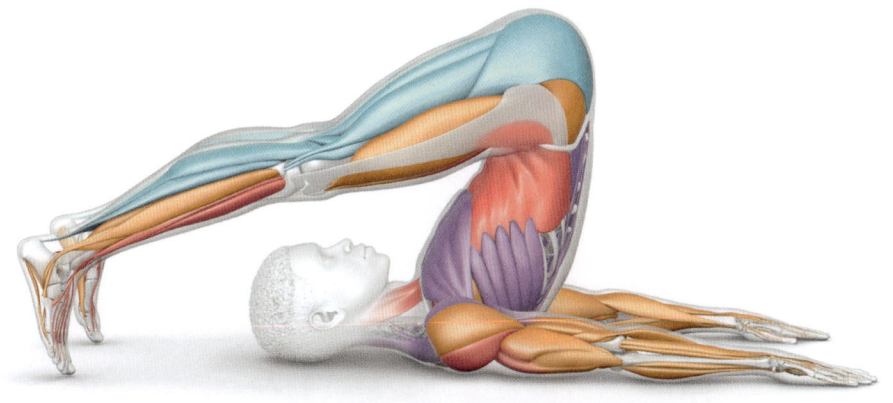

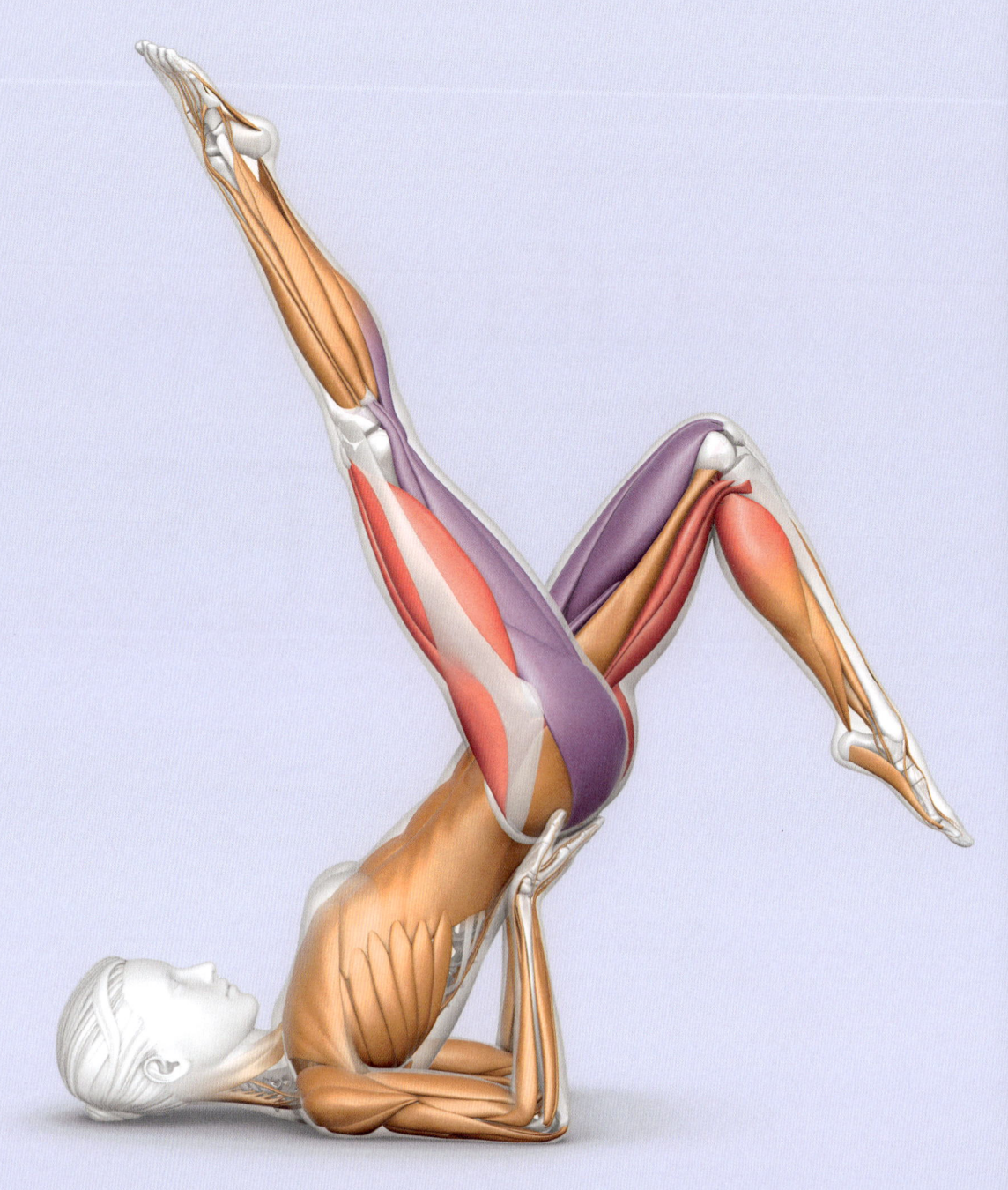

TRACY WARD

A CIÊNCIA do

ANATOMIA E FISIOLOGIA PARA APERFEIÇOAR A PRÁTICA

PILATES

TRADUÇÃO CRISTINA CAMARGO

Editora Senac São Paulo – São Paulo – 2025

SUMÁRIO

Introdução 06	**EXERCÍCIOS DE PILATES** 42	Bicycle 82
		Shoulder bridge 84
		Variações 86
FISIOLOGIA DO PILATES 12	Introdução aos exercícios 44	Swimming 88
	Exercícios posturais simples 46	Variações 90
	Flexões abdominais 48	Seal 92
Anatomia muscular 14	Flexões oblíquas 49	
Entendendo os músculos locais e globais 16	**EXERCÍCIOS DE ESTABILIDADE** 50	**EXERCÍCIOS DE ROTAÇÃO** 94
Entendendo as cadeias musculares 18	Hundred 52	One leg circle 96
O trabalho muscular 20	Variações 54	Variações 98
Sistema esquelético 22	Rolling back 56	Side kick 100
A resistência óssea e as articulações 24	Variações 58	Variações 102
Músculos do core 26	One leg stretch 60	Hip twist 104
Anatomia da coluna neutra 28	Variações 62	Variações 106
Entendendo a postura 30	Double leg stretch 64	Side kick ajoelhado 108
A natureza da dor mecânica 32	Variações 66	Side bend 110
Pilates e alívio da dor 34	Open leg rocker 68	Variações 112
Técnicas de respiração 36	Swan dive 70	Side twist 114
Saúde intestinal 38	Variações 72	Clam 116
Pilates e mindfulness para estresse e ansiedade 40	One leg kick 74	Leg lift and lower 117
	Double leg kick 76	Double leg lift 118
	Scissors 78	One leg lifted 119
	Variações 80	

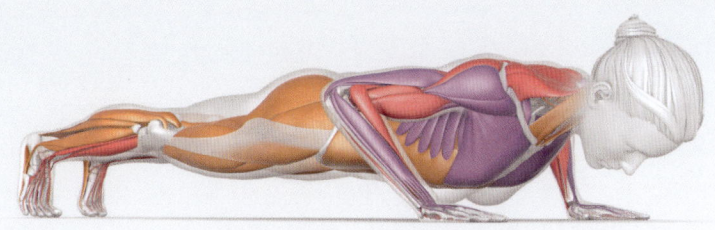

EXERCÍCIOS DE FORÇA 120	
Roll up	122
Variações	124
Roll over	126
Corkscrew	128
Neck pull	132
Jack knife	134
Teaser	136
Variações	138
Leg pull front	140
Variações	142
Leg pull back	144
Variações	146
Boomerang	148
Rocking	152
Breaststroke	154
Criss cross	155
Control balance	156
Push up	158
Variações	160

EXERCÍCIOS DE MOBILIDADE	162
Spine stretch	164
Saw	166
Spine twist	168
Cobra	170
Arm opening	172
Thread the needle	174
Mermaid	176

TREINOS DE PILATES 178

Condicionamento físico	180
Programas para nível iniciante	182
Programas para nível intermediário	184
Programas para nível avançado	186
Pilates para corrida	188
Pilates para natação	190
Pilates para treino de força	192
Pilates para trabalhadores sedentários	194
Pilates para a saúde da mulher	198
Pilates para dores na coluna	202
Pilates para dores cervicais e dores de cabeça	204
Pilates para escoliose	206
Pilates para hipermobilidade	208
Pilates para osteoporose	210
Pilates para artrite	212
Índice	214
Referências	220
Sobre a autora e agradecimentos	223

INTRODUÇÃO

Surgido no início do século XX, o pilates emergiu como uma tendência em condicionamento físico e se tornou um método de exercício amplamente reconhecido em todo o mundo. Criado inicialmente como uma prática física, sempre manteve uma abordagem holística. Do aprimoramento da postura ao fortalecimento do core, da mitigação da dor ao aprimoramento mental, os benefícios são vastos e hoje mais essenciais do que nunca.

Recentemente, temos observado uma transformação de mentalidade que redefiniu nossa percepção do exercício e de como atendemos às necessidades do nosso corpo. Um número crescente de pessoas tem procurado exercícios que proporcionem prazer, promovam conexões conscientes e contribuam para a saúde física.

O pilates fortalece e define os músculos ao mesmo tempo que promove a mobilidade total do corpo. Também permite ajustar a intensidade conforme o nível de condicionamento físico e a habilidade do praticante. Sua crescente popularidade se deve também ao fato de que promove inclusão e empoderamento, impactando positivamente diversos aspectos desafiadores da vida.

Durante meus anos de graduação, descobri o pilates quando buscava um complemento para meus treinos na academia. Na época, não percebi que aquilo era exatamente o que meu corpo necessitava. As dores musculares causadas pelas longas horas estudando sentada e as lesões esportivas desapareceram depois de ter começado a frequentar as aulas. Mais recentemente, descobri um novo significado para o pilates, ao me dar conta de que a prática consistente pode ter contribuído para o sucesso de minhas duas gestações e para a tranquilidade dos partos. Embora reconheça que parte disso pode ter sido sorte – afinal, o parto é imprevisível –, a respiração e a concentração aprendidas também foram fundamentais nesses momentos.

Atualmente, mantenho uma prática regular de pilates não apenas para o meu condicionamento físico, mas também pela clareza mental que a conexão entre corpo e mente proporciona. Na minha atuação clínica como fisioterapeuta, faço uso extensivo dessa prática e testemunho diariamente os benefícios que ela traz aos pacientes, desde atletas até puérperas, além daqueles que sofrem com dores intensas na coluna ou hipermobilidade, entre outros casos.

POR QUE ESCREVI ESTE LIVRO?

Frequentemente recebo perguntas sobre os mais diversos aspectos do meu trabalho, seja ensinando, atendendo na clínica ou nas minhas plataformas on-line. Isso me motivou a escrever este livro – uma oportunidade

> O **pilates** é um treinamento de força e mobilidade para o **corpo inteiro** que **pode melhorar a saúde**, o condicionamento físico e o **mindset**, e que está ao alcance de todos.

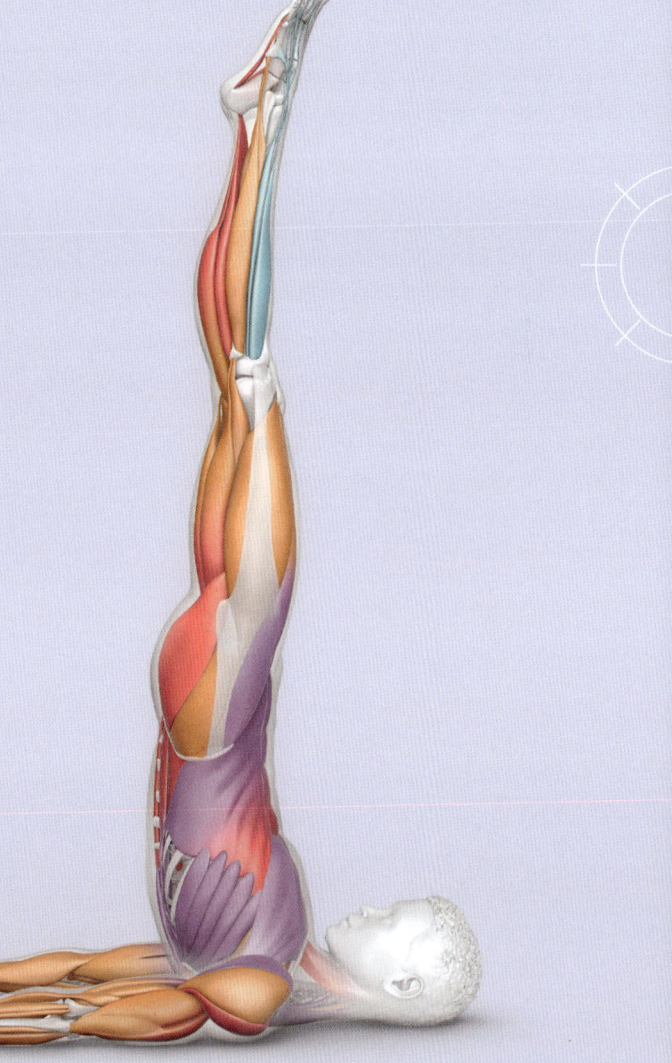

inesperada para reunir minha paixão pelo pilates, meu conhecimento científico e minha experiência clínica. *A ciência do pilates* é um guia completo que ajudará você a iniciar, desenvolver e aprimorar sua prática de pilates, adaptando-a a diferentes situações e compreendendo conscientemente suas escolhas. Cheio de dicas e fatos úteis, este é o livro que eu desejava ter quando estava aprendendo, e espero que você desfrute da transformação em sua prática. Seja você um iniciante no pilates, um entusiasta experiente ou um instrutor, este livro apresenta ilustrações detalhadas e instruções passo a passo que podem guiá-lo de maneira clara pelo método pilates, respaldado por referências científicas confiáveis. Trata-se de uma combinação inovadora de pesquisa e aplicação prática, projetada para elevar sua prática de pilates a um novo patamar.

O pilates mudou minha vida para melhor, e espero que também mude a sua.

Tracy Ward
Bacharel com distinção e mestre em fisioterapia, certificada pela Chartered Society of Physiotherapy do Reino Unido
Professora de pilates, educadora e fisioterapeuta
www.freshlycentered.com

INTRODUÇÃO

A HISTÓRIA E OS PRINCÍPIOS DO PILATES

O conceito de pilates foi criado durante a Primeira Guerra Mundial pelo alemão Joseph Pilates. Fisiculturista e ginasta, Pilates criou sua abordagem revolucionária enquanto esteve internado na Ilha de Man, como uma forma de treinar o corpo e a mente em seu potencial máximo. Essa abordagem única foi inicialmente chamada de "contrologia", mas depois ficou conhecida como pilates.

DE ONDE SURGIU O PILATES

Joseph Pilates nasceu em 1883 e teve uma infância marcada por uma série de doenças – incluindo asma, raquitismo e febre reumática –, condição que alimentou sua determinação em se destacar na área de saúde e condicionamento físico para curar e fortalecer o próprio corpo. Ele praticou ioga, artes marciais, meditação, ginástica, defesa pessoal e esqui, o que o levou a se mudar para a Inglaterra, em 1912, a fim de trabalhar como ginasta, boxeador e professor de defesa pessoal.

Considerado "cidadão inimigo" durante a Primeira Guerra Mundial, Joseph foi enviado a hospitais para atuar como auxiliar de enfermagem. Chocado com a condição dos pacientes acamados, criou um regime de exercícios que permitiu que eles se recuperassem mais rapidamente. Após a guerra, foi transferido de volta à Alemanha, onde seu método de exercícios se popularizou no mundo da dança. Em 1926, emigrou para os EUA. Lá, conheceu sua esposa Clara e, juntos, abriram o The Pilates Studio em Nova York. Os dançarinos do Balé de Nova York praticavam pilates para tratar lesões, e assim a reputação de Joseph se expandiu, com a abertura, em todo o país, de estúdios que compartilhavam a rotina exclusiva de exercícios.

TEORIA E EVOLUÇÃO DO MÉTODO

Joseph Pilates era um visionário em suas crenças sobre autodisciplina, autocuidado e compromisso com um estilo de vida saudável. Seu método fundamentou-se em princípios de rotina, flexibilidade e fortalecimento do core. Ele acreditava que desenvolver o condicionamento físico integral, combinado com controle mental, atenuaria doenças, equilibraria mente, corpo e espírito e promoveria autoconfiança. A abordagem holística do pilates estava profundamente enraizada em suas práticas.

Desenvolvido para o mat, ou tapete, o método evoluiu quando Joseph Pilates começou a explorar o uso de molas nas camas hospitalares para aplicar resistência e sobrecarga progressiva. Com a crescente demanda em Nova York, ele acabou criando equipamentos de estúdio, como o cadillac, o reformer, a wunda chair e o arc barrel, que favoreceram o movimento, o fortalecimento e a flexibilidade, incrementando o que era possível no pilates solo. Joseph Pilates faleceu em 1967, porém seu legado é transmitido por seus alunos, que se tornaram instrutores e passam a técnica adiante.

A contrologia desenvolve o corpo... corrige posturas, restaura a vitalidade física e revigora a mente...
–Joseph Pilates

PRINCÍPIOS DO **PILATES**

Os exercícios de pilates são fundamentados em rigorosos padrões de respiração, sendo este o princípio original e essencial da disciplina. Outros cinco princípios formam a base técnica única do pilates e, quando integrados entre si, promovem a conexão mente-corpo, o que permite alcançar a verdadeira eficácia do método. Esses princípios podem ser aplicados de maneira benéfica em sua vida diária, para além da prática no solo.

CENTRALIZAÇÃO
Diz respeito à contração dos músculos do core para encontrar o foco mental e físico durante a prática.

CONCENTRAÇÃO
É a atenção específica aos detalhes de cada movimento, incluindo como você o executa e como se sente quando o realiza. A teoria é que, com a prática, desenvolvendo a consciência corporal e o mindfulness, você passará a fazer os exercícios subconscientemente.

RESPIRAÇÃO
O padrão de respiração deve ser sincronizado com os movimentos – é recomendada uma respiração completa e lateral (p. 36) para melhorar tanto o desempenho físico quanto o mental.

FLUIDEZ
Os exercícios devem ser executados com elegância e fluidez, e as transições devem ser suaves. A energia posta em cada exercício deve integrar o corpo como um todo.

PRECISÃO
Refere-se à consciência em relação a cada movimento que faça parte dos exercícios, o que inclui a execução e o posicionamento e alinhamento de cada parte do corpo.

CONTROLE
Cada exercício é executado com controle do movimento de músculos específicos e da respiração. Este princípio envolve também estar mentalmente presente e utilizar o mindfullness para realizar os movimentos de maneira adequada.

INTRODUÇÃO

OS AVANÇOS NAS PESQUISAS

O objetivo inicial do pilates era reabilitar doentes em hospitais na Primeira Guerra Mundial. Mais tarde, o método foi aprimorado para a elite e influenciado pelo mundo da dança. No início do século, surgiu a demanda por práticas de exercícios mais conscientes, e o método foi adaptado com base em pesquisas e para atender a necessidades de reabilitação.

A EVOLUÇÃO DO **PILATES**

Inicialmente, o pilates dava grande ênfase à ativação do core e da musculatura global para proporcionar firmeza e apoio na realização de diferentes movimentos.

Isso fica evidente em exercícios como o scissors (p. 78) e o control balance (p. 156), nos quais as pernas fazem o movimento, mas a coluna deve permanecer imóvel para sustentar o corpo. Muitos dos exercícios de pilates requerem um bom nível de flexibilidade muscular e articular para a realização de extensões amplas das pernas, o alcance de posições extremas e a movimentação ampla da coluna. Essas exigências físicas também demandam uma boa consciência corporal para o controle do corpo nas posições adequadas.

ADAPTAÇÕES
As adaptações contemporâneas se concentram no fortalecimento do core para proporcionar estabilidade à coluna vertebral antes de progredir para a ativação muscular global. Embora alguns exercícios possam exigir flexibilidade, eles são frequentemente prescritos de modo gradual, o que permite aos praticantes começar com exercícios de menor intensidade e avançar gradualmente à medida que desenvolvem sua prática. Esse método é considerado mais seguro para a maioria das pessoas em comparação com o método original desenvolvido por Pilates. Além disso, introduz variações que consideram tanto o nível de habilidade dos alunos quanto a relação dos exercícios com seus movimentos e suas necessidades funcionais específicas. Essas variações podem incluir o aumento da flexibilidade, a melhora do equilíbrio e o tratamento de problemas como dores lombares.

Visão geral dos métodos

TRADICIONAL	CONTEMPORÂNEO
Baseado nos exercícios ensinados por Joseph Pilates, na ordem definida por ele.	**Versão modernizada** dos exercícios tradicionais, com novas variações incluídas.
Cada exercício da sequência é construído com base no anterior.	**A sequência não é fixa**, mas selecionada com base nas necessidades.
Para cada exercício é prescrito um número rigoroso de repetições.	**A quantidade de repetições** é estabelecida de acordo com a necessidade.
Começa-se deitado aproveitando a gravidade para ajudar na ativação do core, e depois progride-se para posições mais verticais.	**Geralmente começa-se deitado,** aproveitando a gravidade para ajudar na ativação do core, e depois progride-se para diferentes posições.
A pelve geralmente está em inclinação posterior, e a coluna, reta.	**Pelve** na posição neutra.
O comprimento da alavanca é longo para os braços e/ou pernas.	**O comprimento da alavanca** costuma ser mais curto, inicialmente com as pernas flexionadas.

PROGRESSÃO DA **TÉCNICA**

Existem quatro eixos em torno dos quais a técnica do pilates evoluiu e cujas pesquisas levaram a mudanças na execução do método e dos exercícios propriamente ditos.

COLUNA RETA *vs* COLUNA NEUTRA

Tradicionalmente, ensinava-se que a coluna deveria ficar reta no solo, conceito conhecido como "impressão". No entanto, essa posição não é propícia à absorção de impacto e é menos funcional do que fazer os exercícios com a coluna em posição neutra. Esta posição também permite uma ativação mais precisa do core, ao contrário das inclinações da pelve (pelvic tilts) para a frente ou para trás.

CONTRAÇÃO ABDOMINAL MÁXIMA *vs* LEVE

Usava-se a instrução "umbigo em direção à coluna" para ativar os músculos abdominais globais com máxima intensidade. No entanto, isso pode levar à sobrecarga e à fadiga precoce, enquanto a contração leve inicialmente isola o músculo transverso do abdômen, permitindo a estabilização da coluna e um controle adequado.

CERVICAL FLEXIONADA *vs* CERVICAL NEUTRA

Manter a cervical flexionada pode causar estresse nos músculos dessa região e tensão em outras áreas da parte superior do corpo. Mantê-la neutra minimiza esse estresse e a alinha corretamente, resultando em uma postura mais confortável, benéfica e natural.

RESPIRAÇÃO ESPECÍFICA *vs* PADRÃO VARIADO

Joseph Pilates dava instruções precisas para sincronizar a respiração com os movimentos. Hoje, a expiração frequentemente ocorre durante o esforço nos exercícios de pilates, pois isso promove uma ativação mais eficiente do músculo transverso do abdômen.

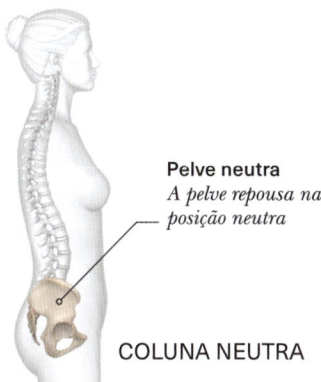

Pelve em inclinação posterior
A pelve é rotacionada para trás

COLUNA RETA

Pelve neutra
A pelve repousa na posição neutra

COLUNA NEUTRA

PROGRESSÃO DA **PRESCRIÇÃO**

No que diz respeito à prescrição dos exercícios de pilates, existem muitas diferenças entre os critérios originais estabelecidos por Joseph e o resultado das modificações feitas ao longo dos anos. Aqui elencamos algumas das principais diferenças.

Sequência fixa *vs* seleção de movimentos

No método tradicional, há uma sequência fixa de 34 movimentos. Nos ensinamentos contemporâneos, a seleção de movimentos é baseada no raciocínio clínico ou individual, reconhecendo que uma abordagem única não se aplica a todos.

Um nível *vs* vários níveis

Os exercícios originais foram concebidos como únicos e independentes, enquanto as abordagens contemporâneas quase sempre oferecem, para cada exercício, vários níveis e/ou variações, garantindo que a prática possa beneficiar a todos.

Repetições fixas *vs* individualização

Tradicionalmente, havia uma quantidade fixa de repetições, e a instrução era realizar exatamente o prescrito. Na abordagem moderna, a quantidade de exercícios é adaptada com base nos princípios do movimento, na habilidade individual e nos níveis de fadiga.

Movimento dinâmico *vs* controle

Muitos dos exercícios originais incluem um componente dinâmico, com pequenos movimentos para cima e para baixo, ou batidas. As variações modernas costumam eliminar esse aspecto, priorizando o controle neutro e aumentando a amplitude de movimento.

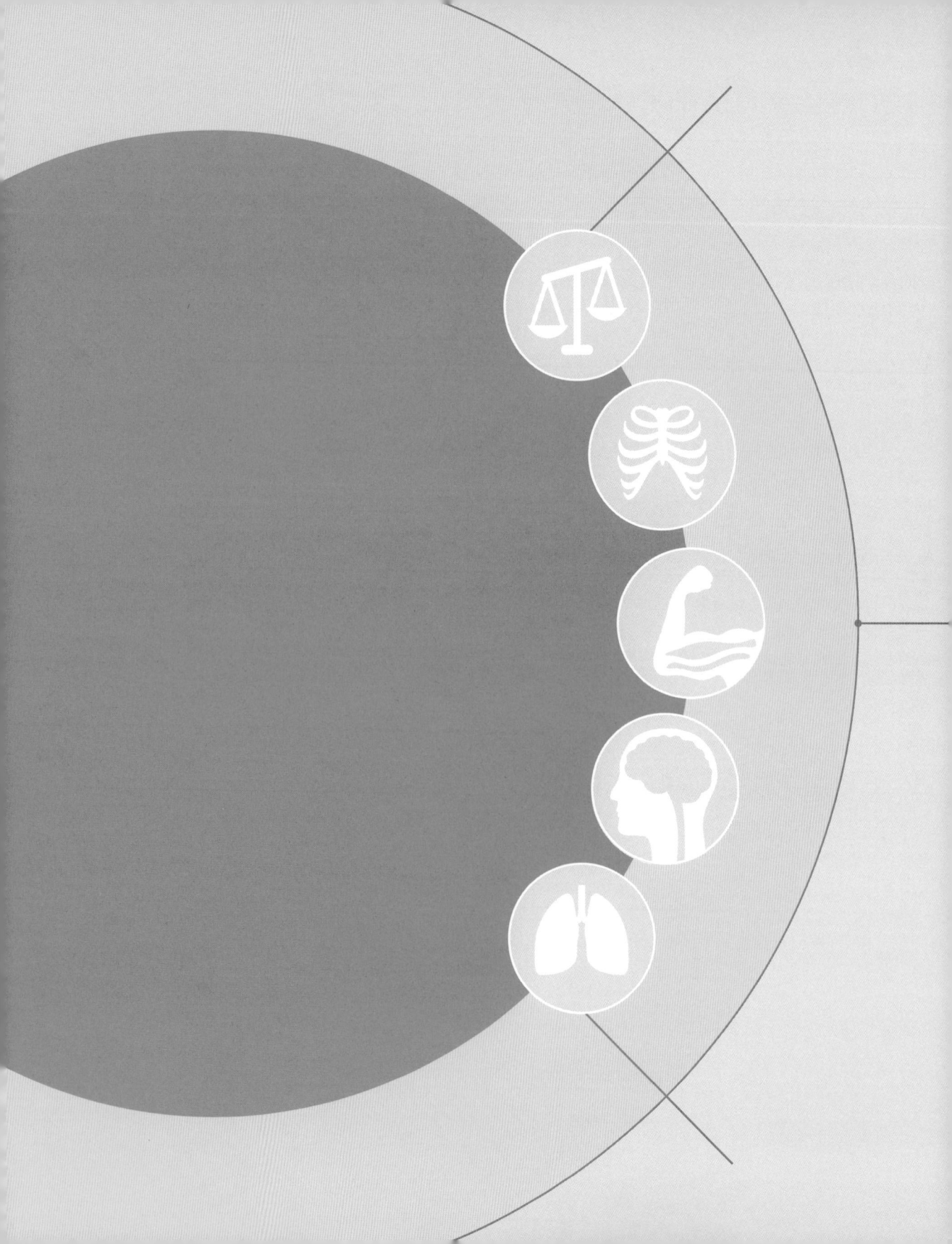

FISIOLOGIA DO PILATES

O pilates parte do core para desenvolver músculos fortes e definidos, além de um sistema de mobilidade eficiente. Compreender a anatomia e a fisiologia do sistema musculoesquelético, os efeitos da postura e da respiração e como esses fatores influenciam em conjunto a dor e o bem-estar psicológico transformará sua abordagem no pilates. Aplicar esse conhecimento otimizará sua técnica e a escolha dos exercícios, além de aumentar a motivação para os treinos.

FISIOLOGIA DO **PILATES**

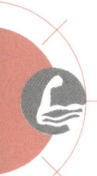

ANATOMIA MUSCULAR

Nosso sistema muscular sustenta a postura e permite que o corpo se mova. Os músculos esqueléticos estão ligados às extremidades dos ossos através dos tendões e puxam esses ossos para gerar movimento.

MÚSCULOS ESQUELÉTICOS

Os músculos raramente trabalham sozinhos. O principal músculo que realiza certo movimento é chamado de agonista, e ele recebe a ajuda de vários auxiliares. O antagonista trabalha em oposição: desacelera o movimento e confere estabilidade à articulação. O pilates fortalece o corpo pelas cadeias musculares (p. 18), o sistema que conecta os tecidos moles para transmitir força.

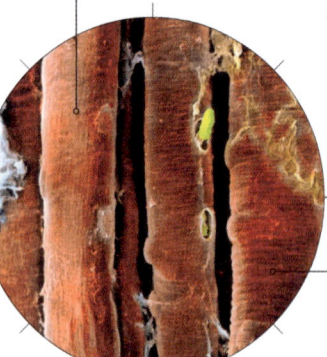

A visualização ampliada mostra as miofibrilas alinhadas umas às outras

As linhas visíveis (estrias) mostram como estão dispostas as proteínas musculares

Fibras musculares esqueléticas
As fibras musculares esqueléticas consistem em milhares de miofibrilas dispostas em feixes paralelos. Elas contêm as proteínas contráteis responsáveis pela contração do músculo.

Peitorais
Peitoral maior
Peitoral menor

Músculos intercostais

Braquial

Abdominais
Reto abdominal
Oblíquos abdominais ex
Oblíquos abdominais internos (profundos, não evidentes)
Transverso do abdômen

Flexores do cotovelo
Bíceps braquial
Braquial (profundo)
Braquiorradial

Flexores do quadril
Iliopsoas (il e psoas mai
Reto femora (ver quadríc
Sartório
Adutores (ver abaixo)

Adutores
Adutor longo
Adutor curto
Adutor magno
Pectíneo
Grácil

Quadríceps
Reto femoral
Vasto medial
Vasto lateral
Vasto intermédio (profundo, não evidente)

Dorsiflexores do tornozelo
Tibial anterior
Extensor longo dos dedos
Extensor longo do hálux

SUPERFICIAL **PROFUNDO**

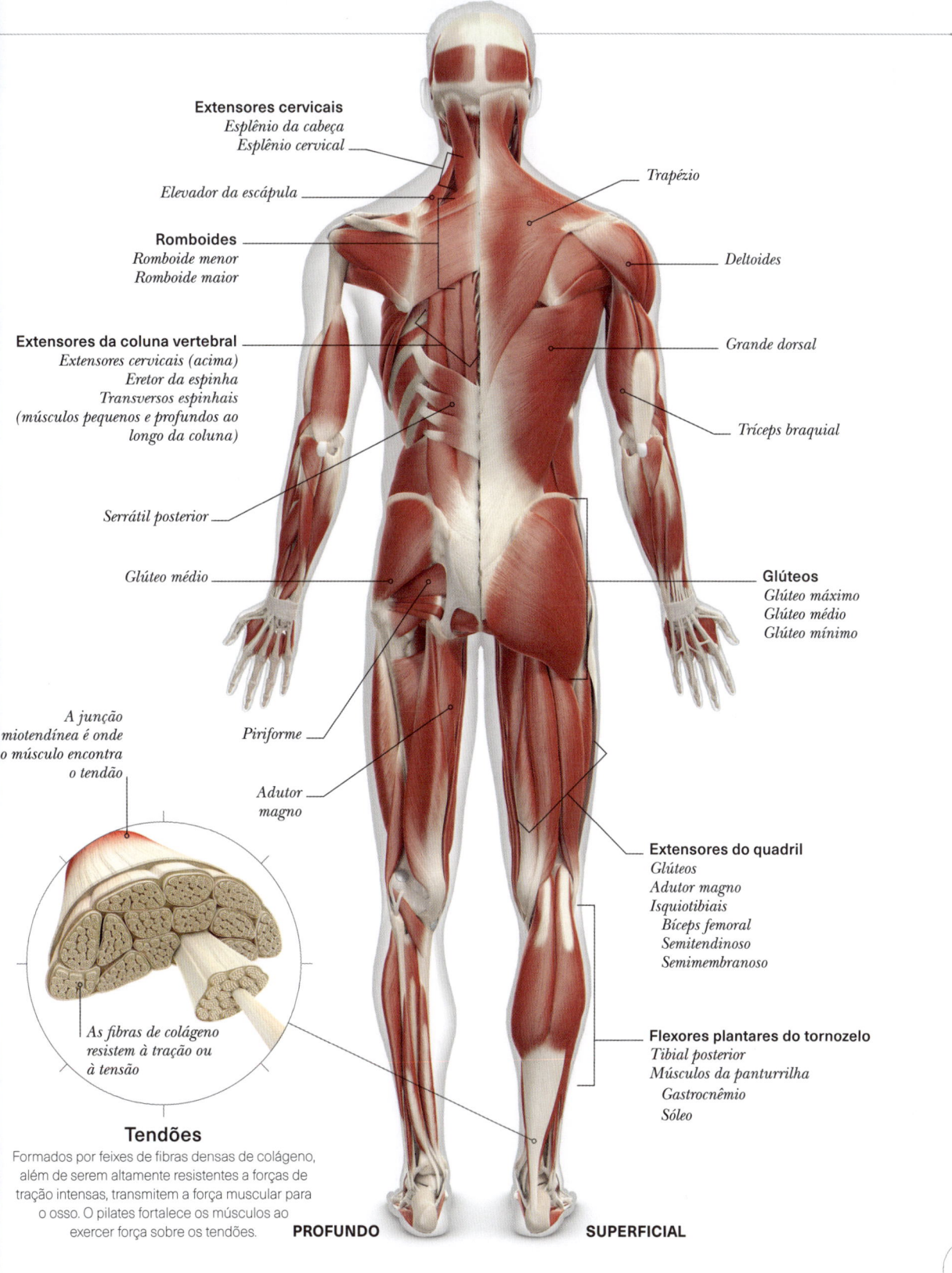

FISIOLOGIA DO **PILATES**

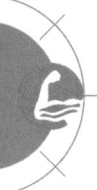

ENTENDENDO OS MÚSCULOS LOCAIS E GLOBAIS

Nosso corpo produz movimento e nos fornece suporte por meio da ativação e das contrações musculares. Existem dois sistemas musculares diferentes que permitem que ele distribua essas forças corretamente. Esses sistemas são classificados de acordo com sua localização, entre outras inúmeras propriedades.

DOIS SISTEMAS

A coordenação entre os sistemas musculares local e global é fundamental no método pilates. Pode-se entender da seguinte forma: os músculos locais atuam como o núcleo interno; os músculos globais, como o núcleo externo; e a adição dos músculos das extremidades forma o sistema de movimento.

MÚSCULOS LOCAIS

Os músculos locais estão situados próximos às articulações e são diretamente conectados à coluna vertebral. Eles aumentam a firmeza articular, limitando a compressão, o cisalhamento e as forças rotacionais na coluna. Além disso, proporcionam estabilidade e suporte para as vértebras durante o movimento, ao aumentarem a pressão intra-abdominal. Os principais músculos locais são o transverso do abdômen, os músculos multifídeos, o assoalho pélvico e o diafragma.

MÚSCULOS GLOBAIS

Os músculos globais são mais superficiais que os locais e se estendem do quadril até a coluna vertebral. Eles têm um papel predominante no movimento e na transferência de carga entre as extremidades superiores e inferiores do corpo através do core. Além disso, proporcionam estabilidade e controle excêntrico (alongamento) ao core durante esses movimentos. Os principais são o quadrado lombar, o psoas maior, os oblíquos externos e internos, o reto abdominal, o glúteo médio, além dos músculos adutores do quadril, como o adutor magno, longo e curto, o grácil e o pectíneo.

SISTEMA DE MOVIMENTO

A ativação dos sistemas musculares local e global, integrando o sistema de movimento, é crucial. Este sistema engloba músculos que se originam na coluna vertebral e/ou no quadril e se estendem até as extremidades superiores ou inferiores. Ele é responsável por gerar força rapidamente e por produzir movimentos amplos. Realiza tanto a contração concêntrica quanto o controle excêntrico para a desaceleração. Inclui o grande dorsal, os flexores do quadril, os isquiotibiais e o quadríceps. A combinação de todos esses sistemas pode ser compreendida por meio das cadeias musculares (p. 18).

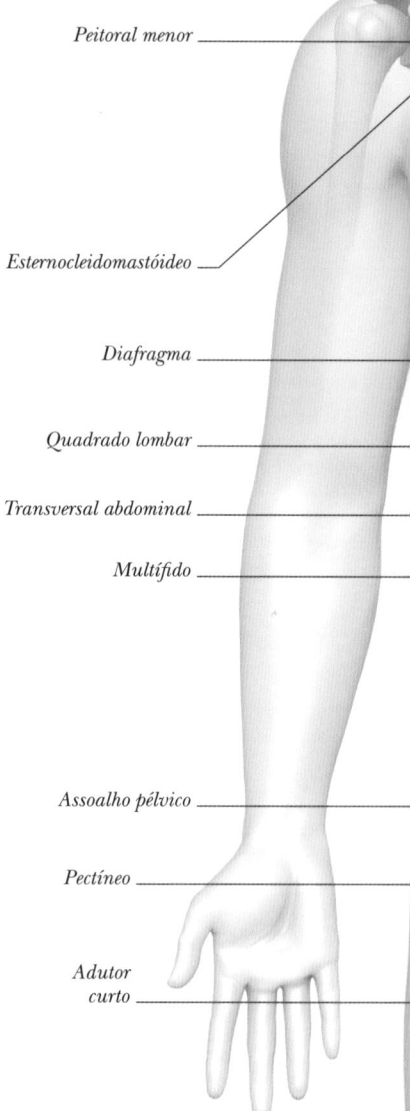

Peitoral menor
Esternocleidomastóideo
Diafragma
Quadrado lombar
Transversal abdominal
Multífido
Assoalho pélvico
Pectíneo
Adutor curto

LOCAL vs. GLOBAL
Os músculos locais estão detalhados para mostrar sua localização profunda, seu tamanho menor e sua proximidade mais direta com a coluna vertebral. Os músculos globais são mostrados como uma camada superficial e têm um tamanho maior.

PROPRIEDADE MUSCULAR	MÚSCULOS LOCAIS	MÚSCULOS GLOBAIS
Proximidade com a superfície	Profundo	Superficial
Extensão do músculo	Mais curto	Mais longo
Proximidade da articulação	Próxima	Mais distante
Nº de articulações em que atua	1 ou mais	2 ou mais
Tipo de fibra muscular	Tipo I (tônica)	Tipo II (fásica)
Orientação da fibra muscular	Fusiforme	Aponeurótica
Velocidade da contração muscular	Contração lenta	Contração rápida
Função	Baseado em resistência	Esforço de curto prazo

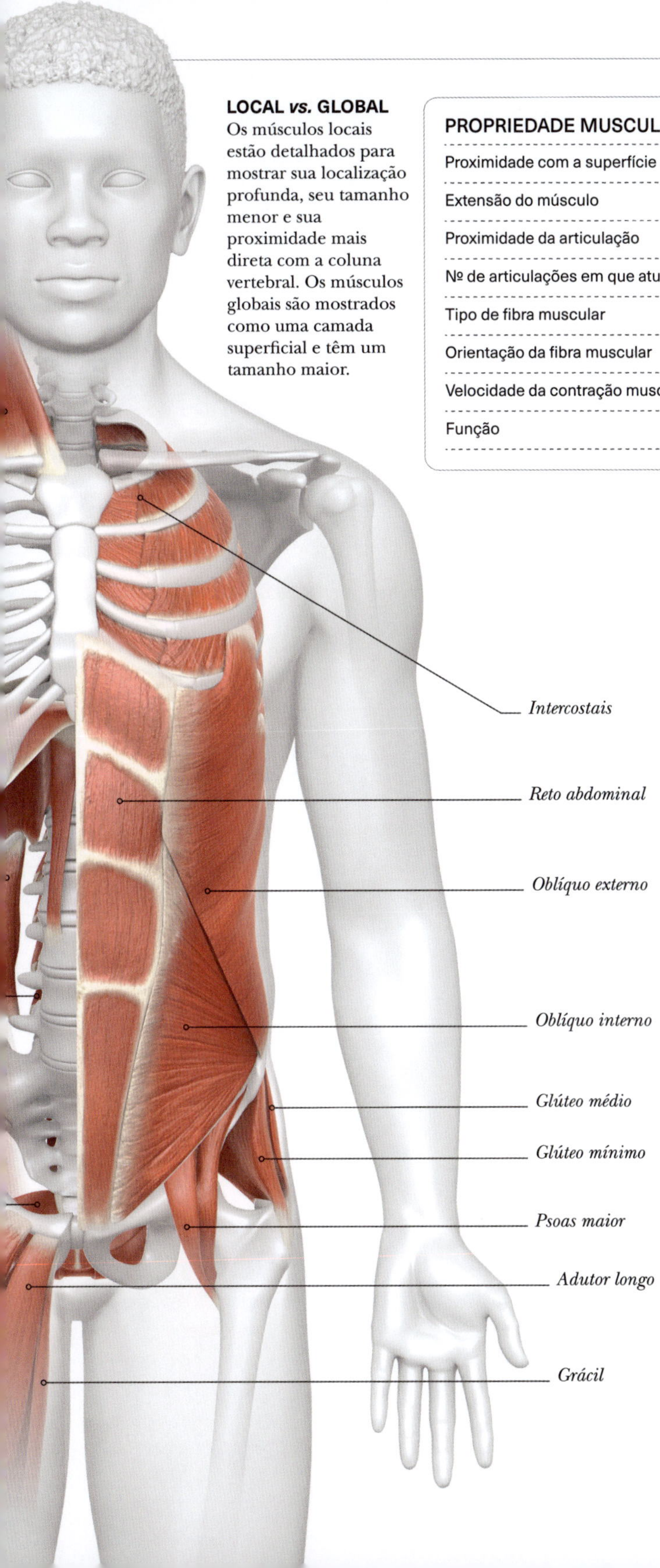

Intercostais

Reto abdominal

Oblíquo externo

Oblíquo interno

Glúteo médio

Glúteo mínimo

Psoas maior

Adutor longo

Grácil

Treinamento para a função

Os sistemas do corpo devem ser treinados de dentro para fora: músculos locais, músculos globais e, por fim, a integração completa com o sistema de movimento.

Os músculos locais são controlados de modo independente dos abdominais mais globais e possuem um mecanismo de antecipação – os músculos do core são ativados antes do movimento de um membro. Treiná-los primeiro garante a estabilidade da coluna para suportar qualquer carga adicionada. Como os músculos globais não conferem essa estabilização, eles podem ser treinados depois. A etapa final envolve o fortalecimento dos músculos que geram potência para maximizar a produção de força em alta velocidade.

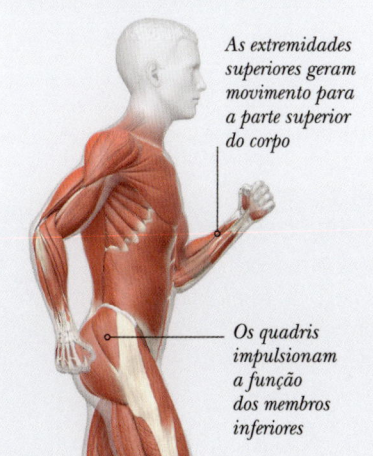

As extremidades superiores geram movimento para a parte superior do corpo

Os quadris impulsionam a função dos membros inferiores

FISIOLOGIA DO **PILATES**

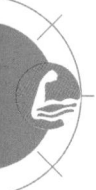

ENTENDENDO AS CADEIAS MUSCULARES

Os músculos transmitem força para os ossos aos quais estão ligados e produzem movimento a partir da movimentação articular. As cadeias musculares conectam músculos, fáscia (tecido conjuntivo) e ligamentos (tecido que une os ossos) através da fáscia para transmitir forças de uma parte do corpo a outra. Elas proporcionam maior estabilidade e suporte durante o movimento, permitindo que a produção de força seja transmitida para além do músculo que está sendo contraído.

TIPOS DE **CADEIA MUSCULAR**

Quando as forças entre as cadeias musculares estão equilibradas, obtém-se o alinhamento ideal. Quando há um componente fraco na musculatura, a tensão na cadeia muscular é alterada. Isso, por sua vez, altera a transmissão de força através da cadeia muscular, e um desequilíbrio pode causar desalinhamento ou disfunção.

CADEIA OBLÍQUA ANTERIOR

Essa cadeia estabiliza a pelve e promove o *force closure* na articulação púbica. Também mantém o corpo estável na perna de apoio durante a marcha e controla a rotação da pelve quando o corpo avança. À medida que a velocidade do corpo aumenta, da caminhada para a corrida, há uma maior demanda sobre essa cadeia, que desempenha um papel crucial em esportes que envolvem aceleração, desaceleração e rotação. Disfunções nessa cadeia podem resultar em forças de cisalhamento na pelve e causar lesões nos músculos abdominais ou na virilha.

CADEIA OBLÍQUA POSTERIOR

Essa cadeia estabiliza a pelve a partir da parte posterior (costas) e promove o *force closure* na articulação sacroilíaca. Ela impulsiona a fase propulsora da marcha, pois o glúteo máximo é responsável pela impulsão da perna para a frente, um processo que se torna mais evidente durante a corrida. O grande dorsal auxilia na coordenação da perna propulsora e puxa o braço oposto para trás a fim de facilitar o movimento de corrida. A fraqueza de qualquer um desses músculos pode resultar em excesso de carga nos isquiotibiais e causar distensão muscular. Além disso, a falta de estabilidade pélvica posterior pode causar dor na articulação sacroilíaca em razão de movimentos de cisalhamento.

CADEIA LONGITUDINAL PROFUNDA

Essa cadeia é responsável pela estabilidade tanto da coluna vertebral quanto da pelve, por meio da ativação dos músculos multifídos. Além disso, gera movimentos de extensão da coluna e do quadril por meio dos músculos mais superficiais, como o músculo eretor da espinha e o bíceps femoral. Essa cadeia desempenha um papel essencial na postura e na sustentação do corpo em posição ereta, além de suportar o tronco em atividades que envolvem flexão, como curvar-se para a frente e retornar à posição vertical. A fraqueza nessa cadeia pode resultar em dor lombar por menor estabilidade ou suporte muscular na região lombar e pélvica. Por exemplo, pode ser difícil retornar à posição ereta ao inclinar-se para a frente, ou pode haver dor ao tentar flexionar excessivamente o corpo para a frente.

CADEIA LATERAL

Essa cadeia facilita o movimento no plano coronal, que divide verticalmente o corpo em frente e trás. Ela mantém a pelve nivelada durante atividades que envolvem mover uma perna por vez, como caminhar, subir escadas e movimentos de avanço. Disfunções podem se manifestar por meio de sinal de Trendelenburg positivo (ver diagrama à direita), pronação do pé e alinhamento medial do joelho. Exemplos de exercícios de pilates para fortalecer essa cadeia são: clam, side kick e leg lift and lower.

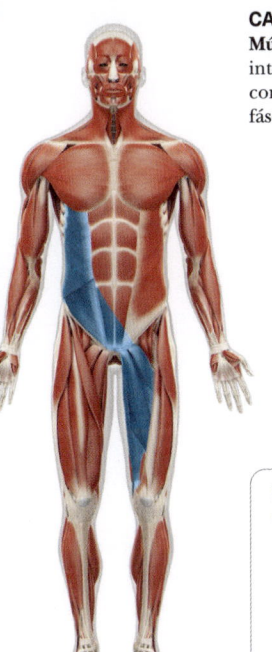

CADEIA OBLÍQUA ANTERIOR
Músculos envolvidos: oblíquos internos e externos e os adutores contralaterais, conectados pela fáscia adutor-abdominal.

Exemplos de exercícios de pilates:

- One leg stretch (p. 60)
- Scissors (p. 78)
- Roll up (p. 122)
- Teaser (p. 136)

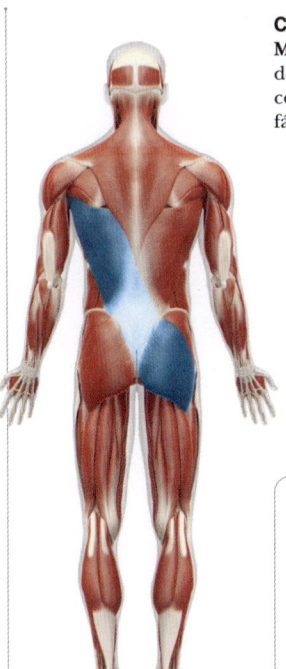

CADEIA OBLÍQUA POSTERIOR
Músculos envolvidos: grande dorsal e glúteo máximo contralateral, conectados pela fáscia toracolombar.

Exemplos de exercícios de pilates:

- One leg kick (p. 74)
- Shoulder bridge (p. 84)
- Swimming (p. 88)
- Rocking (p. 152)

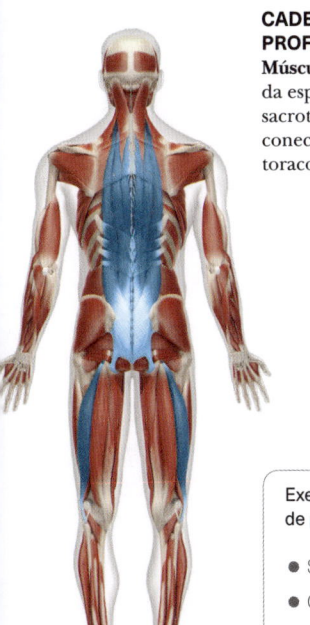

CADEIA LONGITUDINAL PROFUNDA
Músculos envolvidos: eretores da espinha, multífidos, ligamento sacrotuberoso e bíceps femoral, conectados pela fáscia toracolombar.

Exemplos de exercícios de pilates:

- Swan dive (p. 70)
- One leg kick (p. 74)
- Shoulder bridge (p. 84)
- Rocking (p. 152)

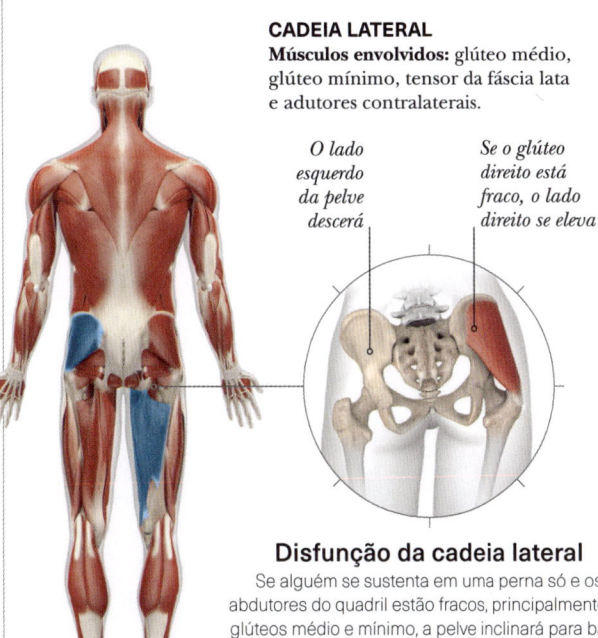

CADEIA LATERAL
Músculos envolvidos: glúteo médio, glúteo mínimo, tensor da fáscia lata e adutores contralaterais.

O lado esquerdo da pelve descerá

Se o glúteo direito está fraco, o lado direito se eleva

Disfunção da cadeia lateral
Se alguém se sustenta em uma perna só e os abdutores do quadril estão fracos, principalmente os glúteos médio e mínimo, a pelve inclinará para baixo no lado da perna fora do chão, fazendo a pessoa se inclinar na direção oposta à do lado do quadril afetado. Esse é o chamado sinal de Trendelenburg.

FISIOLOGIA DO **PILATES**

O TRABALHO MUSCULAR

Os músculos se contraem de diferentes maneiras para facilitar e controlar o movimento. A maneira como se contraem depende do nível de força contrátil e da força externa que atua sobre eles.

ESTRUTURA **MUSCULAR**

Os músculos esqueléticos consistem em uma organização intrincada de células musculares, células sanguíneas e fibras nervosas. Os feixes de fibras musculares são chamados de fascículos. Dentro de cada fibra muscular há miofibrilas, que contêm os filamentos de proteína contrátil responsáveis pela produção das contrações musculares.

Fascículo
Feixe de células musculares

Célula muscular
Também chamada de fibra muscular

Miofibrilas
Proteínas contráteis microscópicas

Linha M
Parte central do sarcômero

Disco Z
Extremidade do sarcômero

Filamento fino
Formado pela proteína actina

Filamento espesso
Composto pela proteína miosina

Antagonista
O bíceps braquial atua como antagonista, pois se alonga quando está sob tensão

Extensão
O ângulo da articulação aumenta

Agonista
O tríceps braquial atua como agonista, pois se contrai concentricamente na extensão do cotovelo

CONTRAÇÃO EXCÊNTRICA

A contração excêntrica ocorre quando o músculo alonga enquanto ainda está tensionado. Aqui o bíceps trabalha de maneira excêntrica para controlar o movimento descendente do braço; no pilates isso pode ficar evidente no shoulder bridge (p. 84), nos glúteos, quando a perna é estendida verticalmente.

TIPOS DE CONTRAÇÃO

Existem três tipos de ação muscular que geram força dentro do músculo. As contrações isométricas são ativações musculares sem movimento, nas quais não há mudança no comprimento muscular, como ocorre na execução do hundred (p. 52). Já as contrações isotônicas envolvem alteração no comprimento muscular, podendo ser concêntricas ou excêntricas (consulte o diagrama abaixo).

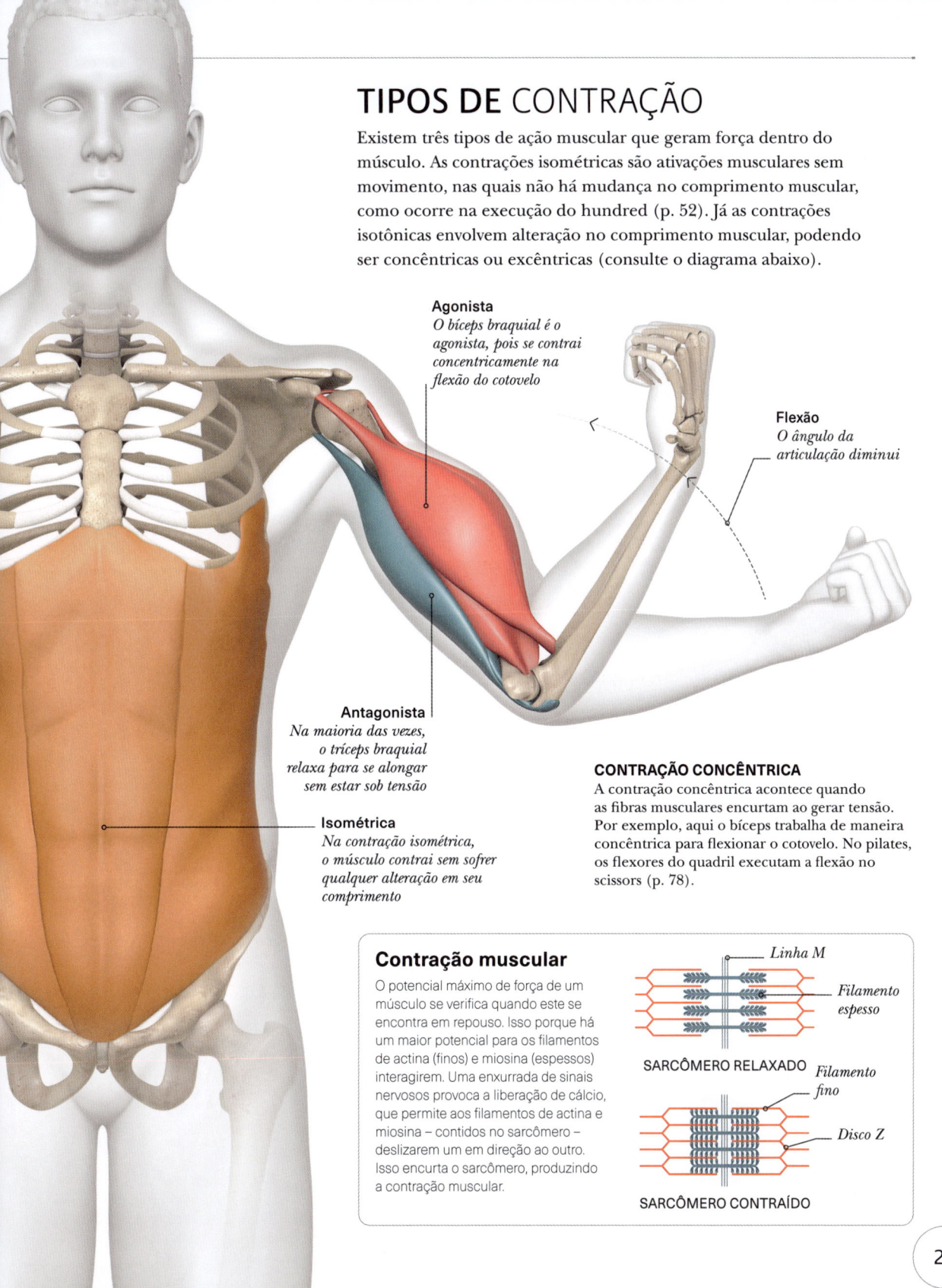

Agonista
O bíceps braquial é o agonista, pois se contrai concentricamente na flexão do cotovelo

Flexão
O ângulo da articulação diminui

Antagonista
Na maioria das vezes, o tríceps braquial relaxa para se alongar sem estar sob tensão

Isométrica
Na contração isométrica, o músculo contrai sem sofrer qualquer alteração em seu comprimento

CONTRAÇÃO CONCÊNTRICA
A contração concêntrica acontece quando as fibras musculares encurtam ao gerar tensão. Por exemplo, aqui o bíceps trabalha de maneira concêntrica para flexionar o cotovelo. No pilates, os flexores do quadril executam a flexão no scissors (p. 78).

Contração muscular

O potencial máximo de força de um músculo se verifica quando este se encontra em repouso. Isso porque há um maior potencial para os filamentos de actina (finos) e miosina (espessos) interagirem. Uma enxurrada de sinais nervosos provoca a liberação de cálcio, que permite aos filamentos de actina e miosina – contidos no sarcômero – deslizarem um em direção ao outro. Isso encurta o sarcômero, produzindo a contração muscular.

Linha M
Filamento espesso
SARCÔMERO RELAXADO
Filamento fino
Disco Z
SARCÔMERO CONTRAÍDO

FISIOLOGIA DO **PILATES**

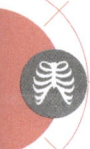

SISTEMA ESQUELÉTICO

O sistema que estrutura nosso corpo é composto de ossos e cartilagens conectados por ligamentos. Ele fornece sustentação e proteção ao corpo, além de permitir o movimento por meio das alavancas ósseas.

VISÃO GERAL DO **SISTEMA**

O osso é um órgão vivo e uma espécie de tecido conjuntivo duro composto por colágeno. Ele armazena cálcio, necessário para a resistência óssea e as funções do corpo, e a medula óssea interna é uma fonte contínua de novas células sanguíneas. Os ossos se conectam nas articulações e se sustentam por ligamentos. Para promover a saúde óssea, pode-se realizar exercícios de pilates em posições de sustentação do peso corporal.

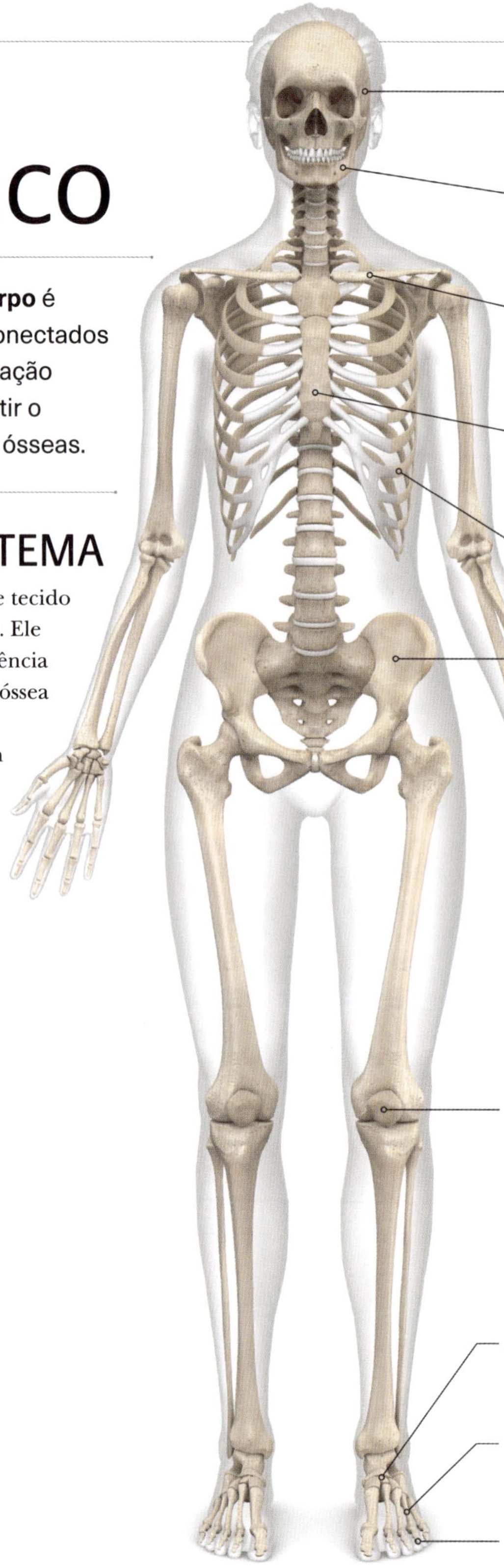

Hormônios, *nutrição* e **atividade física** *influenciam* o crescimento *e* o desenvolvimento dos ossos.

Crânio
Estas placas de osso fundidas protegem o cérebro

Mandíbula
Osso do maxilar inferior que é a única articulação móvel do crânio

Clavícula
Também chamada de osso do colarinho, conecta as escápulas e o esterno

Esterno
Também chamado de osso do peito, conecta as costelas

Costelas
Doze pares de ossos que formam a caixa torácica

Pelve
Dois ossos do quadril conectados pelo sacro

Carpos
Oito pequenos ossos que compõe cada punho

Metacarpos
Cinco ossos longos que atravessam a palma da mão

Falanges
Catorze ossos que formam os dedos da mão

Patela
Também chamada de rótula, conecta-se ao tendão do quadríceps

Tarsos
Sete pequenos ossos que formam o tornozelo

Metatarsos
Cinco ossos longos que atravessam o pé

Falanges
Quatorze ossos que formam os dedos de cada pé

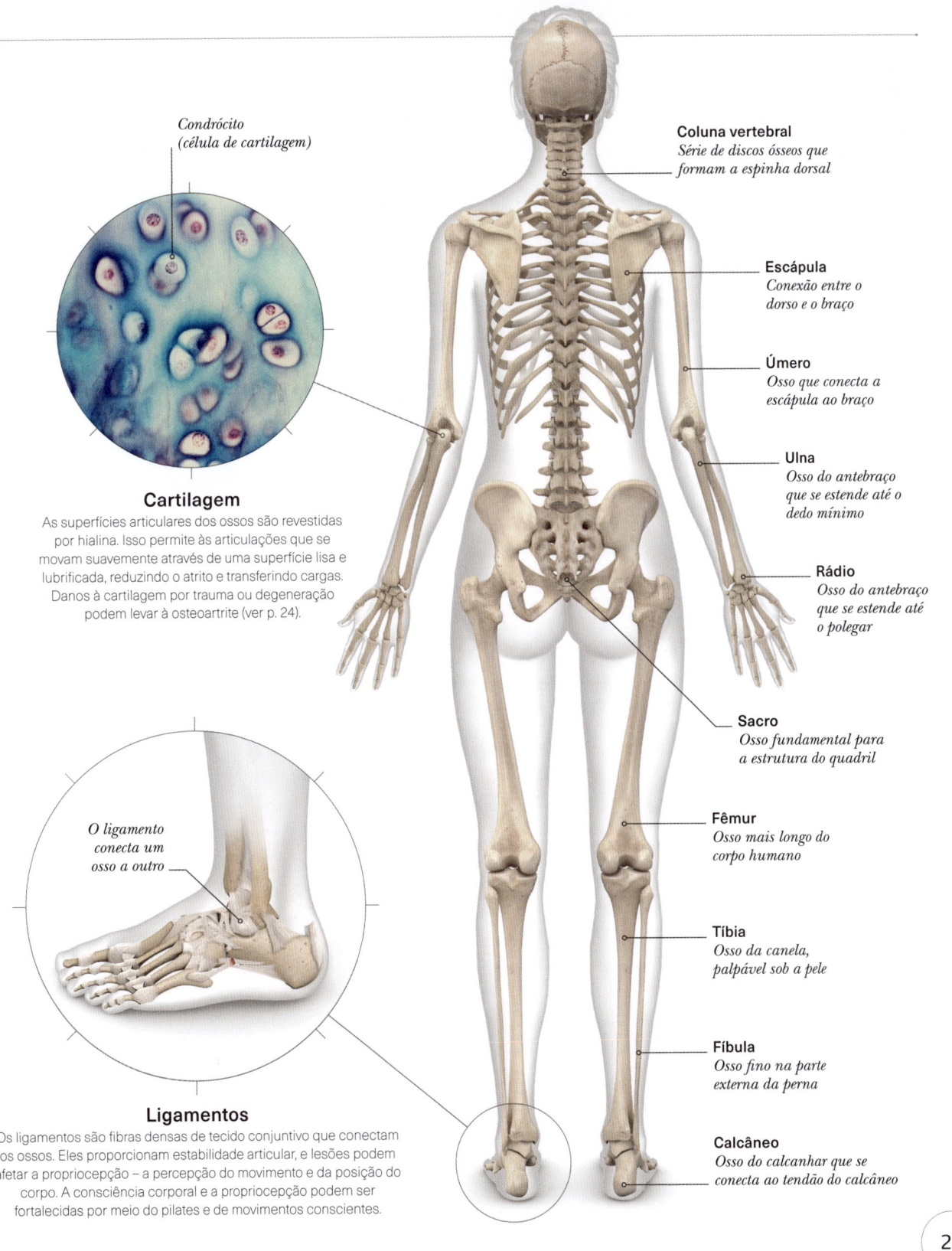

FISIOLOGIA DO **PILATES**

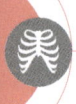

A RESISTÊNCIA ÓSSEA
E AS ARTICULAÇÕES

Os ossos e as articulações sustentam nosso corpo e constituem os sistemas de alavanca que facilitam o movimento e a base subjacente para a força corporal. O osso é um tecido vivo altamente especializado que se adapta ao estresse mecânico. A prática regular de pilates pode oferecer suporte a toda essa estrutura.

CRESCIMENTO ÓSSEO

A ossificação é o processo de formação óssea. Uma formação nova é estabelecida pelos osteoblastos, enquanto uma formação antiga é removida pelos osteoclastos, mantendo-se assim a espessura óssea. O tecido conjuntivo externo proporciona resistência e elasticidade ao osso; já os sais minerais fornecem rigidez. O cálcio é um mineral essencial para manter a força óssea.

Durante a infância, a produção elevada de osteoblastos provoca o crescimento ósseo acelerado. A maturidade esquelética atinge o pico entre os 16 e 18 anos, mas a densidade óssea pode continuar a se desenvolver até os 20 ou 30. Exercícios regulares de força são fundamentais para maximizar e manter a densidade óssea, pois após os 35 anos ela tende a diminuir.

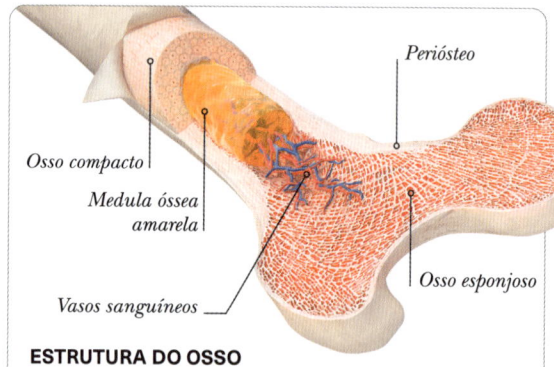

ESTRUTURA DO OSSO
O periósteo é a camada externa do osso. Logo abaixo está o osso compacto, que envolve o osso esponjoso mais profundo. A estrutura interna apresenta arranjos de trabéculas, organizados de modo semelhante a um favo de mel, projetados para resistir ao estresse mecânico.

Artrite
A osteoartrite, que é a degeneração da cartilagem articular, é a condição mais comum que acomete as articulações. Ela causa dor pela perda das superfícies articulares e da lubrificação das articulações. Estudos evidenciaram que a prática de pilates por oito semanas resultou em redução da dor e em melhorias na função geral em pessoas com osteoartrite.

PROGRESSÃO
A cartilagem é destruída pelo desgaste ou por traumas. À medida que se desgasta, o espaço articular se estreita, e a membrana sinovial pode se tornar inflamada e dolorida. Esporões (saliências) e cistos também podem se formar no osso.

ARTICULAÇÃO SAUDÁVEL — ARTRITE INICIAL — ARTRITE TARDIA

ARTICULAÇÕES

Os ossos se unem nas articulações, que se conectam entre si para permitir o movimento. Existem três tipos diferentes de articulações: fibrosas, cartilaginosas e sinoviais, e a mobilidade aumenta gradativamente da fibrosa para a sinovial. As articulações sinoviais são as mais móveis e as que estão envolvidas nos movimentos de pilates.

AÇÕES ARTICULARES

As articulações sinoviais possuem mobilidade livre, sendo seu movimento limitado pelos músculos de suporte, pelos ligamentos e pela cápsula articular fibrosa que as envolve. Articulações em dobradiça permitem apenas flexão e extensão, como as do cotovelo e do joelho. Articulações do tipo bola e soquete permitem movimentos multidirecionais e estão em articulações maiores e mais móveis, como o ombro e o quadril.

TIPOS DE MOVIMENTO

Flexão	Ângulo na articulação geralmente diminui
Extensão	Ângulo na articulação geralmente aumenta
Abdução	Membro se afasta do corpo
Adução	Membro se aproxima do corpo
Rotação externa	Membro rotaciona para fora
Rotação interna	Membro rotaciona para dentro
Rotação axial	Coluna vertebral rotaciona em seu eixo
Flexão plantar	Dedos dos pés apontados
Dorsiflexão	Pés flexionados

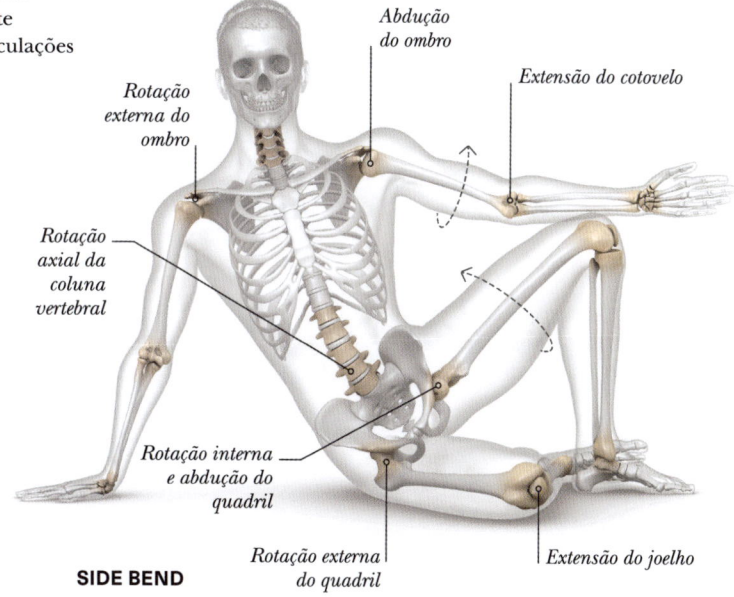

SIDE BEND

Estrutura da articulação

A cápsula articular é revestida pela membrana sinovial, que secreta o fluido sinovial lubrificante para dentro da cavidade articular, processo que ocorre em resposta à pressão sobre as articulações. Maior atividade e maior carga nas articulações podem aumentar a viscosidade do fluido sinovial e ajudar na proteção destas. No pilates, posições em pé ou em quatro apoios podem estimular esse processo.

ARTICULAÇÃO SINOVIAL

As articulações sinoviais constituem a maioria das articulações dos membros. Elas apresentam fluido sinovial, que nutre a cartilagem articular e lubrifica a articulação para permitir movimentos sem fricção.

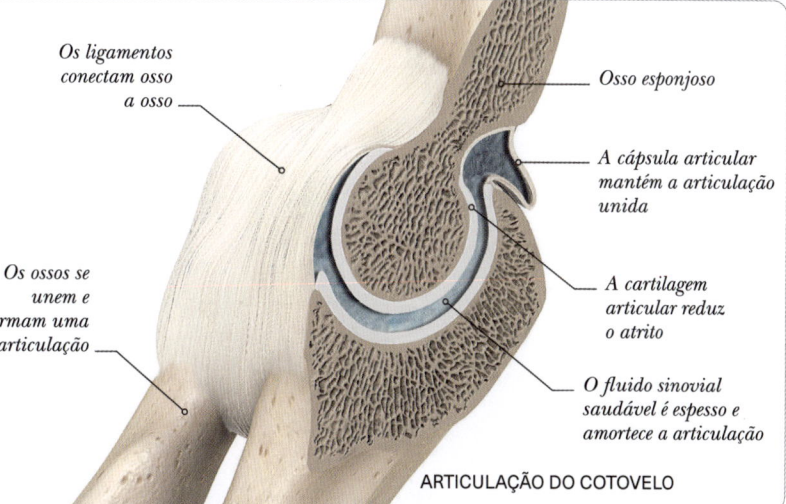

ARTICULAÇÃO DO COTOVELO

FISIOLOGIA DO **PILATES**

MÚSCULOS DO **CORE**

O core é composto por quatro grupos musculares que formam uma unidade de suporte tridimensional na área do tronco. Juntos, eles coordenam o movimento do tronco e conectam as partes superior e inferior do corpo. Além disso, controlam a respiração e a continência.

A IMPORTÂNCIA DA ESTABILIDADE

Um core estável permite que a coluna se mova pelos seus segmentos vertebrais sem lesões. A falta de estabilidade nessa região pode sobrecarregar as vértebras durante movimentos simples, como inclinar-se ou estender os membros para longe do corpo.

Respiração: assoalho pélvico e diafragma

O assoalho pélvico e o diafragma trabalham juntos para permitir a biomecânica natural da caixa torácica e reduzir qualquer resistência à contração dos músculos do core. Se você inspirar durante o esforço, sua cavidade abdominal se encherá de ar e tornará o movimento mais difícil. Os exercícios de pilates incentivam um padrão de respiração mais natural que permite a expansão da caixa torácica ao inspirar até a base dos pulmões e expirar para relaxá-la.

O assoalho pélvico se contrai e se eleva durante a expiração e relaxa e desce durante a inspiração. Com a prática, é possível aprender a controlar essa ativação do assoalho pélvico e coordená-la com a respiração e os músculos abdominais para desenvolver um sistema de core eficiente.

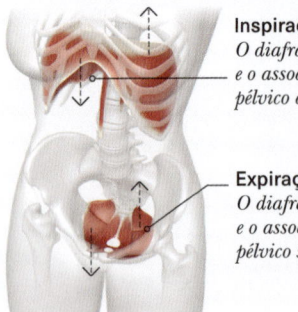

Inspiração
O diafragma e o assoalho pélvico descem

Expiração
O diafragma e o assoalho pélvico sobem

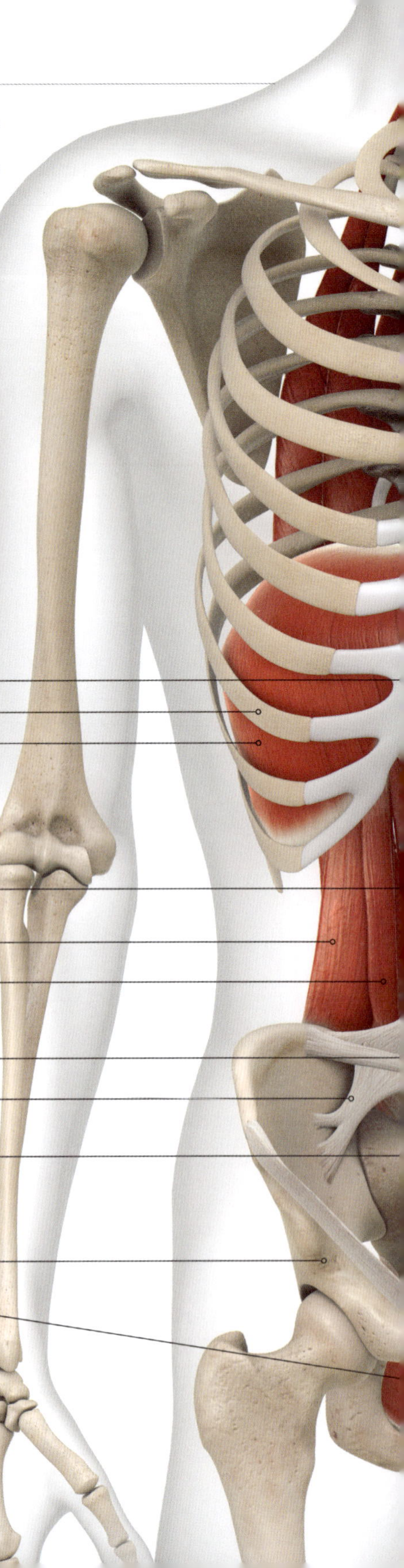

Cartilagem intercostal
Caixa torácica
Diafragma
O diafragma se contrai quando você inspira e relaxa quando você expira

Multífido
Músculo das costas que proporciona à coluna estabilização local

Quadrado lombar

Extensores da coluna
Músculos extensores da coluna vertebral

Coluna vertebral

Ligamento iliolombar

Ligamento longitudinal anterior
Estabiliza as vértebras e previne movimentos anteriores

Pelve

Assoalho pélvico
Grupo de músculos que sustentam a bexiga, o intestino e o útero

VISTA ANTEROLATERAL

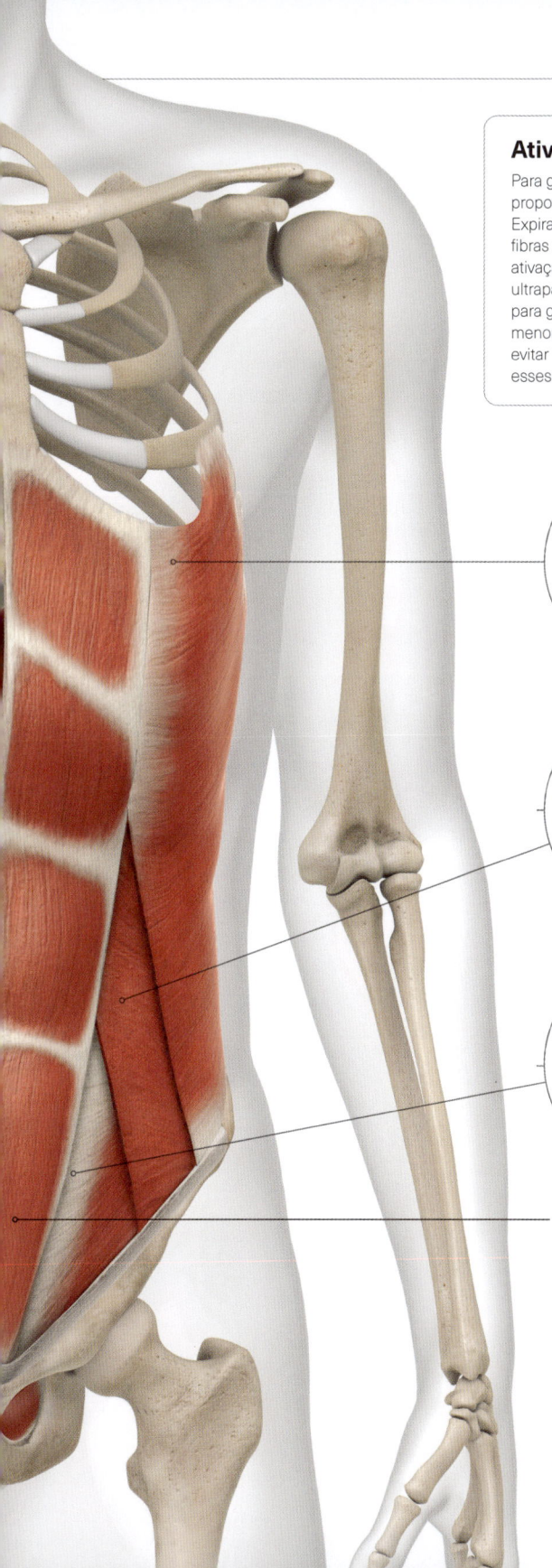

Ativando o core

Para garantir que os músculos do core se contraiam corretamente e proporcionem o máximo de estabilidade à coluna, a ativação ideal é de 30%. Expirar enquanto contrai os músculos do core facilita o agrupamento ideal das fibras musculares do tipo 1, que são de contração lenta e projetadas para uma ativação gradual e sustentada, ideal para resistência. Quando a ativação ultrapassa os 30%, entram em ação as fibras musculares do tipo 2, projetadas para gerar potência rapidamente, mas com maior propensão à fadiga rápida e menor sustentação ao longo do tempo. Durante a ativação do core, é importante evitar reter a respiração, tensionar os abdominais ou contrair os glúteos, pois esses mecanismos compensatórios reduzem a eficiência da ativação muscular.

Oblíquo **externo**
O maior e mais superficial músculo abdominal tem fibras que se estendem pelos lados e pela parte frontal do tronco, conectando-se anteriormente à bainha do reto abdominal. Ao contrair ambos os lados, ocorre a flexão do tronco. Quando apenas um lado é contraído, ele induz flexão lateral para o mesmo lado e rotação para o lado oposto.

Oblíquo **interno**
O músculo largo que fica abaixo do oblíquo externo possui fibras musculares que correm perpendicularmente às do oblíquo externo. Ele colabora com o oblíquo externo na flexão do tronco; a contração de um lado causa flexão e rotação para o mesmo lado.

Transverso do abdômen
Conjunto mais profundo de músculos do core que envolve o tronco, com fibras que correm horizontalmente. É ativado antes do movimento para assegurar a estabilidade da coluna e pode ser influenciado pelo padrão de respiração. Expiramos ao executar um movimento, pois isso proporcionará melhor ativação muscular e suporte para as articulações, discos e músculos.

Reto abdominal
Músculo abdominal vertical longo e largo dividido em três interseções tendinosas. O reto abdominal é unido na parte central pela linha alba

CAMADAS DOS MÚSCULOS DO CORE
Os músculos do core têm várias camadas. Aqueles que estabilizam o tronco estão localizados profundamente, enquanto os que geram movimento estão mais próximos da superfície.

FISIOLOGIA DO **PILATES**

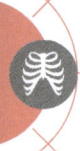

ANATOMIA DA COLUNA **NEUTRA**

A postura ereta só é possível graças à coluna vertebral e sua fascinante anatomia. Movemos nosso corpo a partir das sinuosidades da coluna e de sua relação com a pelve. Embora cada indivíduo apresente variações anatômicas, desvios podem ter consequências para a coluna e sua funcionalidade.

O **PAPEL** DA COLUNA VERTEBRAL

A coluna vertebral sustenta nossa postura ereta, permite a mobilidade e protege a medula espinhal e outras estruturas neurais. Cada uma de suas partes tem características próprias, de acordo com sua posição.

A coluna é composta por 24 vértebras: 7 cervicais, 12 torácicas e 5 lombares. Há também 5 vértebras fundidas que formam o sacro (o osso triangular na base das vértebras lombares) e 4 vértebras unidas que formam o cóccix (osso do cóccix). Os corpos vertebrais – partes espessas e ovaladas – estão localizados na frente e servem para suportar peso e absorver choques. A parte de trás da coluna tem apófises espinhosas (no meio) e transversais (em ambos os lados), às quais se ligam músculos e ligamentos.

A curva em "S" da coluna vertebral permite que ocorra a transmissão e a distribuição de forças e, ao mesmo, a proteção da medula espinhal e dos discos intervertebrais. Esses discos possibilitam o movimento da coluna ao moverem-se pouco a pouco, permitindo a flexão, a torção e a rotação. Se a coluna estivesse em linha reta, as forças seriam transmitidas diretamente pelos discos intervertebrais e não ocorreria nenhum movimento.

A região cervical é altamente móvel e crucial para controlar nossa visão. Além disso, o pescoço suporta o peso da cabeça e pode levar ao uso excessivo do do trapézio superior e dos músculos escapulares em caso de problemas nessa região.

A coluna torácica é a menos móvel e, junto com a caixa torácica, protege o coração e os pulmões. Sua curvatura afeta a mobilidade do pescoço, da cintura escapular e da coluna lombar, o que a torna uma região crucial nos exercícios de pilates focados em postura e mobilidade.

A coluna lombar possui vértebras mais largas e uma curva natural lordótica (inclinada para dentro), oferecendo proteção contra forças compressivas. Desvios na curvatura da coluna lombar podem ser influenciados pela musculatura abdominal e glútea e frequentemente estão associados a dores lombares.

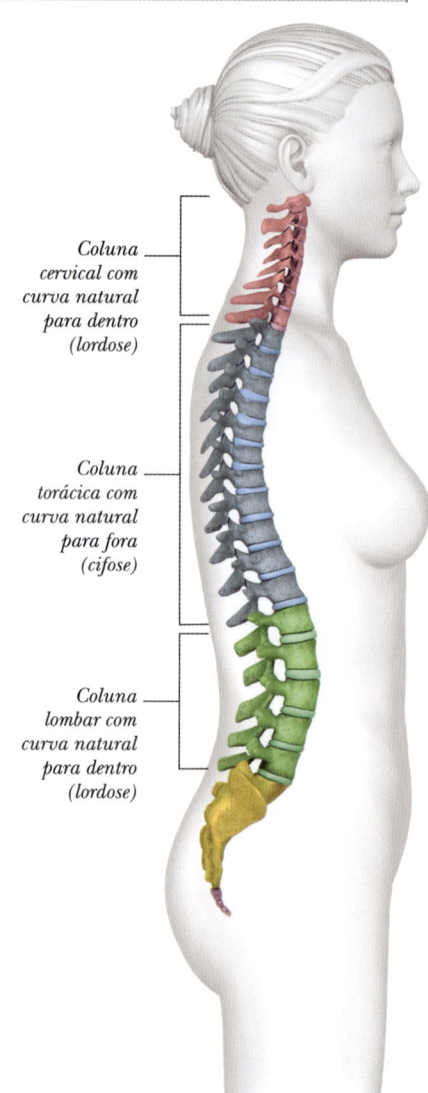

Coluna cervical com curva natural para dentro (lordose)

Coluna torácica com curva natural para fora (cifose)

Coluna lombar com curva natural para dentro (lordose)

POR QUE A POSIÇÃO NEUTRA É IMPORTANTE

A posição neutra da coluna vertebral e da pelve otimiza a função da coluna e de suas curvas naturais. Ela alinha o corpo de modo a distribuir uniformemente o peso corporal, minimizando o estresse sobre as articulações e os tecidos moles. A posição da pelve impacta diretamente a coluna lombar, torácica e cervical, criando um efeito cascata.

A posição neutra da coluna e da pelve é funcional, refletindo a maneira como naturalmente caminhamos e nos movemos. Executar exercícios de pilates com a coluna reta pode resultar em falta de absorção de impacto e aumentar o risco de desconforto ou tensão nas vértebras lombares e sacrais, que são deslocadas de sua posição natural.

Os músculos do core, especialmente o transverso do abdômen, desempenham um papel crucial na estabilização localizada da coluna. A melhor ativação desse músculo ocorre quando a pelve está em posição neutra, em comparação com as inclinações anterior ou posterior.

A inclinação é controlada pelos músculos que ficam ao redor da pelve; manter a pelve neutra equilibra esses músculos. Uma inclinação anterior (para a frente) pode ser o resultado de fraqueza nos músculos abdominais, glúteos e isquiotibiais, levando a uma mudança do centro de gravidade para a frente. Uma inclinação posterior (para trás) pode ser causada por maus hábitos posturais, como ficar curvado, ou pela falta de exercícios regulares. Costuma ser acompanhada de rigidez nos abdominais e isquiotibiais.

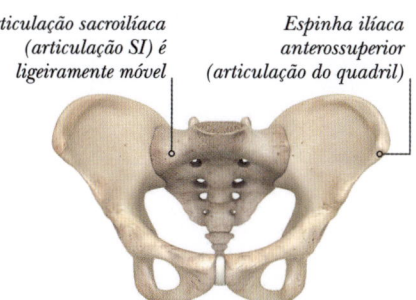

Articulação sacroilíaca (articulação SI) é ligeiramente móvel

Espinha ilíaca anterossuperior (articulação do quadril)

PELVE FEMININA

Relações espinhais

A pelve neutra e a caixa torácica
Uma pelve inclinada para a frente aumenta a lordose lombar na parte posterior e estende a região abdominal anteriormente, resultando no alongamento dos músculos abdominais e na elevação da parte inferior da caixa torácica. Isso pode diminuir a conexão eficaz entre os músculos abdominais e do core, pois eles não conseguem se contrair adequadamente quando afastados da posição neutra. O diafragma, que também faz parte do grupo muscular do core e está localizado na região da caixa torácica, é afetado por desvios nessa região, o que pode impactar a estabilidade geral da coluna e do tronco. Cada exercício de pilates deve começar com a pelve em posição neutra e a caixa torácica relaxada para baixo. Contrair o core durante o exercício ajuda a manter essa integração e garante que a coluna permaneça estável ao longo de toda a execução.

A caixa torácica e a cintura escapular
A escápula é crucial para transferir energia dos membros inferiores e do core para os membros superiores, conectando a clavícula ao úmero. Ela forma a base para todos os movimentos da cintura escapular (escápulas e clavícula). Os músculos responsáveis pela estabilização da escápula incluem as fibras superiores e inferiores do trapézio, além dos músculos serráteis anteriores.

A pelve neutra e suas variações

A posição neutra é o alinhamento ideal da pelve e da coluna. Essa posição varia entre os indivíduos e deve ser vista como uma zona intermediária entre os extremos de inclinação pélvica anterior e posterior.

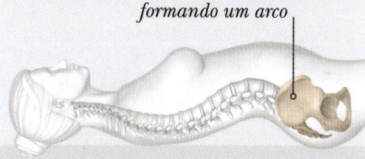

Pelve ligeiramente inclinada para a frente, formando um arco

INCLINAÇÃO ANTERIOR
Ocorre quando a pelve é inclinada para a frente e a lordose lombar aumenta, fazendo com que a coluna vertebral se afaste da superfície de apoio.

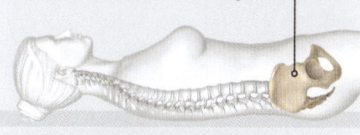

Pelve inclinada para trás, com a curva lombar retificada

INCLINAÇÃO POSTERIOR
Ocorre quando a pelve é inclinada para trás e a coluna vertebral se aplaina em direção ao chão, resultando na diminuição ou na ausência de curvatura na região lombar.

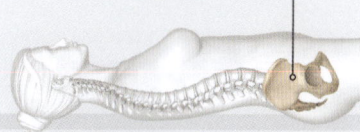

Pelve equilibrada, com a curva lombar neutra

PELVE NEUTRA
Ocorre quando as espinhas ilíacas anterossuperiores (ossos frontais do quadril) estão alinhadas na parte anterior, sem inclinação para a frente ou para trás.

FISIOLOGIA DO **PILATES**

ENTENDENDO A POSTURA

Postura é a posição e o alinhamento do corpo em determinado momento. Ao longo de 24 horas, variamos a postura muitas vezes, e mudanças sutis alteram a posição das articulações e a atividade muscular. É normal que nos afastemos da postura ideal ao nos movimentarmos, mas há pontos-chave a serem observados.

A POSTURA É **REALMENTE IMPORTANTE?**

Raramente prestamos atenção na postura – ela reflete uma ação automática e subconsciente e é simplesmente como nos mantemos. É nossa reação à gravidade e ao ambiente que nos cerca, podendo ser estática ou dinâmica.

A postura estática refere-se à posição que assumimos quando estamos parados, enquanto a postura dinâmica é como mantemos nosso corpo durante o movimento. A postura é controlada por contrações musculares e regulada pelo sistema nervoso, que responde a estímulos de várias fontes, incluindo articulações, ligamentos, músculos, olhos e ouvidos.

As articulações da coluna cervical superior são especialmente importantes, pois possuem receptores de informações sobre a posição corporal. Alterações na posição da cabeça e do pescoço podem influenciar o corpo inteiro.

Uma postura adequada é essencial para o equilíbrio, para a resistência à gravidade e para funções avançadas, como transições entre posições estáticas e dinâmicas no pilates. Embora algumas pessoas consigam manter uma postura sem dificuldades, outras podem sentir os efeitos de músculos tensos, de articulações rígidas e, com o tempo, do enfraquecimento muscular. À medida que o corpo se adapta a essas condições, pode ocorrer interferência na função corporal.

O QUE É MÁ POSTURA?

A má postura é instável, causa estresse excessivo nos músculos e nas articulações e aumenta o trabalho do corpo. Se a posição for transitória ou de curta duração, não será um problema. No entanto, manter a má postura por períodos mais longos pode resultar em disfunções nos tecidos moles ou nas articulações, restrição de movimentos ou dor nessas estruturas.

A POSTURA IDEAL

Embora não exista uma postura "normal", existe uma postura "ideal". É a posição que minimiza o estresse no corpo e mantém o alinhamento para distribuir uniformemente o peso pelas articulações e pelos músculos, para que atendam a suas finalidades específicas. A postura ideal preserva as curvas naturais da coluna vertebral para garantir a máxima funcionalidade dos órgãos internos e permitir que o corpo suporte de maneira eficaz as atividades dos membros superiores e inferiores. Quando estiver de pé em posição ereta, tente alinhar os pontos do diagrama ao lado.

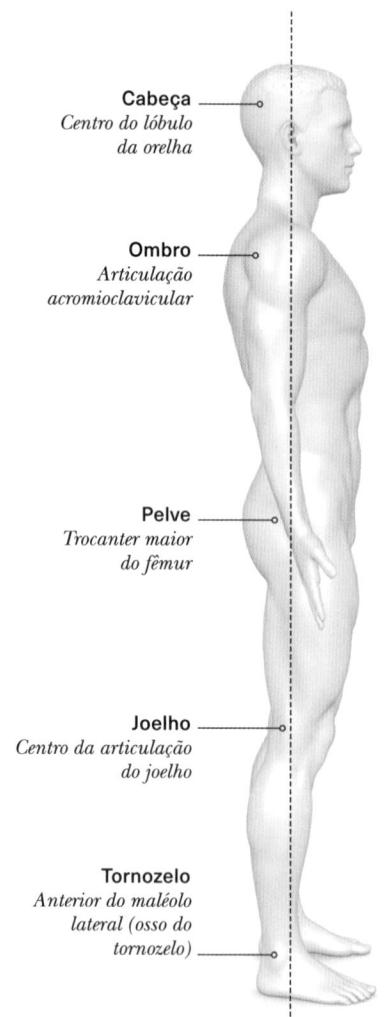

Cabeça
Centro do lóbulo da orelha

Ombro
Articulação acromioclavicular

Pelve
Trocanter maior do fêmur

Joelho
Centro da articulação do joelho

Tornozelo
Anterior do maléolo lateral (osso do tornozelo)

ALINHAMENTO DA POSTURA
Os pontos de referência da linha de prumo mostram o alinhamento da postura ideal em pé. Tanto o lado direito quanto o esquerdo devem simétricos em relação a esses pontos.

TIPOS DE POSTURA

Os diferentes tipos de postura são classificados de acordo com as curvas da coluna vertebral e suas adaptações, que podem ser genéticas, vindas desde a infância, ou decorrentes do estresse constante sobre o corpo ao longo da vida ou mesmo de posições de trabalho ou hobbies.

POSTURA CURVADA

Essa postura ocorre quando os quadris estão posicionados à frente da linha de prumo, o que leva ao aumento da lordose lombar, da inclinação pélvica posterior e da cifose torácica (curvatura para fora).

Resulta da fraqueza dos músculos abdominais e dos flexores do quadril e de tensão no glúteo máximo e nos isquiotibiais, que permitem o deslocamento e a inclinação da pelve. Os músculos peitorais estão contraídos, puxando a cabeça para a frente, o que enfraquece os extensores cervicais, os músculos da escápula e os extensores da coluna vertebral.

POSTURA RETIFICADA

A postura retificada ocorre quando há uma diminuição da curva na coluna lombar e uma inclinação posterior da pelve, resultando em uma leve flexão nos quadris e joelhos e na projeção da cabeça para a frente. Os extensores do quadril estão contraídos, pois são responsáveis por girar a pelve para trás, enquanto os flexores do quadril estão enfraquecidos. Os músculos peitorais estão contraídos e os músculos da escápula estão fracos. Por outro lado, os músculos abdominais geralmente são fortes, pois a pessoa os utiliza constantemente para manter-se ereta em vez de inclinar-se para a frente.

LORDOSE

Na lordose, há uma curva da coluna lombar para dentro, com curvaturas normais na coluna cervical e torácica. Fraqueza nos abdominais, glúteos e isquiotibiais, com tensão nos flexores do quadril e extensores da coluna vertebral, pode levar ao aumento da lordose.

CIFOSE

A cifose é caracterizada pela curva da coluna torácica para fora, mantendo a forma da coluna lombar e sacral. Fraqueza nos flexores cervicais e nos músculos escapulares, combinada com tensão nos extensores cervicais e nos músculos peitorais, pode agravar essa condição. Os exercícios devem focar no fortalecimento dos flexores cervicais profundos e dos extensores superiores da coluna e no alongamento do tórax.

CIFOLORDOSE

Essa postura combina uma cifose torácica e uma lordose lombar exageradas, apresentando características de cada uma das posturas. Corrigir apenas um dos desvios e restaurar o equilíbrio pode às vezes resultar na intensificação do outro, por isso é essencial tratar ambos em conjunto.

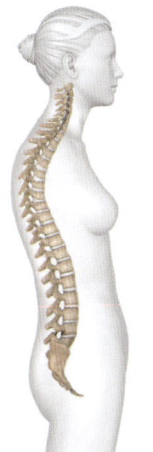
POSTURA CURVADA

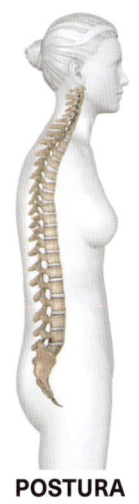
POSTURA RETIFICADA

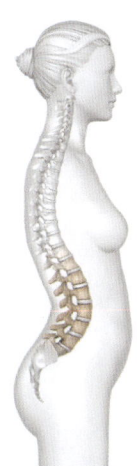
LORDOSE

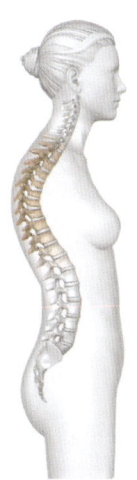
CIFOSE

Efeito das posturas sentadas na coluna

Sentar-se bem apoiado, com uma postura a mais próxima possível da neutra, é o ideal. Já é comprovado que a permanência prolongada na posição sentada aumenta a rigidez muscular e que, quanto maior essa permanência, maior a probabilidade de se ter uma postura curvada, que está relacionada à dor lombar. Recomenda-se levantar em intervalos regulares para evitar o encurvamento. Ainda, sentar-se com a cabeça e o pescoço voltados para a frente (projetados ou flexionados) ou com o tronco flexionado (postura curvada) aumenta a carga nessas articulações, pois elas não estão alinhadas corretamente.

FISIOLOGIA DO **PILATES**

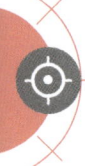

A NATUREZA DA DOR MECÂNICA

A dor pode surgir em várias estruturas do corpo e manifestar-se localmente ou de forma irradiada. A percepção da dor varia conforme as circunstâncias individuais e está ligada a mudanças mecânicas. A adaptação a essas mudanças e a resposta física e emocional influenciam a intensidade da dor. O pilates pode auxiliar tanto nas necessidades físicas quanto nas psicológicas para aliviar o desconforto.

O QUE É A DOR?

A Associação Internacional para o Estudo da Dor define a dor como "uma experiência sensorial e emocional desagradável associada a, ou semelhante àquela associada a, dano real ou potencial nos tecidos". Isso classifica a dor como uma resposta tanto física quanto psicológica por parte do indivíduo.

A percepção da dor é influenciada principalmente por fatores de três ordens: biológica, psicológica e social. Esses diferentes aspectos indicam que a resposta à dor não será a mesma para todos. Portanto, um programa de pilates para dor também exigirá uma prescrição individual, influenciada tanto pela resposta física quanto pelo estado psicológico da pessoa.

SENSORIAL OU EMOCIONAL

A dimensão sensorial da dor refere-se à sua intensidade e a suas características, geralmente relacionadas ao dano tecidual. A resposta emocional reflete quão desagradável é aquela sensação para a pessoa, além da motivação para reagir à dor com um mecanismo de proteção. A realidade é o resultado de ambas as dimensões, acrescentando-se o aspecto da duração da dor e muitos outros fatores de influência.

FATORES DE INFLUÊNCIA

Foi comprovado que a resposta à dor é diferente entre os sexos. As mulheres respondem melhor à dor e também relatam mais suas dores do que os homens.

À medida que envelhecemos, nosso cérebro se deteriora e as conexões do corpo para o cérebro se degradam. Isso pode ser responsável pelo aumento do limiar de dor em pessoas mais velhas. Ansiedade, depressão e angústia também estão associadas à sensação maior de dor.

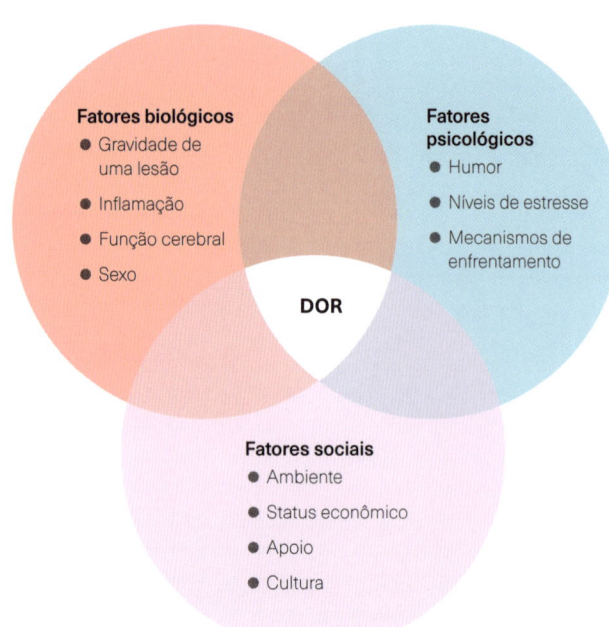

TIPOS DE DOR

A dor é multifacetada e geralmente se manifesta em mais de uma estrutura. A dor nociceptiva é aquela sentida quando há dano a um ou mais tecidos, como um músculo, uma articulação ou um nervo.

Todas essas estruturas possuem uma alta densidade de terminações nervosas nociceptivas, o que as torna suscetíveis à dor. Essa dor pode surgir em razão de um trauma direto, de reações químicas, como uma inflamação, ou de restrições mecânicas no movimento, como uma compressão nervosa ou muscular.

A dor radicular decorre da compressão da raiz nervosa e é acompanhada por dor referida ao longo do trajeto do nervo, conhecido como dermátomo. É por isso que pessoas com dor ciática sentem dor na perna, embora a fonte da dor esteja na coluna lombar.

É importante monitorar padrões de movimento e compensações que ocorrem durante a dor para prevenir seu agravamento.

> *O pilates pode ser **eficaz** no tratamento de todos os tipos de **dor**, trazendo benefícios **físicos** e efeitos tranquilizantes para a mente.*

O QUE ACONTECE QUANDO VOCÊ SENTE DOR?

Seja no músculo, no tendão, no ligamento, no osso, na fáscia ou nas estruturas nervosas, é no local da lesão que as sensações dolorosas são detectadas por receptores chamados nociceptores. Esses receptores enviam mensagens para o cérebro para que este as processe e envie uma resposta.

As mensagens enviadas provocam uma enxurrada de reações químicas, que por sua vez desencadeiam processos como inflamações, inchaços e forte sensação de dor, mecanismos de proteção que evitam maiores danos. Nesse ponto, quem sente dor talvez esteja sem poder apoiar peso na área lesionada ou sentindo receio de movê-la pela intensidade extrema da dor, ou mesmo com medo de que uma lesão adicional possa ocorrer.

Quanto mais tempo a lesão persistir, maior será a probabilidade de se adotarem padrões não ideais de movimento para compensá-la. As terminações nervosas nociceptivas no local da lesão também podem se tornar cada vez mais sensíveis e exigir menos estímulos para disparar impulsos nervosos ao cérebro; assim, ele produz uma maior resposta e a percepção da dor aumenta.

Normalmente, os músculos do core antecipam o movimento e são ativados antes, estabilizando o corpo. Entretanto, quando há uma resposta dolorosa, esse mecanismo é desacelerado ou até inibido e, portanto, não ocorre a estabilização muscular local. Um único episódio de dor na coluna pode causar inibição dos multífidos e a diminuição desses músculos nas primeiras 24 horas. Os exercícios de pilates trabalham para restaurar essa ativação muscular e podem ser feitos moderadamente para que a dor não se agrave.

Inibição muscular secundária à dor

Danos nos tecidos moles podem impactar o funcionamento dos músculos. Uma lesão muscular pode resultar em inibição neuromuscular, na qual os nervos que controlam o funcionamento do músculo não transmitem sinais de maneira eficaz, diminuindo a resposta e a força muscular. Isso pode causar instabilidade articular secundária à redução no suporte muscular, o que contribui para a persistência da dor. Assim, um círculo vicioso de dor, instabilidade e dor contínua pode se estabelecer.

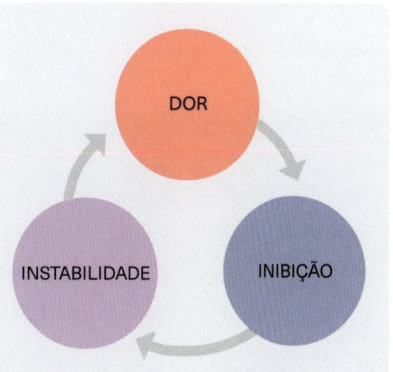

FISIOLOGIA DO **PILATES**

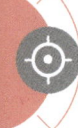

PILATES E ALÍVIO DA DOR

Os princípios do pilates podem ser aplicados a todos os tipos de dor. É comprovado que há melhoras significativas tanto das dores como do comprometimento e da função físicos. Os exercícios também têm efeito psicológico positivo em pessoas com dores lombares e cervicais.

POR QUE O PILATES PODE AJUDAR A ALIVIAR A DOR

Ao adaptar-se às necessidades individuais, o pilates oferece versatilidade. Exercícios de pilates cuidadosamente selecionados são seguros e eficazes para promover o movimento e reduzir o medo de se movimentar – um medo que pode causar padrões de movimento anormais para aqueles que sofrem de dor.

Mesmo depois de apenas 24 horas, episódios de dor podem diminuir a eficiência dos músculos multífidos e transverso do abdômen no core. O correto acionamento desses músculos durante o treino de pilates pode aprimorar o suporte muscular. A ativação muscular abrangente é essencial para restaurar os padrões de movimento. O controle da respiração estimula essa ativação e reduz a ansiedade e o desconforto emocional. A integração da respiração com o movimento traz foco para a mente e uma mudança de perspectiva.

O MODELO DE ESTABILIDADE DE PANJABI

Manohar Panjabi, professor de ortopedia, criou o Modelo de Estabilidade. Ele mostra como as articulações (sistema articular), os músculos (sistema muscular) e os nervos (sistema neural) se coordenam para estabilizar e controlar o movimento da coluna vertebral. Qualquer interrupção em um dos sistemas afetará os outros e prejudicará a funcionalidade geral.

As articulações e os ligamentos fornecem estabilidade passiva, chamada de *form closure*. Já os músculos proporcionam às articulações estabilidade ativa, na medida em que suas contrações causam o *force closure* (tensão externa).

Os nervos controlam os sinais para os músculos e adaptam o nível de estabilidade necessário. A redução do *force closure* pode resultar na instabilidade das articulações, enquanto o movimento excessivo pode resultar em dor. O pilates contempla cada um desses esses elementos ao promover estabilidade articular, fortalecimento muscular e ativação neural, constituindo uma abordagem eficaz para o tratamento da dor.

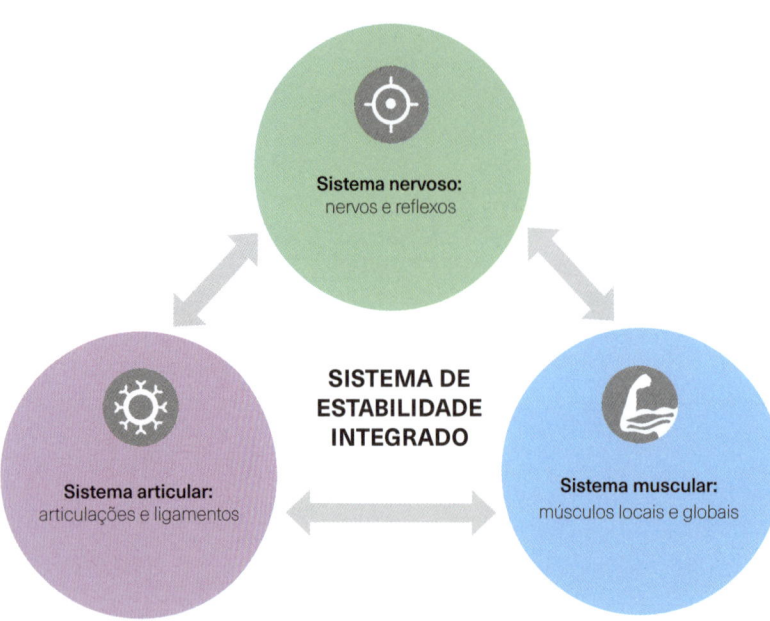

A PRESCRIÇÃO DO PILATES PARA A DOR

A dor produz uma resposta emocional diferente em cada indivíduo, e a capacidade de cada um de lidar ou se adaptar a ela também é distinta. No uso do pilates para o tratamento da dor, há cinco áreas principais que podem sofrer adaptações para atender a essas diferenças.

COMPRIMENTO DA ALAVANCA
Manter os braços e pernas flexionados reduz o comprimento da alavanca e minimiza o estresse no corpo. Estender um membro aumenta ligeiramente a demanda, e, uma vez que isso seja controlado, os membros subsequentes podem ser estendidos. A duração da extensão dos membros pode ser ajustada para aumentar ou diminuir o desafio do exercício em questão.

CARGA NOS MEMBROS
A carga deve ser menor no início e ser gradualmente aumentada conforme as capacidades melhoram. Inicialmente, isso pode ser realizado mantendo os braços e as pernas próximos ao solo para manter o contato (cadeia fechada). Para progredir, um membro pode ser levantado (cadeia aberta) e posteriormente erguido mais alto a fim de aumentar a carga. Movimentar os membros para longe do tronco adiciona uma carga extra, enquanto sustentar as posições por períodos mais longos ou adicionar peso aumenta ainda mais a intensidade do exercício.

ESTRATÉGIAS DE INSTRUÇÃO
Os exercícios devem ser guiados pelo instrutor de acordo com a experiência de cada indivíduo. Orientar movimentos suaves e seguros com instruções mínimas transmite segurança e confiança. Conforme os alunos adquirem habilidades de movimento, eles se tornam receptivos a novas instruções e avançam nos exercícios, o que resulta em uma resposta física e emocional positiva em relação à dor.

MINDFULNESS
A prática do mindfulness (ver p. 40) é um simples, mas poderoso complemento a uma sessão de pilates. Estar totalmente presente e focado nos exercícios pode aumentar a consciência corporal e mental, reduzindo a resposta emocional à dor pela aceitação da situação e pela busca de maneiras positivas de lidar com ela.

RESPIRAÇÃO
Trabalhos respiratórios específicos (ver p. 36) desviam suavemente a atenção das emoções causadas pela dor e concentram a mente na respiração. A sensação de relaxamento que as técnicas de respiração provocam alivia a tensão no corpo, incentiva a adoção de posturas mais confortáveis e reduz a percepção da dor.

ESTABILIZAR OU MOBILIZAR?

Identificar a causa exata da dor pode ser um desafio, mas a avaliação do indivíduo como um todo pode ser um ponto de partida para determinar quais são suas maiores necessidades. Por exemplo, ele precisa mais de estabilidade ou mobilidade?

Frequentemente, as pessoas não querem se movimentar por receio de sentir dor. Isso resulta em rigidez na coluna vertebral, e assim exercícios que visam ativar os músculos podem, na verdade, restringir ainda mais os movimentos. Essas pessoas necessitam de orientação e treinamento para uma movimentação segura. É nesse contexto que os exercícios de mobilidade desempenham um papel crucial, ajudando a superar o medo e a restaurar a função.

Se alguém apresenta problemas de estabilidade, é essencial priorizá-los antes de partir para a realização de movimentos mais amplos. Caso contrário, os músculos específicos não serão reabilitados adequadamente e a estabilidade não será recuperada.

> *O pilates possibilita a prescrição de **exercícios individualizados** para ajudar no alívio da dor.*

FISIOLOGIA DO **PILATES**

TÉCNICAS DE RESPIRAÇÃO

"Acima de tudo, aprenda a respirar corretamente." Joseph Pilates afirmava que a respiração é fundamental. E não apenas sua sincronia com a prática física do pilates – ela também desenvolve os pulmões e otimiza o sistema cardiorrespiratório, reduzindo a fadiga. Joseph recomendava um rigoroso esquema de respiração em seus exercícios para demonstrar que respirar bem afeta a saúde do corpo inteiro, filosofia que reflete a abordagem holística do pilates.

POR QUE A **RESPIRAÇÃO** É IMPORTANTE?

Em termos simples, precisamos respirar para sobreviver. A respiração promove a circulação de oxigênio em nosso corpo. Se nossa respiração é inadequada, ou seja, se respiramos de maneira rápida e breve, restringimos o suprimento de oxigênio e sangue no cérebro, gerando estresse e pânico. Nessas situações, o suprimento é ainda menor, afetando o estado do cérebro e a circulação e desequilibrando os hormônios e as emoções. A liberação dos hormônios de "luta ou fuga" aumenta, enquanto os hormônios tranquilizantes diminuem.

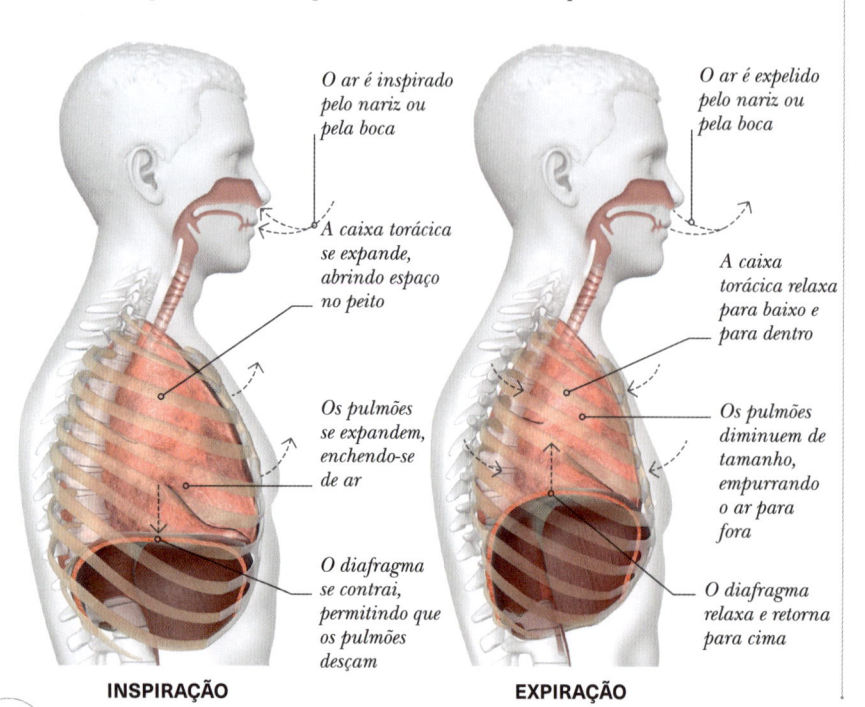

O ar é inspirado pelo nariz ou pela boca

A caixa torácica se expande, abrindo espaço no peito

Os pulmões se expandem, enchendo-se de ar

O diafragma se contrai, permitindo que os pulmões desçam

INSPIRAÇÃO

O ar é expelido pelo nariz ou pela boca

A caixa torácica relaxa para baixo e para dentro

Os pulmões diminuem de tamanho, empurrando o ar para fora

O diafragma relaxa e retorna para cima

EXPIRAÇÃO

A RESPIRAÇÃO DO PILATES

Os instrutores de pilates incentivam os alunos a praticarem a respiração normal, ou seja, a respiração profunda e completa até as laterais da caixa torácica. Isso é chamado de "respiração costal" e promove o funcionamento adequado da caixa torácica e dos músculos respiratórios.

Como quaisquer outros músculos, aqueles que comandam o processo de respiração precisam ser exercitados para lidar com o aumento das demandas físicas. Ao expirar, você deve esvaziar totalmente os pulmões e relaxar os músculos e a caixa torácica. Esse padrão permite que a troca gasosa de oxigênio e dióxido de carbono aconteça apropriadamente, minimizando a tensão muscular.

Uma biomecânica respiratória eficiente – ou seja, a maneira como respiramos – reduz a carga sobre os músculos do core e permite que eles funcionem sem qualquer resistência extra. O músculo transverso do abdômen no core é composto

DIFERENTES TÉCNICAS DE RESPIRAÇÃO

Os tipos de respiração podem ser adaptados de acordo com o objetivo do exercício ou da prática. Isso permite uma grande variação; o mesmo exercício pode ser realizado com diferentes finalidades, dependendo de como você modifica a respiração.

Expirar durante o esforço
Esse é um padrão estável e fácil para nosso cérebro seguir e se concentrar nos aspectos físicos. Ele permite um agrupamento mais eficaz dos músculos do core e elimina a resistência de qualquer exercício contra uma cavidade abdominal inflada.

Respirar sem padrão
Eliminar os padrões respiratórios extingue a preocupação com detalhes adicionais e simplifica o exercício. Isso é ideal para iniciantes ou para aqueles que estão aprendendo exercícios complexos que enfatizam a técnica física.

Inspirar para alongar
Sustentar uma postura até o final de sua amplitude e depois adicionar uma inspiração à sustentação expandirá e intensificará o alongamento. Alongue ainda mais, torça ou rotacione para aumentar os ganhos.

Seguir um padrão/ritmo
Inspirar e expirar por certo número de vezes (como inspirar por dois tempos e expirar por dois tempos) ajuda a manter a respiração estável mesmo em exercícios mais difíceis. Isso assegura um ritmo consistente, evitando alterações no exercício por conta da fadiga.

---

principalmente de fibras musculares do tipo I, que são nossas fibras de contração lenta – elas são bem oxigenadas e trabalham intensamente sem se cansar. Expirar ao contrair os músculos do core permite um melhor envolvimento dessas fibras musculares do tipo I. Se você inspirar e tentar contrair os músculos do core, aumentará a pressão intra-abdominal, elevando a pressão sobre os abdominais. Isso implicaria o envolvimento das fibras musculares do tipo II, presentes nos músculos abdominais superficiais, que se cansam rapidamente e por isso não conseguem proporcionar suporte muscular.

Um bom ritmo de respiração também pode melhorar a força pulmonar, ensinando a inspirar pelo nariz, o que confere resistência à respiração por conta dos pequenos pelos das narinas. Isso treina e fortalece os músculos respiratórios, principalmente porque eles precisam superar essa resistência natural. Atletas que incluem um trabalho respiratório constante em seus treinamentos demonstraram melhora na função pulmonar.

BENEFÍCIOS DE UMA BOA TÉCNICA DE RESPIRAÇÃO

Proporciona foco
A atenção fica voltada para o aumento e a diminuição do ritmo da respiração, sua profundidade e seu controle. Isso evita que os pensamentos vagueiem.

Desacelera os movimentos
A sincronia do padrão respiratório com os movimentos estimula, em vez da execução rápida, a desaceleração e a realização dos movimentos com precisão e concentração.

Lembra você de respirar
Quando nossa mente está ocupada, nos concentramos apenas no movimento físico e nos esquecemos de controlar a respiração. Um padrão de respiração definido evita a suspensão da respiração ou a hiperventilação.

Promove a conexão mente/corpo
Incorporar técnicas de respiração aos exercícios de pilates fortalece a conexão com o cérebro, melhora a consciência corporal e ativa a sensação de relaxamento.

Exercício prático de respiração costal

Coloque as mãos na parte inferior da caixa torácica, uma de cada lado

Sente-se com a coluna ereta e coloque cada mão de um lado da parte inferior da caixa torácica, com as pontas dos dedos de cada mão se tocando levemente. Inspire profundamente e sinta a caixa torácica se expandindo. As pontas dos dedos se afastarão uma da outra. Agora, expire; à medida que as laterais da caixa torácica se retraem, você sentirá as pontas dos dedos se unirem novamente. Repita por 5 a 7 respirações.

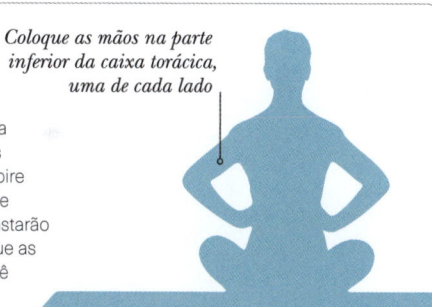

FISIOLOGIA DO **PILATES**

SAÚDE **INTESTINAL**

Sabe-se que o funcionamento do intestino é vital para nosso bem-estar geral. As doenças intestinais afetam nossa vida cotidiana, e os exercícios de pilates podem trazer benefícios relacionados.

O PAPEL DA **DIGESTÃO**

A digestão envolve o transporte e a quebra dos alimentos para que os nutrientes sejam absorvidos. Nesse processo, resíduos também são eliminados. Isso requer a coordenação dos músculos da boca até o estômago para transportar o alimento até que os intestinos possam excretar os resíduos pelo reto. Problemas nesse sistema podem causar sintomas como inchaço, constipação ou azia. A maioria desses sintomas ocorre na região do abdômen, e o fato de o pilates se concentrar no movimento do core pode trazer benefícios.

A função do nervo vago

O nervo vago é o mensageiro entre seu corpo e seu cérebro. Ele se conecta a vários órgãos, incluindo o intestino e os pulmões, e regula a digestão e a respiração. Também ativa o sistema nervoso parassimpático, muitas vezes chamado de sistema "de descanso e digestão".

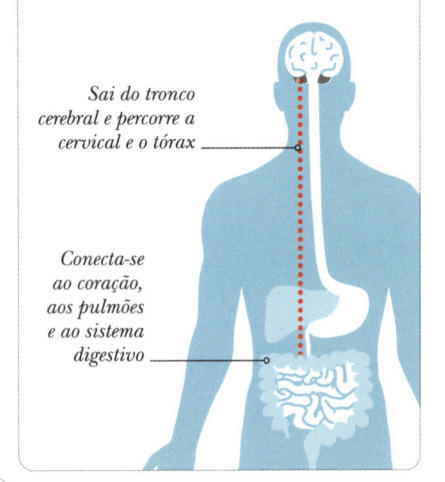

Sai do tronco cerebral e percorre a cervical e o tórax

Conecta-se ao coração, aos pulmões e ao sistema digestivo

Boca
Porta de entrada dos alimentos

Faringe
Também chamada de garganta

Dentes
Trituram o alimento, facilitando a deglutição

Glândulas salivares
Liberam saliva para iniciar a digestão

Epiglote
Aba de cartilagem que bloqueia a entrada da traqueia

Esôfago
Tubo muscular que empurra o alimento para baixo

Fígado
Produz a bile e processa nutrientes e toxinas

Estômago
Decompõe os alimentos por meio de movimentos e da acidez

Vesícula biliar
Armazena e libera a bile

Intestino delgado
Digere e absorve nutrientes

Intestino grosso
Absorve água e contém bactérias benéficas

Apêndice
Contém bactérias benéficas adicionais

Reto
Câmara de liberação muscular voluntária

Ânus
Ponto de saída das fezes

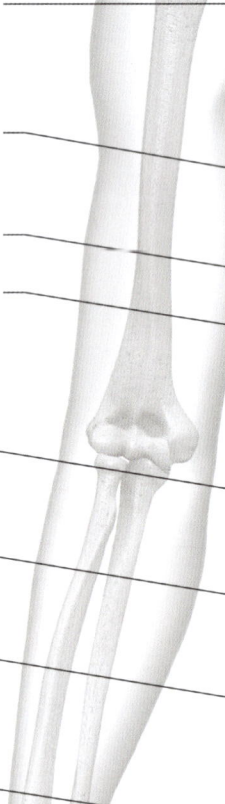

O TRATO DIGESTIVO
O alimento entra pela boca e é transportado pelo esôfago, pelo estômago, pelo intestino delgado e pelo intestino grosso. Os resíduos saem pelo ânus.

COMO O PILATES PODE AJUDAR

Os exercícios de pilates foram elaborados de maneira planejada. Cada exercício foi criado de forma a se distanciar da posição em pé e, às vezes, para ser executado de forma literalmente oposta – como nas posições invertidas –, visando aliviar o coração e os órgãos viscerais do excesso de esforço.

Rolamentos, flexões profundas e exercícios rotacionais massageiam os órgãos internos. Isso aumenta o fluxo sanguíneo para o estômago, auxiliando a digestão e estimulando o peristaltismo (ver abaixo), além de relaxar o sistema nervoso. O aumento da mobilidade intestinal também ajuda a regular os movimentos desse órgão.

Exercícios de mobilidade também expandem e alongam a cavidade abdominal, criando espaço e aliviando desconfortos.

Exercícios para a saúde intestinal

Há três categorias de exercícios de pilates que podem beneficiar a saúde intestinal, massageando os órgãos e estimulando o movimento interno por meio de flexão, rotação e mobilidade.

FLEXÃO
Spine stretch
Roll up
Roll over
Rolling back
Seal
Neck pull
Scissors
Bicycle
Boomerang

ROTAÇÃO
Hip twist
Spine twist
Saw
Corkscrew
Criss cross

MOBILIDADE
Pelvic tilts
Cobra
Shoulder bridge
Swan dive
Spine twist
Spine stretch
Mermaid
Thread the needle

Peristaltismo
O peristaltismo é uma série de contrações musculares involuntárias que impulsionam o alimento ao longo do trato digestivo. Ele é estimulado pela reação de relaxamento transmitida pelo nervo vago, e exercícios físicos, como o pilates, podem ajudar no processo.

O músculo relaxa
Direção do movimento
O músculo se contrai, empurrando o alimento

Como a respiração no pilates pode ajudar

Os padrões regulares de respiração otimizam a troca de gases nos pulmões e a eliminação do dióxido de carbono. Isso pode melhorar o fluxo sanguíneo, nutrir as células e evitar a letargia. Livrar-se do excesso de ar também reduz o inchaço. Uma respiração regular relaxa o sistema nervoso e, como o intestino é controlado pelo nervo vago, pode favorecer também o relaxamento do trato digestivo.

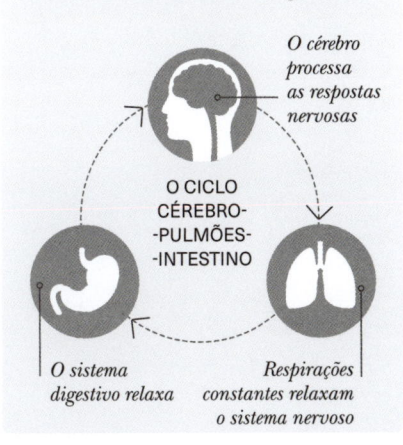

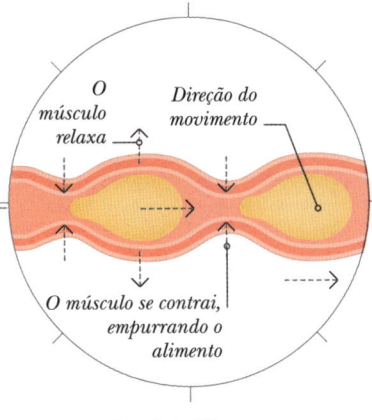

O CICLO CÉREBRO-PULMÕES-INTESTINO

O cérebro processa as respostas nervosas
Respirações constantes relaxam o sistema nervoso
O sistema digestivo relaxa

FISIOLOGIA DO **PILATES**

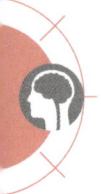

PILATES E MINDFULNESS
PARA ESTRESSE E ANSIEDADE

O pilates é a coordenação completa do corpo, da mente e do espírito", afirmou Joseph Pilates. Desde o início, a prática foi muito mais do que uma atividade física; pesquisas demonstram que ele pode ajudar a lidar com a depressão, a ansiedade, a fadiga e o estresse.

O ESTRESSE NA VIDA DIÁRIA

O estresse é uma resposta biológica e psicológica a um evento que não conseguimos enfrentar ou com o qual não conseguimos lidar. Cada um reage ao estresse de modo diferente, e isso pode variar de acordo com o que o motiva: o estresse pode resultar de um pequeno ou grande acontecimento ou mesmo do acúmulo de vários pequenos acontecimentos que provocam um estresse crônico.

Pequenos níveis de estresse são naturais e até positivos, pois nos ajudam a reagir rapidamente aos desafios, como ocorre quando precisamos cumprir um prazo. Mas a exposição regular a eventos estressantes, ou a um grande evento desgastante, pode ser prejudicial à saúde, com impacto maior para a saúde mental, as dores crônicas e os problemas graves de saúde, como doenças cardíacas e derrames.

É importante reconhecer os sinais físicos de maior estresse e desenvolver mecanismos de enfrentamento para gerenciar a resposta psicológica, minimizando a reação geral do corpo. São muitas as razões que fazem do pilates um método eficaz para reduzir o estresse.

A REAÇÃO AO ESTRESSE

O estresse interrompe o equilíbrio natural dos hormônios e provoca duas reações químicas no nosso corpo. Trata-se de respostas fisiológicas normais, que se reestabilizarão quando o estresse diminuir. A exposição crônica a eventos estressantes, no entanto, provoca uma reação prolongada.

CORTISOL

O hipotálamo estimula a glândula pituitária, e as informações enviadas resultam na produção de cortisol, o hormônio do estresse. Isso produz um suprimento contínuo de açúcar no sangue e também libera a glicose armazenada no fígado para fornecer energia para o corpo. O sistema imunológico pode ficar comprometido porque o aumento dos níveis de cortisol impede a formação e a circulação de linfócitos e inibe a produção de novos anticorpos em caso de infecção. Em momentos de estresse, é comum haver também uma sensação de esgotamento.

ADRENALINA

O hipotálamo também estimula a medula adrenal a produzir adrenalina, o que provoca uma resposta de "luta ou fuga", aumentando a frequência cardíaca, a pressão arterial e a sudorese.

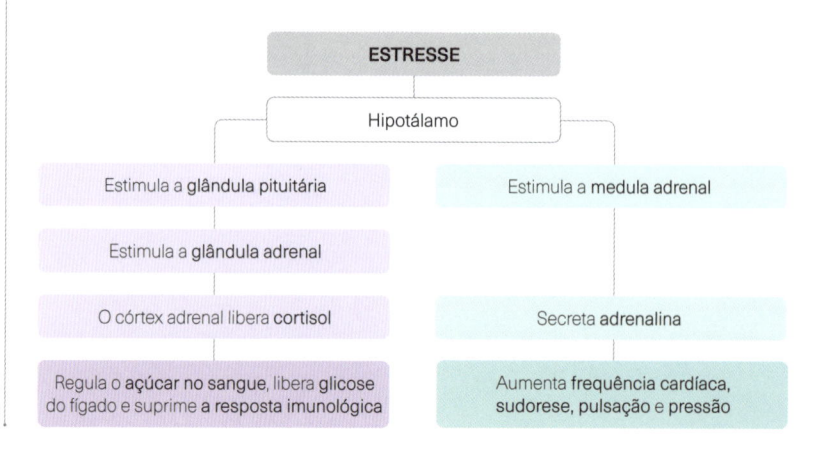

ESTRESSE
↓
Hipotálamo

Estimula a glândula pituitária	Estimula a medula adrenal
Estimula a glândula adrenal	Secreta adrenalina
O córtex adrenal libera cortisol	Aumenta frequência cardíaca, sudorese, pulsação e pressão
Regula o açúcar no sangue, libera glicose do fígado e suprime a resposta imunológica	

COMO O PILATES PODE AJUDAR NA RESPOSTA AO ESTRESSE

Os aspectos abrangentes e holísticos do pilates permitem que a prática tenha um efeito benéfico contra o estresse. Isso ocorre por meio do movimento, da respiração, do mindfulness e do cumprimento de uma rotina.

MOVIMENTO

Atividades físicas liberam endorfinas em apenas 10 minutos e intensificam o fluxo sanguíneo cerebral no hipocampo (centro de processamento emocional), o que provoca bem-estar. Como a prática do pilates geralmente é de ritmo mais lento e inclui o controle e a consciência da respiração, intercaladas com exercícios de mobilidade que proporcionam bem-estar, a resposta à atividade física é potencializada.

RESPIRAÇÃO

No pilates, o trabalho constante é o de tornar o praticante apto a se movimentar de maneira estruturada e eficiente, gastando o mínimo de energia possível. Quando a dificuldade aumenta, a respiração pode acelerar, e então o padrão respiratório o ajudará a manter o controle e a calma. A respiração controlada relaxa o sistema nervoso autônomo, que regula os processos corporais. Isso se potencializa quando a expiração é mais longa do que a inspiração.

MINDFULNESS

A rotina do pilates direciona sua atenção para o trabalho de respiração e o controle dos movimentos. Esse foco relaxa a mente e reforça a consciência do momento presente. Esse processo ajuda a limpar seus pensamentos e a minimizar os níveis de estresse.

ROTINA

O pilates ajuda a estabelecer uma rotina de duas maneiras: na prática regular dos exercícios e na realização de uma sequência de exercícios que abrange todas as áreas do corpo, focando em fortalecimento e mobilidade. Uma rotina consistente acalma o cérebro, pois proporciona um ambiente familiar e seguro, eliminando incertezas e relaxando o corpo em antecipação a eventos já conhecidos.

Efeitos do pilates na pressão arterial

O estresse é um dos principais fatores que contribuem para a elevação da pressão arterial (hipertensão), o que aumenta o risco de doenças cardiovasculares. A realização de uma única sessão de pilates de 60 minutos pode reduzir a pressão arterial em 5 a 8 mmHg por 60 minutos após a aula. Essa resposta imediata é a mesma proporcionada por um exercício aeróbico. Com base nessas evidências, o pilates pode ser considerado um exercício adequado para a redução da pressão arterial, especialmente para quem não são recomendados exercícios aeróbicos contra hipertensão ou para aqueles que não conseguem obter redução da pressão arterial com esses exercícios.

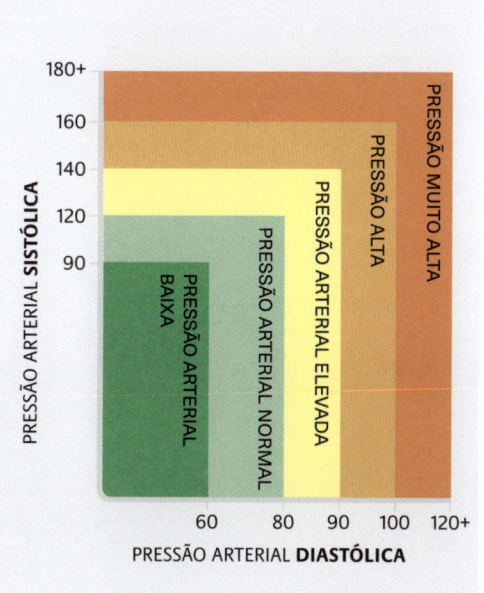

Mindfulness

O mindfulness, expressão que pode ser traduzida como "atenção plena", é a consciência do presente, sem julgamentos, e a aceitação dos sentimentos, pensamentos e sensações corporais vivenciados. O pilates incentiva essa prática associando movimentos, respiração e pensamentos, para que a mente e o corpo trabalhem em sincronia. Em uma sessão, as sequências e os padrões de respiração treinam a consciência e intencionalidade dos movimentos. Aprendemos a pausar, observar e reagir. Isso pode ser aplicado a situações fora das sessões: passamos a responder de modo intencional, e não automático. Essa consciência e atenção ajudam a regular o sistema nervoso, estimulando o nervo vago, que diz ao corpo para descansar. A prática tem resposta anti-inflamatória no sistema nervoso, reduz os níveis de cortisol e diminui a pressão arterial.

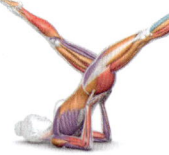

ESTABILIDADE
p. 50-93

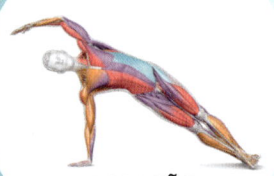

ROTAÇÃO
p. 94-119

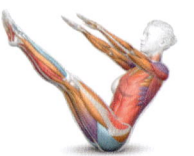

FORÇA
p. 120-161

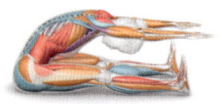

MOBILIDADE
p. 162-177

EXERCÍCIOS DE PILATES

"Aptidão física é a primeira condição para a felicidade." Assim disse Joseph Pilates, que acreditava plenamente que mover, fortalecer e mobilizar o corpo nos torna consideravelmente mais felizes. Esta seção detalha os exercícios originais de pilates, trazendo uma descrição clara de como executar cada um deles com a máxima precisão. São apresentadas inúmeras variações e dicas – tanto para simplificar quanto, ocasionalmente, para desafiar – que tornam o pilates acessível a todos e a todas as habilidades.

INTRODUÇÃO AOS EXERCÍCIOS

As exigências do mundo atual e os avanços nas pesquisas levaram à abertura de várias escolas de pilates ao redor do mundo. Cada uma tem uma maneira própria de ensinar os exercícios, mas os princípios básicos permanecem intactos.

> O pilates *busca melhorar* a **estabilidade** e a **força** do **core**, a força de todo o corpo e a *flexibilidade*, além de ter um impacto **positivo** na saúde mental de quem **pratica**.

ESCOLAS DE PENSAMENTO

Joseph Pilates acreditava que seu método deveria ser acessível a todos e apoiava seus alunos na abertura de seus próprios estúdios para dar continuidade a seus ensinamentos. No ano 2000, "pilates" se tornou um termo genérico, que podia ser usado por qualquer pessoa que oferecesse aquele tipo de exercício. Embora a instrução qualificada seja recomendada, isso abriu espaço para a criatividade e a inovação do método.

O método pilates foi projetado e desenvolvido para o corpo apto. Consistia em uma série de exercícios que, em vez de aumentar as repetições até a fadiga, progrediam em dificuldade. Hoje, estamos mais conscientes do que nunca da necessidade de uma abordagem individualizada para adaptá-lo a diferentes níveis de condicionamento físico, capacidade ou implicações para a saúde. Em geral, hoje também somos mais sedentários e estamos expostos a níveis mais altos de estresse, o que pode afetar nosso bem-estar físico e mental. Nossa postura pode ser afetada por questões relacionadas ao estilo de vida, como ter que carregar crianças, ou até mesmo por maus hábitos, como sentar-se de maneira inapropriada.

A evolução dos exercícios pode se moldar a cada um desses cenários e ainda permitir que os benefícios do pilates sejam experimentados por todos. O ensino ainda apresentará as principais atividades físicas para fortalecimento, alongamento, mobilização e elementos rotacionais, em uma variedade de posições diferentes, sem deixar de lado o mindfulness e o trabalho de respiração.

As diferentes escolas de pilates podem ser classificadas em clássica, matwork ou contemporânea. O pilates clássico preserva o repertório original de exercícios no solo, bem como as criações para os aparelhos, e é ensinado estritamente de acordo com as instruções de Joseph.

O matwork, ou pilates solo, reproduz os exercícios originais, mas também realiza adaptações para atender ao praticante e inclui o uso de acessórios.

O pilates contemporâneo combina exercícios clássicos e de solo com elementos de fitness, ioga e métodos de reabilitação. Esse estilo é o que mais se desvia do formato estrito e será totalmente adaptado ao indivíduo ou a determinado grupo de alunos.

Coletivamente, todos esses métodos ainda objetivam atingir as mesmas metas estabelecidas por Joseph Pilates.

AS COISAS PODEM SER **DIFERENTES**

Este livro apresenta principalmente os exercícios e o método clássicos do pilates, pois é importante que os leitores saibam de onde vieram as adaptações posteriores. Esses exercícios continuam sendo tão benéficos hoje quanto eram quando a modalidade foi criada.

Também foi selecionada uma ampla gama de variações modernas para mostrar a abrangência do pilates nos dias atuais e torná-lo acessível a todos os níveis de condicionamento físico e a qualquer idade. Os exercícios foram classificados de acordo com sua função: estabilidade, rotação, força e mobilidade.

Iniciaremos a jornada do pilates ensinando alguns exercícios de postura simples para introduzir conceitos, mover o corpo e melhorar a postura.

Aproveite o que desejar de cada perspectiva. Siga os métodos que mais lhe agradarem. Esteja ciente também de que, caso precise de alguma alteração no movimento, na respiração ou na técnica, é provável que haja uma solução que funcione para sua estrutura singular.

RESPIRAÇÃO
O trabalho respiratório original ainda é ensinado e é tão relevante hoje quanto era quando Joseph Pilates fundou a modalidade. Algumas escolas modificaram os padrões de respiração para complementar suas adaptações de exercícios ou para se adequar às mudanças nas pesquisas científicas. Às vezes, sugere-se até mesmo omitir determinado trabalho de respiração para maior foco no movimento.

NOMES
Os nomes originais dos exercícios ainda são bastante utilizados, no entanto, algumas escolas mudaram completamente os nomes ou acrescentaram mais etapas aos exercícios com nomes adicionais. Em geral, os nomes refletem o que o exercício representa para facilitar o reconhecimento.

TÉCNICAS
Visto que o método pilates foi transmitido pelos alunos diretos de Joseph e modificado ao longo do tempo, além de ter recebido contribuições científicas, as técnicas variam dependendo de quem está ensinando. A ênfase pode se concentrar na respiração, no movimento, na rapidez ou na semelhança com o exercício clássico. As mudanças na técnica tornam a prática adaptável.

EXERCÍCIOS
Atualmente há inúmeros novos exercícios ensinados no método pilates. Muitos foram pensados para simplificar exercícios originais mais complexos ou para adaptá-los a diferentes tipos de lesões ou condições. Também foram incorporados novos métodos para ensinar os princípios do pilates em diferentes posturas, como em pé ou sentado em uma cadeira.

Acessórios

Os acessórios de pilates podem complementar o trabalho de solo de várias maneiras, sendo muito práticos se você não tem à disposição os aparelhos de estúdio, como o reformer. Esses acessórios se tornaram muito populares graças à acessibilidade, à portabilidade e à facilidade na realização de exercícios adicionais. Eles também são utilizados em ambientes de reabilitação, nos quais os praticantes precisam de ajuda extra para completar um exercício ou, ao contrário, precisam de um desafio maior, que vá além do trabalho de solo.

- **A bola suíça** é usada para criar uma base de apoio instável em desafios de equilíbrio. Ela também pode facilitar o movimento.
- **A faixa elástica** permite sobrecarga progressiva para ganhos de força ou oferece suporte extra, se necessário.
- **O magic circle** promove o engajamento dos músculos globais.
- **O rolo de espuma** desafia o equilíbrio e também facilita o controle de movimentos mais sutis através das escápulas e das regiões lombar e pélvica.

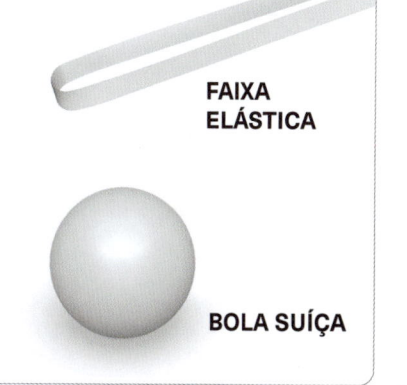

FAIXA ELÁSTICA

BOLA SUÍÇA

EXERCÍCIOS POSTURAIS SIMPLES

Esses exercícios ensinam os fundamentos da prática de pilates e são excelentes para a mobilidade suave, bem como para o aquecimento ou o relaxamento. Eles também podem ser realizados juntos em uma sequência curta. Repita-os diariamente para estabelecer uma rotina fácil e constante.

LEGENDA
- Músculo-alvo primário
- Músculo-alvo secundário

CAT COW

Esse exercício de mobilidade da coluna (em português, "gato vaca") proporciona uma sensação de bem-estar, criando espaço tanto na parte frontal quanto na parte posterior do corpo. Ele também estimula a respiração nesse espaço para aquecer e relaxar o corpo. O exercício envolve os músculos abdominais e é ótimo para o início ou a finalização de qualquer treino de pilates.

ETAPA PREPARATÓRIA
Comece na posição de quatro apoios, com os ombros alinhados acima dos punhos e o quadril acima dos joelhos. Alongue a coluna e mantenha-a neutra. Contraia o core.

PRIMEIRA ETAPA
Expire enquanto recolhe o cóccix e inclina a pelve para baixo, trazendo a cabeça e o queixo em direção ao peito, arredondando a coluna para cima em direção ao teto. Certifique-se de obter uma curvatura igual tanto na parte superior quanto na parte inferior da coluna.

SEGUNDA ETAPA
Agora inspire enquanto eleva o cóccix e o esterno ao mesmo tempo, permitindo que a coluna se curve para baixo, mantendo os abdominais contraídos. Repita a sequência do cat cow de 4 a 6 vezes.

Arredonde a coluna vertebral para cima, em direção ao teto
Comece olhando para baixo, para o solo
Leve a cabeça em direção ao peito
Posicione o quadril acima dos joelhos
Os braços ficam na largura dos ombros

ETAPA PREPARATÓRIA/PRIMEIRA ETAPA

Olhe para a frente na postura da vaca
Deixe a coluna vertebral se curvar para baixo
Erga o cóccix em direção ao teto
Mantenha os braços afastados na largura dos ombros

SEGUNDA ETAPA

DUMB WAITER

Esse exercício treina o controle das escápulas e promove a abertura do peito; a posição em pé favorece o trabalho da postura. Realize-o sentado em uma cadeira para integrá-lo facilmente a seu dia a dia.

ETAPA PREPARATÓRIA
Fique em pé com as pernas afastadas na largura do quadril, a coluna em posição neutra e os braços ao lado do corpo. Flexione os cotovelos em um ângulo de 90 graus com as palmas das mãos viradas para cima. Contraia o core, inspire para se preparar e alongue a coluna.

PRIMEIRA ETAPA
Expire e mova os antebraços para longe do corpo, mantendo a coluna neutra e a caixa torácica para baixo. Não aperte as escápulas para aproximá-las – em vez disso, deixe-as deslizarem suavemente. Traga os antebraços de volta à posição original e repita de 6 a 8 vezes.

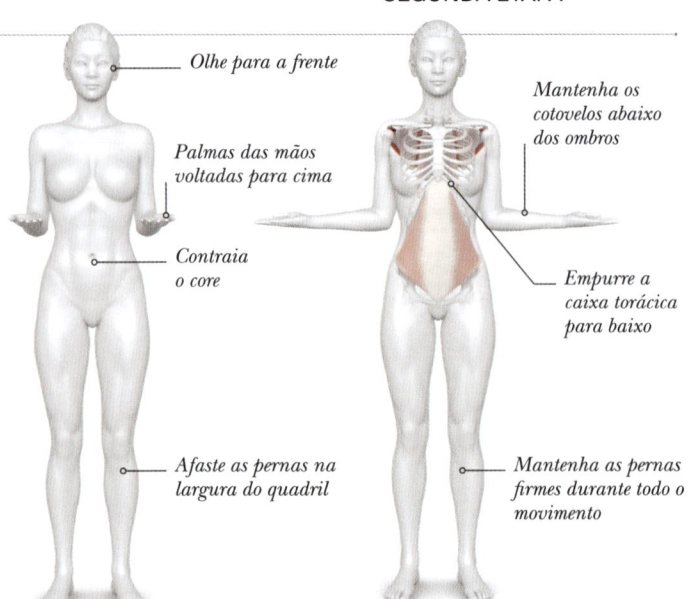

Olhe para a frente
Palmas das mãos voltadas para cima
Contraia o core
Afaste as pernas na largura do quadril
Mantenha os cotovelos abaixo dos ombros
Empurre a caixa torácica para baixo
Mantenha as pernas firmes durante todo o movimento

OVERHEAD ARM CIRCLES

Esses círculos com os braços movem as articulações dos ombros e a parte superior das costas, desafiando a estabilidade da escápula e da coluna torácica. Eles abrem o peito, ensinando o controle da caixa torácica e do core quando os braços estão acima da cabeça.

ETAPA PREPARATÓRIA
Deite-se de costas com a coluna e a pelve em posição neutra e as pernas afastadas na largura do quadril. Posicione os braços ao lado do corpo com as palmas das mãos viradas para baixo. Certifique-se de que os ombros estejam relaxados e contraia o core. Expire levantando os braços até a altura dos ombros e inspire para sustentar.

PRIMEIRA ETAPA
Expire enquanto continua movendo os braços para trás, o mais longe possível, sem alterar a posição neutra da coluna. Inspire enquanto traz os braços para os lados, formando um círculo, e retorne os braços à posição inicial, diretamente acima dos ombros. Repita de 6 a 8 vezes.

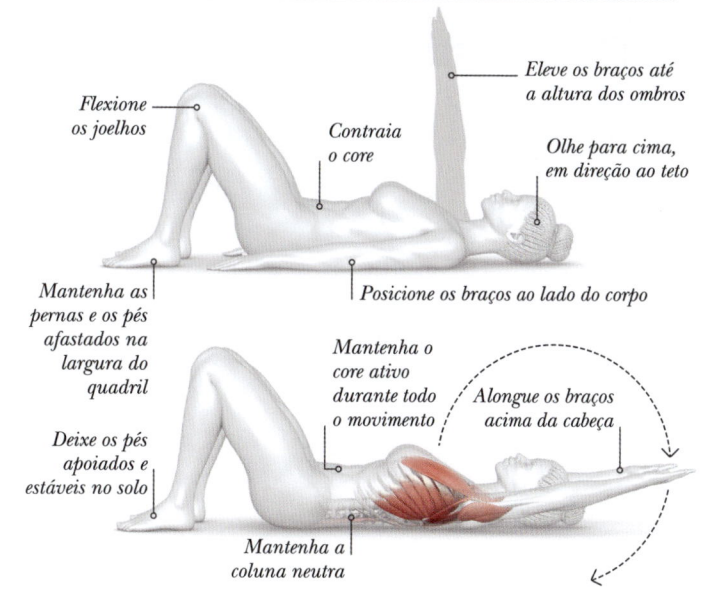

Flexione os joelhos
Contraia o core
Eleve os braços até a altura dos ombros
Olhe para cima, em direção ao teto
Mantenha as pernas e os pés afastados na largura do quadril
Posicione os braços ao lado do corpo
Deixe os pés apoiados e estáveis no solo
Mantenha o core ativo durante todo o movimento
Alongue os braços acima da cabeça
Mantenha a coluna neutra

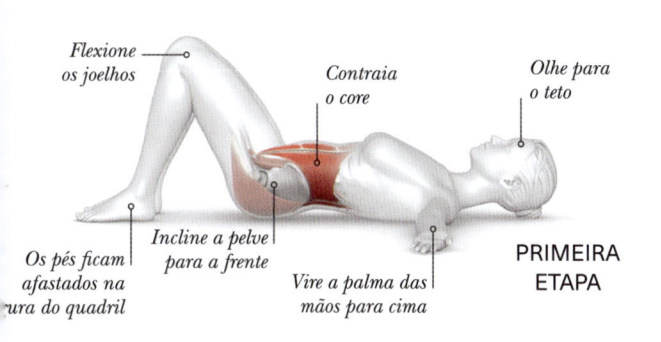

PELVIC TILTS

Esse movimento de inclinação pélvica move a coluna e ensina o controle da pelve enquanto contrai suavemente os músculos abdominais. É um excelente exercício preparatório para aquecer o corpo e encontrar a posição neutra antes de começar o matwork.

ETAPA PREPARATÓRIA
Deite-se de costas com sua coluna e sua pelve em posição neutra e as pernas afastadas na largura dos quadris. Leve os braços para os lados com as palmas das mãos viradas para cima. Certifique-se de que os ombros estejam relaxados.

PRIMEIRA ETAPA
Expire enquanto inclina suavemente a pelve para a frente e observe a parte inferior da coluna se elevando do solo. Garanta que os abdominais e a caixa torácica não se projetem para cima. Inspire ao retornar à posição neutra preparatória.

SEGUNDA ETAPA
Expirando, incline a pelve para trás. Observe que sua lombar encosta no solo. Inspire para retornar à posição neutra e repita a sequência de 6 a 8 vezes.

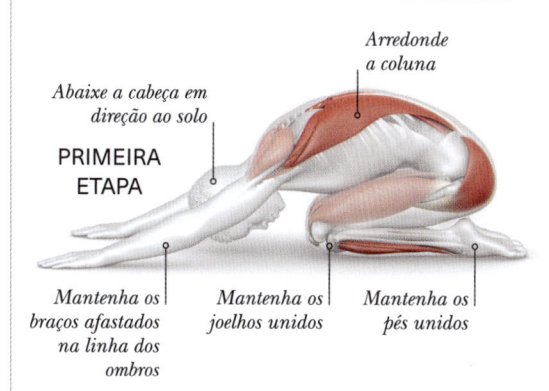

Flexione os joelhos
Contraia o core
Olhe para o teto
Os pés ficam afastados na largura do quadril
Incline a pelve para a frente
Vire a palma das mãos para cima
PRIMEIRA ETAPA

SHELL STRETCH

O alongamento em concha é um exercício fácil de fazer para aliviar a tensão dos músculos da coluna, restabelecer a calma ou relaxar. Ele complementa qualquer exercício de pilates solo e é adequado para todas as pessoas.

ETAPA PREPARATÓRIA
Sente-se em posição ajoelhada, com os glúteos apoiados nos calcanhares, joelhos unidos e coluna alongada. Apoie a palma das mãos nos joelhos com os ombros relaxados.

PRIMEIRA ETAPA
Expire e leve o peito e o tronco em direção às coxas, estendendo os braços para a frente. O quadril se afasta um pouco para trás e se apoia sobre os tornozelos e calcanhares. Arredonde a coluna e abaixe a testa para descansar no solo, retraindo o queixo. Mantenha essa posição por 3 a 4 respirações ou mais, se desejar um relaxamento ainda maior.

Abaixe a cabeça em direção ao solo
Arredonde a coluna
PRIMEIRA ETAPA
Mantenha os braços afastados na linha dos ombros
Mantenha os joelhos unidos
Mantenha os pés unidos

EXERCÍCIOS DE PILATES

FLEXÕES **ABDOMINAIS**

Essas flexões são um exercício isolado de fortalecimento abdominal. Elas movem a coluna em flexão e desenvolvem consciência abdominal. Também são úteis para controlar a protrusão abdominal (causada pelo enfraquecimento do abdômen) e a diástase (separação dos músculos do reto abdominal), que podem ocorrer após a gravidez (consulte a p. 200 para mais orientações de exercícios pós-parto).

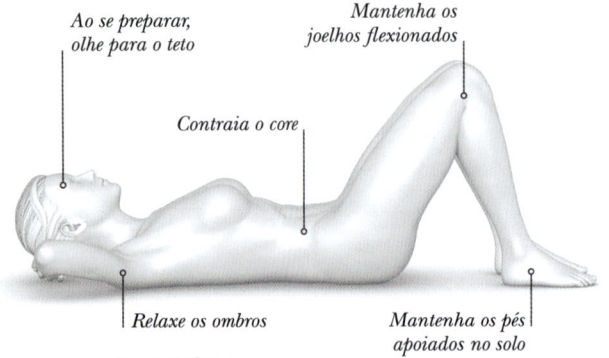

Dicas de progressão

Para progredir nesses exercícios depois de se adaptar a eles, experimente algumas destas variações:

- **Mantenha a flexão** por um curto período (de 3 a 10 segundos) para desenvolver resistência abdominal.
- **Realize o mesmo exercício**, mas, com as pernas em posição de mesa dupla (ver p. 54).
- **Adicione um magic circle** (ver p. 45) entre os joelhos para aumentar o trabalho dos adutores e desafiar mais o sistema oblíquo anterior.
- **Segure um pequeno peso** em cada mão.
- **Estenda uma perna para a frente** enquanto realiza o movimento de flexão. Traga a perna de volta conforme abaixa o tronco.

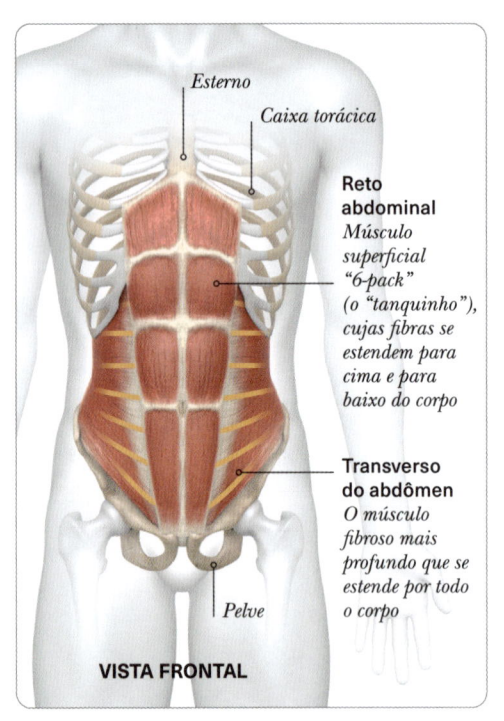

Ao se preparar, olhe para o teto
Mantenha os joelhos flexionados
Contraia o core
Relaxe os ombros
Mantenha os pés apoiados no solo

ETAPA PREPARATÓRIA

Deite-se de costas com os joelhos flexionados afastados na largura do quadril e os pés apoiados no chão. Entrelace os dedos e coloque as mãos atrás da cabeça. Relaxe os ombros e deslize a caixa torácica para baixo em direção aos quadris. Inspire para se preparar.

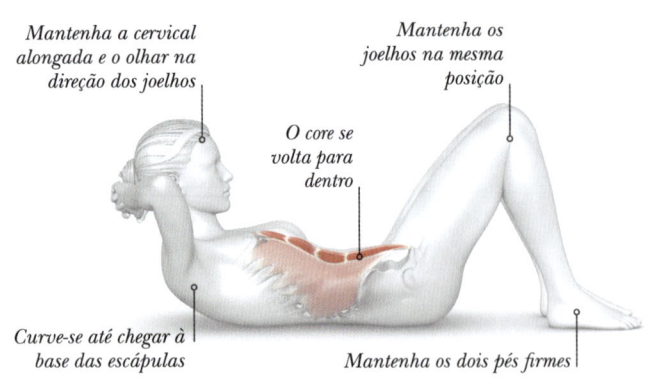

Mantenha a cervical alongada e o olhar na direção dos joelhos
Mantenha os joelhos na mesma posição
O core se volta para dentro
Curve-se até chegar à base das escápulas
Mantenha os dois pés firmes

PRIMEIRA ETAPA

Expire enquanto ergue sequencialmente a cabeça, o pescoço e a parte superior do corpo, em um movimento para cima e para a frente, curvando a coluna até alcançar a base das escápulas. Inspire para sustentar essa posição e expire enquanto desce sequencialmente a coluna, a parte superior do corpo e a cabeça. Repita até 10 vezes.

Esterno
Caixa torácica

Reto abdominal
Músculo superficial "6-pack" (o "tanquinho"), cujas fibras se estendem para cima e para baixo do corpo

Transverso do abdômen
O músculo fibroso mais profundo que se estende por todo o corpo

Pelve

VISTA FRONTAL

Músculos do core

O transverso do abdômen é o músculo abdominal mais interno e oferece estabilidade e suporte local para a coluna. Ele trabalha junto com os outros músculos do core, o assoalho pélvico, o diafragma e os multífidos. Já o reto abdominal é o músculo abdominal mais superficial, e suas fibras orientadas verticalmente produzem a flexão do tronco.

FLEXÕES OBLÍQUAS

Esses exercícios isolados de fortalecimento dos oblíquos abdominais movimentam a coluna em flexão com rotação e requerem alto nível de estabilidade pélvica. Costumam ser recomendados para esportes que exigem controle rotacional, como corrida, esportes com raquete, futebol e rugby.

> **Atenção!**
> Pessoas com osteoporose devem ter cuidado ao realizar flexões abdominais e oblíquas, pois exercícios repetitivos baseados em flexão podem aumentar o risco de fratura por compressão na coluna.

Prepare-se olhando para o teto

Flexione os joelhos

Contraia o core

Mantenha os cotovelos afastados

Posicione os pés na largura do quadril

Mova o braço esquerdo na direção do lado direito

Mantenha os joelhos na mesma posição durante o exercício

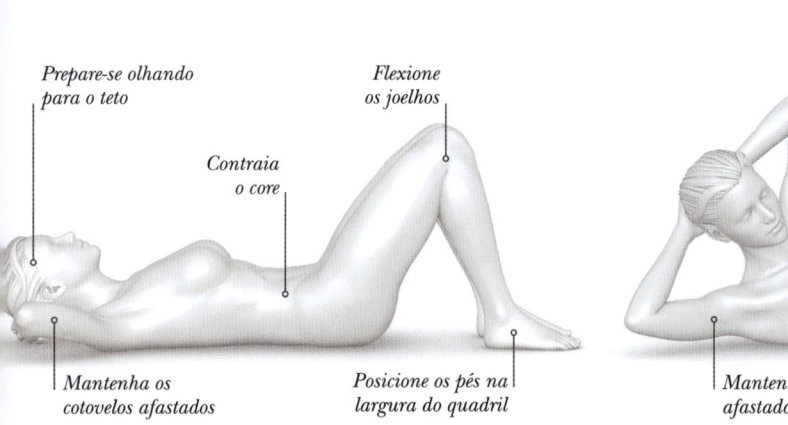

Mova a caixa torácica em direção ao lado direito do quadril

Mantenha os dois cotovelos afastados durante o exercício

Mantenha os pés apoiados no chão

ETAPA PREPARATÓRIA
Deite-se de costas com os joelhos flexionados afastados na largura do quadril e os pés apoiados no chão. Entrelace os dedos e coloque as mãos atrás da cabeça. Relaxe os ombros e deslize a caixa torácica para baixo em direção ao quadril. Inspire para se preparar.

PRIMEIRA ETAPA
Expire enquanto levanta a cabeça, o pescoço e a parte superior do corpo para cima e em diagonal para a frente, em direção ao lado direito, de modo a aproximar a costela esquerda do lado direito do quadril. Inspire para sustentar essa posição e expire enquanto volta. Repita até 10 vezes e depois mude de lado.

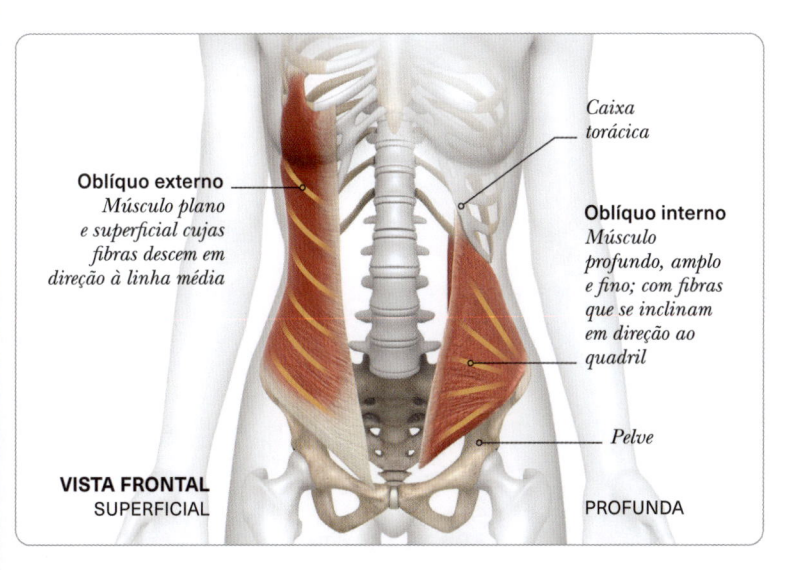

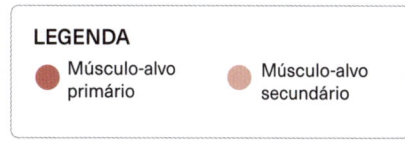

Oblíquo externo
Músculo plano e superficial cujas fibras descem em direção à linha média

Caixa torácica

Oblíquo interno
Músculo profundo, amplo e fino; com fibras que se inclinam em direção ao quadril

Pelve

VISTA FRONTAL
SUPERFICIAL

PROFUNDA

LEGENDA
● Músculo-alvo primário
● Músculo-alvo secundário

Oblíquos internos/externos
As fibras musculares desses dois músculos são perpendiculares entre si e trabalham juntas para promover a rotação do tronco. O oblíquo externo direito e o oblíquo interno esquerdo produzem a rotação do lado esquerdo; o processo inverso permite a rotação do lado direito. A contração bilateral (usando os dois oblíquos ao mesmo tempo) resultará na flexão do tronco.

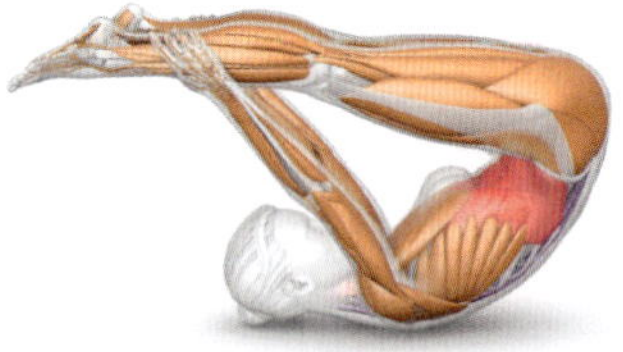

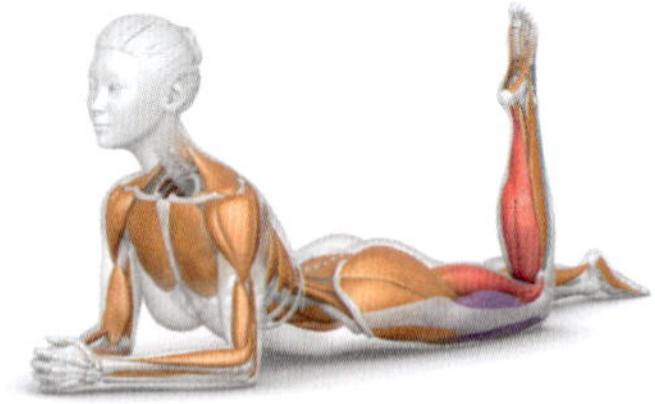

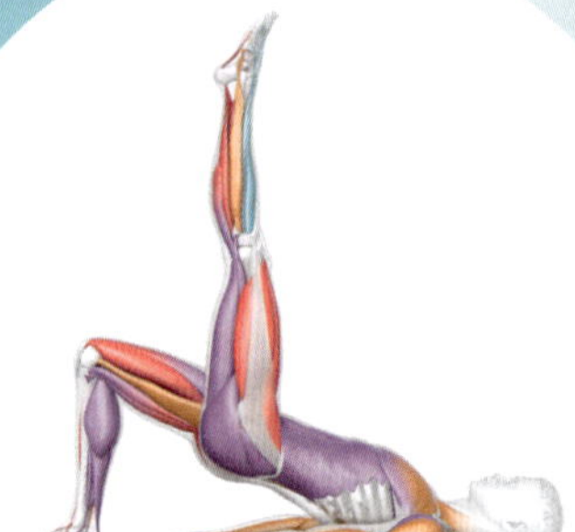

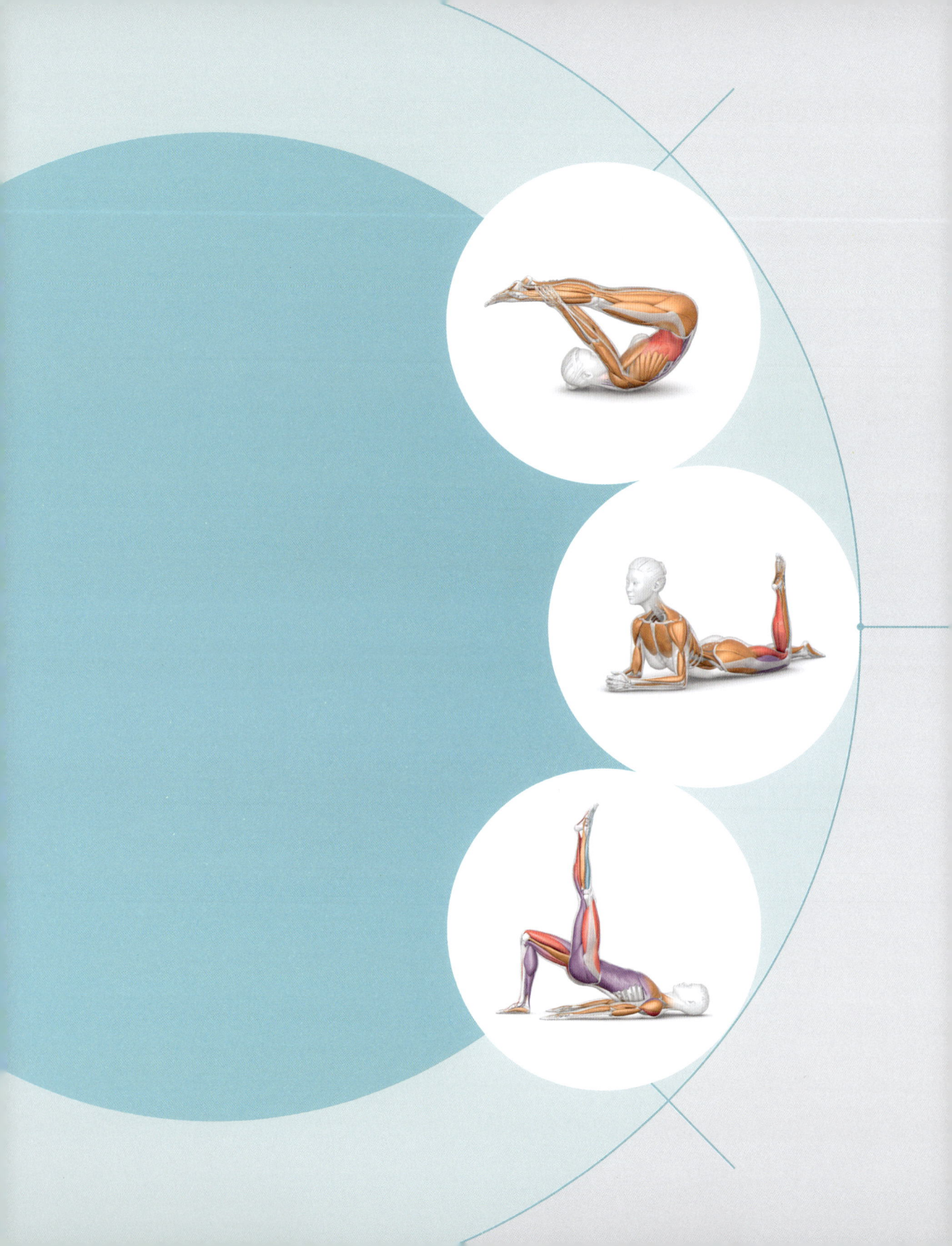

EXERCÍCIOS DE ESTABILIDADE

Os exercícios de estabilização são a base da prática de pilates. Eles proporcionam a conexão com o core, trabalhando a musculatura localizada e desenvolvendo os padrões de alinhamento e movimento que permitem passar para níveis mais avançados. Se você tiver alguma dúvida sobre sua prática, retorne aos exercícios de estabilidade, tendo-os como base.

EXERCÍCIOS DE PILATES | *Exercícios de estabilidade*

HUNDRED

Nomeado em razão das cem batidas que você faz com os braços, esse exercício clássico de pilates desenvolve força e resistência abdominal, além de estabilidade na coluna e no quadril. É frequentemente utilizado para promover força durante uma sessão, como uma preparação para exercícios abdominais mais intensos.

VISÃO GERAL

O hundred exige uma forte conexão através do core para sustentar a resistência e manter uma técnica adequada. Os braços realizam 100 batidas, divididas em 5 batidas para inspirar e 5 batidas para expirar, repetidas 10 vezes no total. Comece com apenas 20 batidas e aumente gradualmente. Para uma versão menos desafiadora, se seus abdominais ou isquiotibiais estiverem sobrecarregados, experimente a variação do hundred em posição de mesa dupla (p. 54).

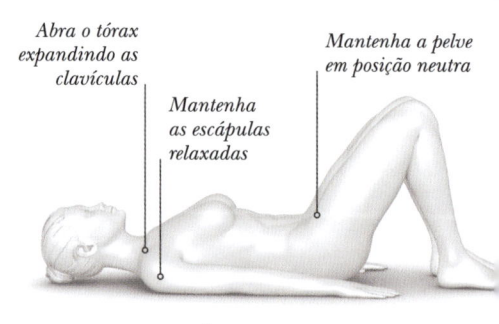

Abra o tórax expandindo as clavículas

Mantenha as escápulas relaxadas

Mantenha a pelve em posição neutra

ETAPA PREPARATÓRIA
Deite-se com a coluna e a pelve neutras, os joelhos flexionados, os pés afastados na largura do quadril e os braços estendidos ao longo do corpo, com a palma das mãos voltada para baixo. Alongue a cervical para se preparar.

Peito, tronco **e quadril**
O **peitoral maior** e o **reto abdominal** se contraem para formar a postura. Os **tríceps** estendem os cotovelos enquanto os pronadores viram a palma das mãos para baixo. Os **bíceps** estão ativados e alongados. Os **glúteos** se contraem para dar suporte às pernas elevadas. Os **flexores do quadril** se contraem para manter as pernas erguidas.

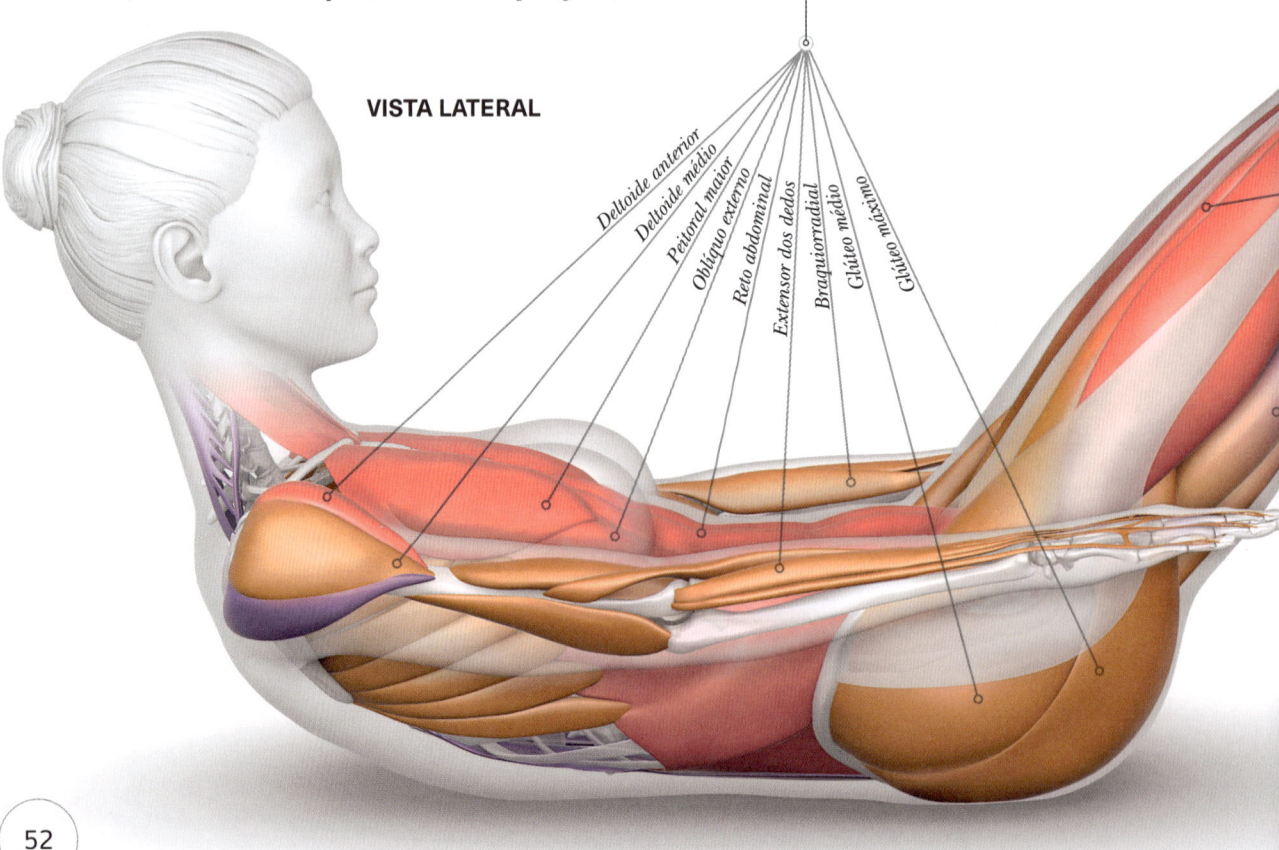

VISTA LATERAL

Deltoide anterior
Deltoide médio
Peitoral maior
Oblíquo externo
Reto abdominal
Extensor dos dedos
Braquiorradial
Glúteo médio
Glúteo máximo

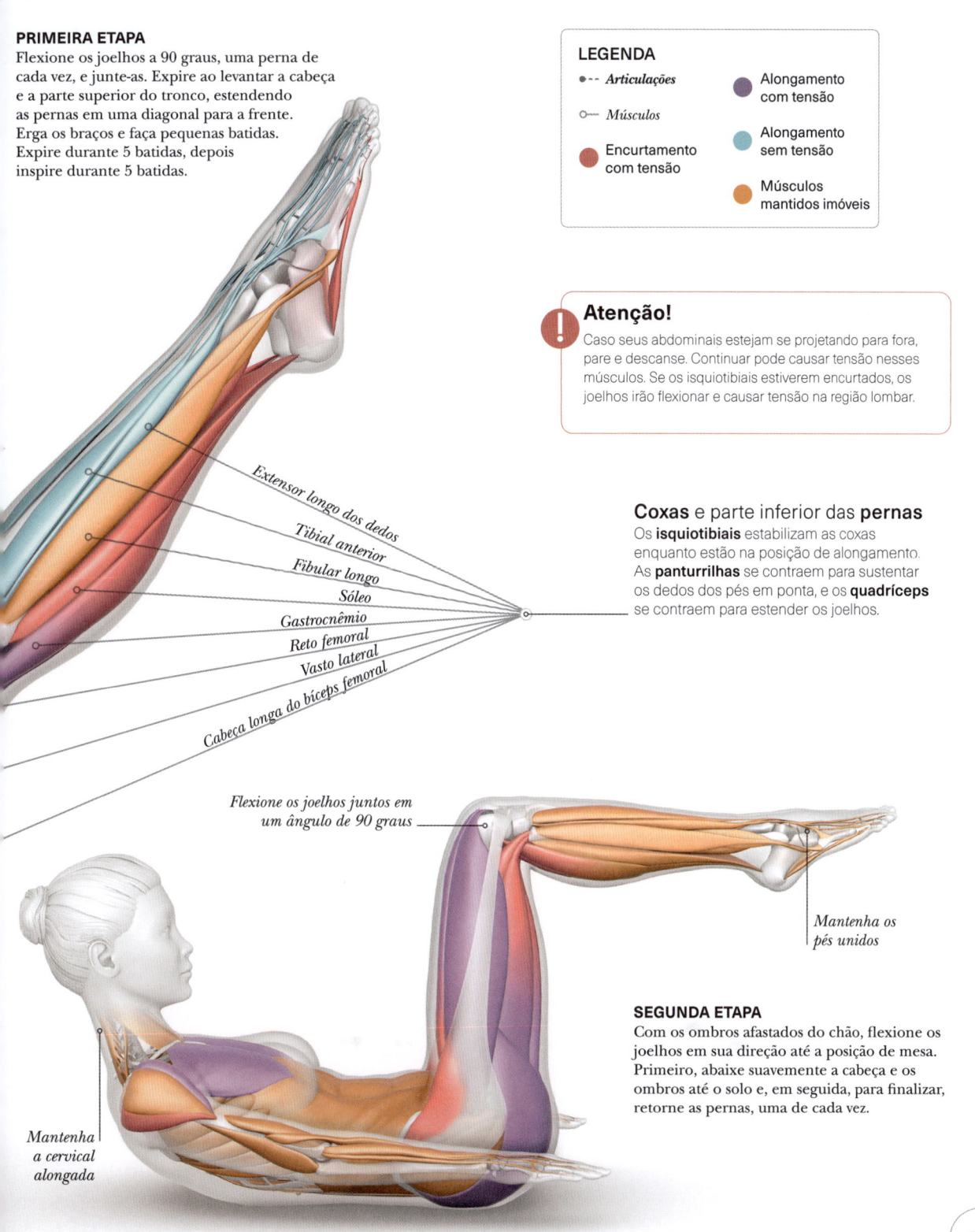

PRIMEIRA ETAPA

Flexione os joelhos a 90 graus, uma perna de cada vez, e junte-as. Expire ao levantar a cabeça e a parte superior do tronco, estendendo as pernas em uma diagonal para a frente. Erga os braços e faça pequenas batidas. Expire durante 5 batidas, depois inspire durante 5 batidas.

LEGENDA

- •-- Articulações
- o— Músculos
- ● Encurtamento com tensão
- ● Alongamento com tensão
- ● Alongamento sem tensão
- ● Músculos mantidos imóveis

Atenção!

Caso seus abdominais estejam se projetando para fora, pare e descanse. Continuar pode causar tensão nesses músculos. Se os isquiotibiais estiverem encurtados, os joelhos irão flexionar e causar tensão na região lombar.

Extensor longo dos dedos
Tibial anterior
Fibular longo
Sóleo
Gastrocnêmio
Reto femoral
Vasto lateral
Cabeça longa do bíceps femoral

Coxas e parte inferior das pernas

Os **isquiotibiais** estabilizam as coxas enquanto estão na posição de alongamento. As **panturrilhas** se contraem para sustentar os dedos dos pés em ponta, e os **quadríceps** se contraem para estender os joelhos.

Flexione os joelhos juntos em um ângulo de 90 graus

Mantenha os pés unidos

SEGUNDA ETAPA

Com os ombros afastados do chão, flexione os joelhos em sua direção até a posição de mesa. Primeiro, abaixe suavemente a cabeça e os ombros até o solo e, em seguida, para finalizar, retorne as pernas, uma de cada vez.

Mantenha a cervical alongada

HUNDRED

» VARIAÇÕES

Essas variações têm alavancas de perna mais curtas e posições mais relaxadas para a cabeça e a cervical, reduzindo a carga abdominal. Elas são ótimos pontos de partida para desenvolver resistência no core de maneira segura e aperfeiçoar a técnica de contração do core antes de avançar para o hundred principal. Tente fazer 10 repetições de cada uma em um circuito variado.

> A mesa *simples consiste em erguer* uma das pernas com o **joelho** e o **quadril** a 90º; a mesa **dupla** *é semelhante, mas com ambas as pernas erguidas.*

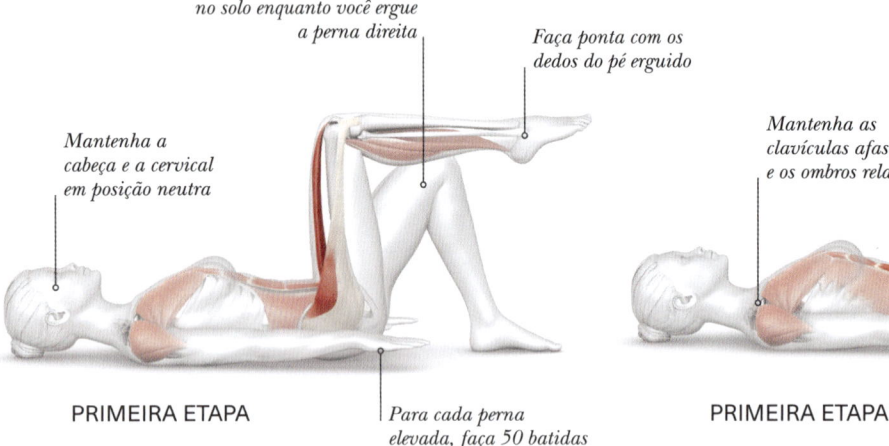

A perna esquerda permanece no solo enquanto você ergue a perna direita

Faça ponta com os dedos do pé erguido

Mantenha a cabeça e a cervical em posição neutra

PRIMEIRA ETAPA

Para cada perna elevada, faça 50 batidas com os braços

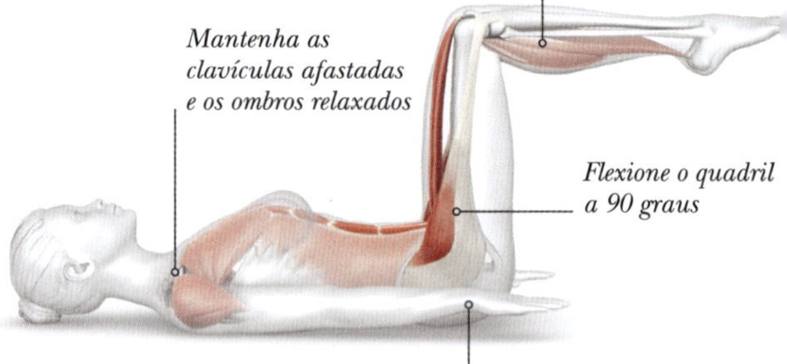

Flexione os dois joelhos a 90 graus e faça ponta com os dedos dos pés

Mantenha as clavículas afastadas e os ombros relaxados

Flexione o quadril a 90 graus

PRIMEIRA ETAPA

Faça 100 batidas com os braços

COM UMA PERNA

Com a pelve neutra, mantenha a perna elevada a 90 graus no quadril e no joelho enquanto faz batidas com os braços. Para começar, bata os braços de 10 a 20 vezes, até desenvolver resistência para fazer as 100 batidas.

ETAPA PREPARATÓRIA
Comece na posição preparatória do hundred, com os dois joelhos flexionados, os pés afastados na largura do quadril e os braços ao lado do corpo com a palma das mãos voltadas para baixo.

PRIMEIRA ETAPA
Erga uma perna até a posição de mesa. Erga levemente os braços do solo e faça batidas para cima e para baixo, inspirando durante 5 batidas e expirando durante 5 batidas. Repita com a outra perna, até completar 100 movimentos.

SEGUNDA ETAPA
Depois de realizar 50 repetições com cada perna na posição de mesa, volte à posição preparatória, com os dois pés no chão.

EM POSIÇÃO DE MESA DUPLA

Controle os abdominais ao levantar cada perna até a posição de mesa. Se sentir aumento da carga ou seus abdominais parecerem estar se projetando para fora, tente contrair o core um pouco mais profundamente para obter mais suporte.

ETAPA PREPARATÓRIA
Deite-se no chão na posição inicial do hundred, com os joelhos flexionados, os pés afastados na largura do quadril e os braços ao lado do corpo com a palma das mãos voltadas para baixo.

PRIMEIRA ETAPA
Erga as duas pernas até a posição de mesa, uma de cada vez. Erga os braços levemente do solo e faça batidas para cima e para baixo, inspirando por 5 batidas e expirando por 5. Repita essa sequência até completar 100 batidas.

SEGUNDA ETAPA
Volte à posição preparatória, baixando as pernas até o chão, uma de cada vez.

EXERCÍCIOS DE PILATES | *Exercícios de estabilidade*

EM POSIÇÃO DE MESA DUPLA COM FLEXÃO ABDOMINAL

Mantenha o olhar para a frente e os ombros relaxados durante todo o exercício. Eleve a cabeça e a parte superior do corpo levemente, com a base das escápulas ainda apoiadas. Lembre-se de não retificar a coluna no solo.

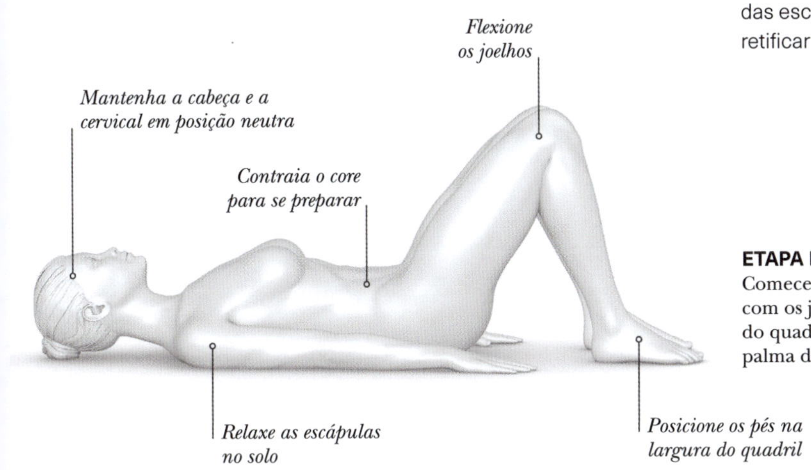

LEGENDA
- Músculo-alvo primário
- Músculo-alvo secundário

Mantenha a cabeça e a cervical em posição neutra

Contraia o core para se preparar

Flexione os joelhos

Relaxe as escápulas no solo

Posicione os pés na largura do quadril

ETAPA PREPARATÓRIA
Comece na posição preparatória do hundred, com os joelhos flexionados, os pés na largura do quadril e os braços ao lado do corpo com a palma das mãos voltadas para baixo.

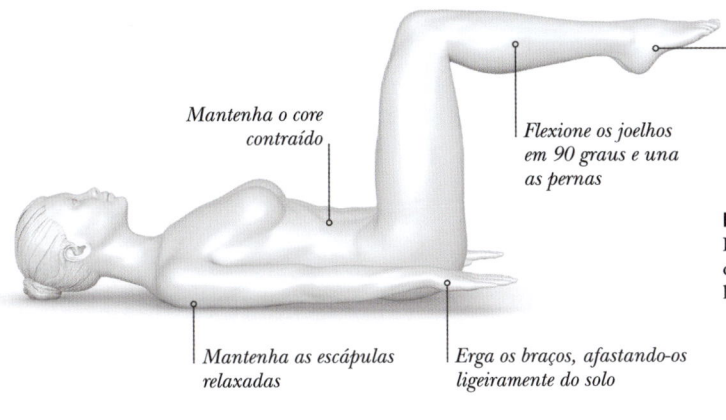

Mantenha o core contraído

Com as pernas erguidas, faça ponta com os dedos dos pés

Flexione os joelhos em 90 graus e una as pernas

Mantenha as escápulas relaxadas

Erga os braços, afastando-os ligeiramente do solo

PRIMEIRA ETAPA
Erga as pernas até a posição de mesa, uma de cada vez, e depois erga os braços, afastando-os ligeiramente do solo.

Use os músculos do core para manter a posição

Mantenha os dedos dos pés em ponta durante todo o exercício

Mantenha a cervical alongada ao levantar a cabeça

Erga os ombros do solo

Faça 100 batidas com os braços

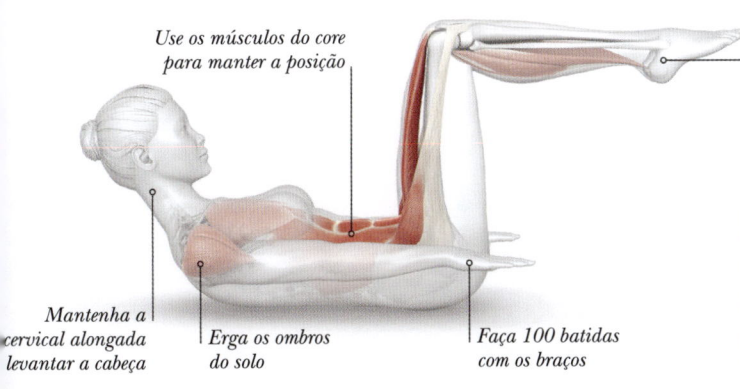

SEGUNDA ETAPA
Erga a cabeça, o pescoço e a parte superior do corpo e faça batidas com os braços para cima e para baixo, inspirando por 5 repetições e expirando por 5 repetições. Repita 100 vezes e, em seguida, volte à posição preparatória, baixando suavemente a cabeça e os ombros e depois as pernas, uma de cada vez.

EXERCÍCIOS DE PILATES | *Exercícios de estabilidade*

ROLLING BACK

Lúdico e divertido, esse exercício também é conhecido como *rolling like a ball* (em português, rolando como uma bola). Ele trabalha a coluna lombar em flexão e desafia a força abdominal. A chave para uma boa técnica de rolamento é controlar o movimento com os músculos em vez de usar o impulso. Esse é um exercício que requer um bom aquecimento prévio.

VISÃO GERAL

O rolling back requer uma ativação profunda do core para sustentar a coluna e manter a integridade de sua forma em "C", além de preservar a relação entre tronco e pernas. Você deve rolar diretamente para trás e evitar girar ou inclinar para o lado. A respiração deve fluir em cada movimento, e os movimentos de rolar para trás e para cima precisam ter a mesma duração. Pratique curvando sua coluna para trás com as mãos atrás dos joelhos.

Flexione os joelhos e pressione as pernas uma contra a outra

Relaxe os ombros

Contraia o core

Apoie as mãos com os dedos apontados para a frente

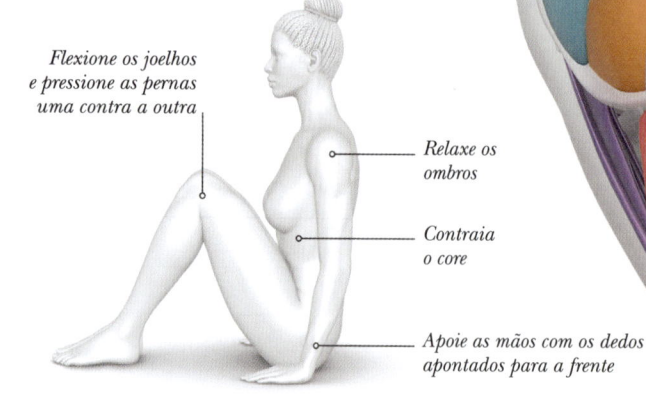

ETAPA PREPARATÓRIA
Sente-se com a pelve levemente inclinada para trás, para que sua coluna se curve. Apoie os dois pés no chão com as pernas juntas e os braços ao lado do corpo. Inspire enquanto levanta e flexiona as duas pernas para segurar levemente na parte externa das pernas.

VISTA LATERAL

Atenção!
A posição em flexão e a rolagem desse exercício são desaconselhadas para pessoas com problemas de instabilidade na coluna cervical ou lombar, osteoporose ou escoliose.

LEGENDA
- •--- Articulações
- ○— Músculos
- ● Encurtamento com tensão
- ● Alongamento com tensão
- ● Alongamento sem tensão
- ● Músculos mantidos imóveis

Parte superior do corpo
O **peitoral maior** e o **reto abdominal** se contraem para formar a posição. O **tríceps** estende os cotovelos. O **extensor longo dos dedos** se alonga.

- Extensor longo dos dedos
- Reto abdominal
- Peitoral maior
- Serrátil anterior
- Tríceps braquial
- Deltoide posterior
- Deltoide médio

Mantenha o olhar para a frente

Mantenha o espaço entre os joelhos e o peito

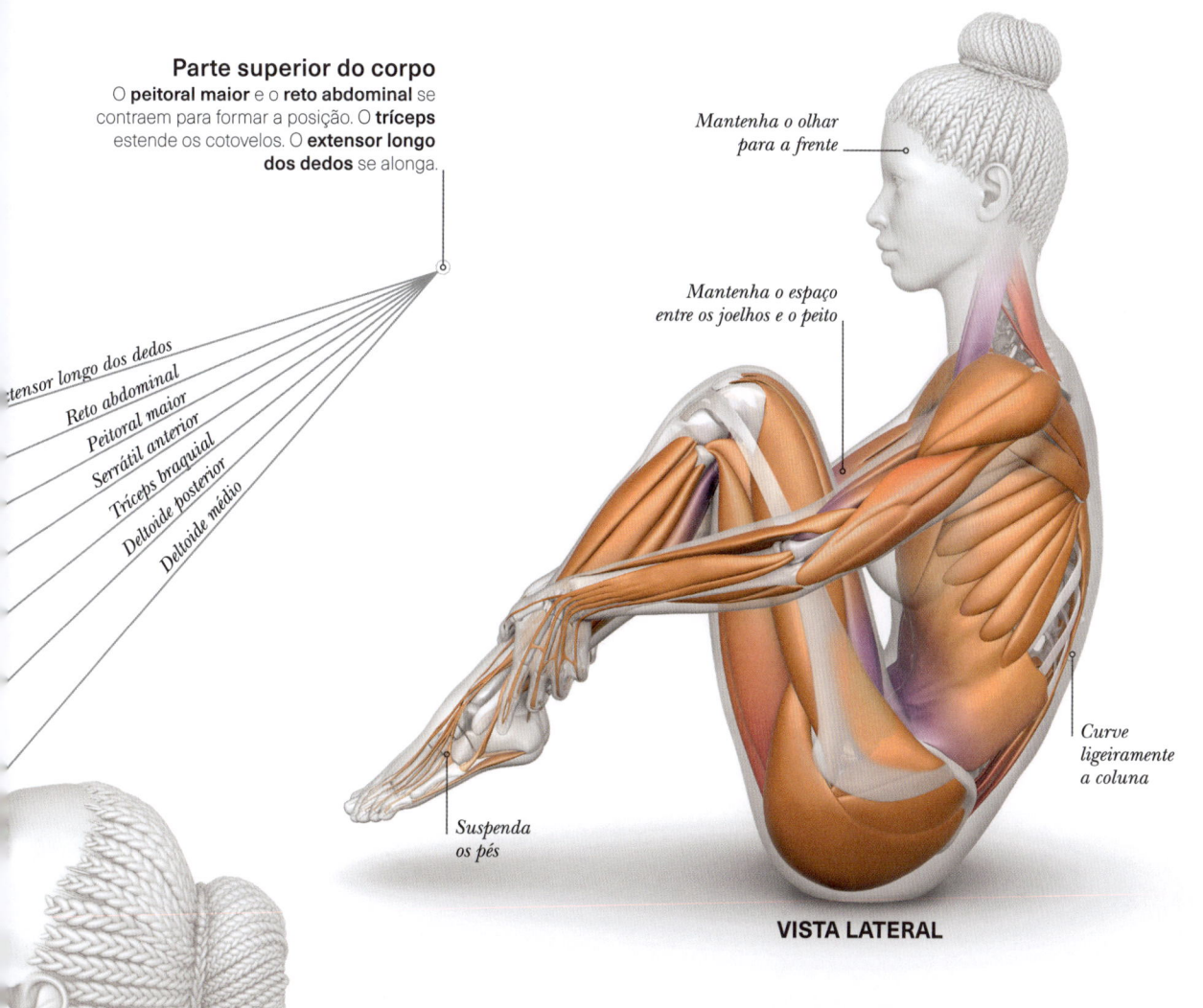

Curve ligeiramente a coluna

Suspenda os pés

VISTA LATERAL

PRIMEIRA ETAPA
Role para trás de maneira controlada, mantendo o espaço entre as panturrilhas e as coxas e entre os joelhos e o peito. Role até ficar sobre os ombros.

SEGUNDA ETAPA
Expire ao rolar para a frente e volte à posição vertical sentada, mantendo os pés ligeiramente erguidos e equilibrando-se para se firmar. Faça de 6 a 8 repetições do rolling back.

ROLLING BACK

» VARIAÇÕES

Estas variações são todas muito semelhantes ao rolling back principal, mas algumas mudanças sutis as tornam um ótimo começo para praticantes menos experientes. Elas podem ajudar a aumentar a confiança e a melhorar a técnica e ensinam a usar corretamente o core para rolar sem impulso e permanecer enrolado como uma bola de forma apropriada.

> *O rolling back é uma **maneira divertida** de terminar uma sessão de exercícios e **retornar** à posição em pé.*

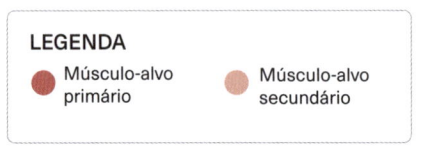

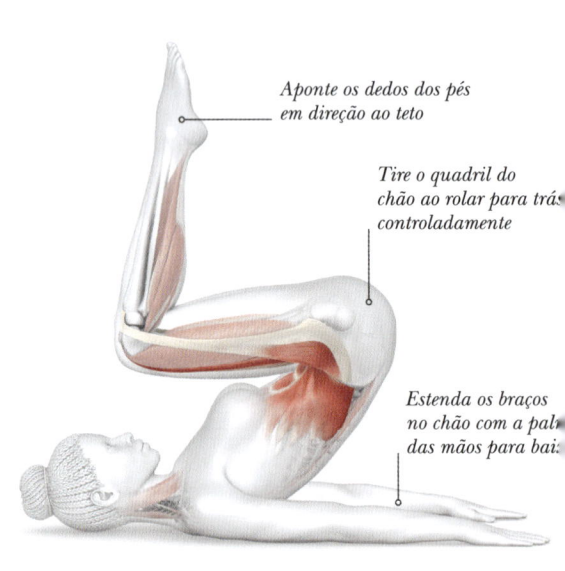

COM O APOIO DAS MÃOS

Essa variação ensina a técnica do rolling back utilizando as mãos para controlar o movimento; ela pode ser usada quando ainda não é possível contrair o core o suficiente para manter a posição correta. Pressione as duas mãos simultaneamente para continuar rolando através da linha média e mantenha os ombros relaxados.

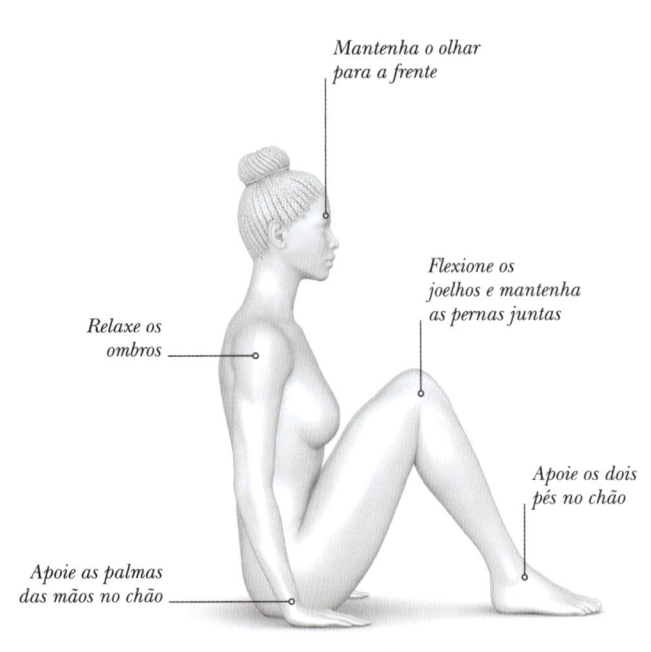

LEGENDA
- Músculo-alvo primário
- Músculo-alvo secundário

ETAPA PREPARATÓRIA

- Mantenha o olhar para a frente
- Relaxe os ombros
- Flexione os joelhos e mantenha as pernas juntas
- Apoie os dois pés no chão
- Apoie as palmas das mãos no chão

PRIMEIRA ETAPA

- Aponte os dedos dos pés em direção ao teto
- Tire o quadril do chão ao rolar para trás controladamente
- Estenda os braços no chão com a palma das mãos para baixo

ETAPA PREPARATÓRIA
Sente-se com a pelve ligeiramente inclinada para trás. Apoie os dois pés no chão, com os joelhos flexionados e as pernas unidas, e descanse os braços ao lado do corpo com as mãos levemente apoiadas no chão. Contraia o core.

PRIMEIRA ETAPA
Inspire enquanto rola para cima e para trás, usando os braços a fim de controlar o movimento. Role para trás até ficar sobre os ombros, com os braços estendidos no chão e a palma das mãos voltada para baixo.

SEGUNDA ETAPA
Expire e role para a frente até se sentar. Repita a sequência inteira de 6 a 8 vezes.

EXERCÍCIOS DE PILATES | *Exercícios de estabilidade*

COM O APOIO DOS **DEDOS DOS PÉS**

Usar a ponta dos pés dá mais estabilidade e oferece um ponto de equilíbrio cada vez que você rolar até a posição sentada. Aproveite esse momento para se estabilizar antes de rolar para trás novamente. Quando você conseguir executar o movimento de modo consistente, avance para o rolling back principal (p. 56), no qual o equilíbrio depende totalmente do seu core.

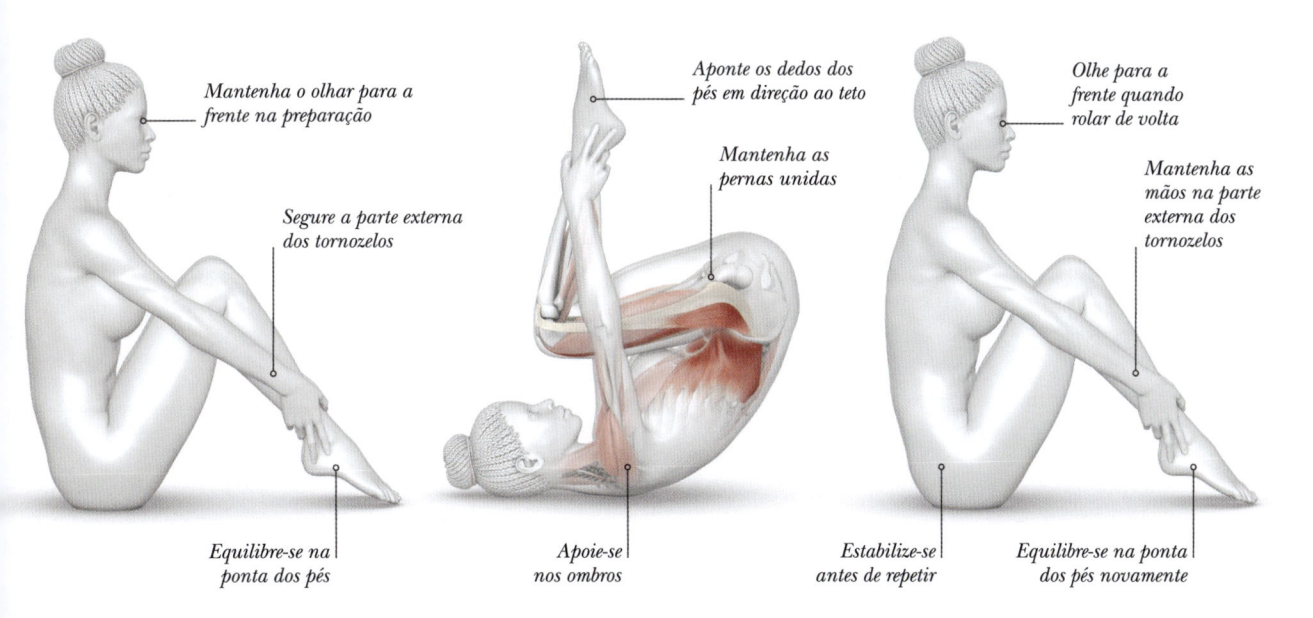

Mantenha o olhar para a frente na preparação

Segure a parte externa dos tornozelos

Equilibre-se na ponta dos pés

Aponte os dedos dos pés em direção ao teto

Mantenha as pernas unidas

Apoie-se nos ombros

Olhe para a frente quando rolar de volta

Mantenha as mãos na parte externa dos tornozelos

Estabilize-se antes de repetir

Equilibre-se na ponta dos pés novamente

ETAPA PREPARATÓRIA
Sente-se com os joelhos flexionados e a pelve levemente inclinada para trás. Eleve os calcanhares para se equilibrar na ponta dos pés e estenda as mãos para segurar a parte externa dos tornozelos. Contraia o core.

PRIMEIRA ETAPA
Inspire enquanto rola para trás controladamente, mantendo o espaço entre as panturrilhas e as coxas, assim como entre os joelhos e o peito. Continue rolando para trás até ficar apoiado nos ombros.

SEGUNDA ETAPA
Expire ao rolar para a frente, retornando à posição vertical sentada, equilibrando-se na ponta dos pés e buscando seu centro para se estabilizar. Inspire e faça de 6 a 8 repetições.

Rolling back na bola

Se nenhuma das variações do rolling back for adequada para você, é possível usar uma bola suíça para obter mais apoio e evitar a necessidade de rolar. Essa é uma versão mais fácil do exercício, pois treina o controle do movimento com o core enquanto mantém a postura correta. Sente-se na bola com os pés apoiados no chão e deite-se cuidadosamente para trás – de modo que a bola fique embaixo da pelve e da coluna –, elevando um pouco a cabeça, o pescoço e a parte superior do tórax. Expire ao flexionar o tronco para a frente, usando o core e os abdominais, até alcançar a posição mostrada na imagem. Inspire para voltar, usando o core para controlar o movimento. Repita de 6 a 8 vezes.

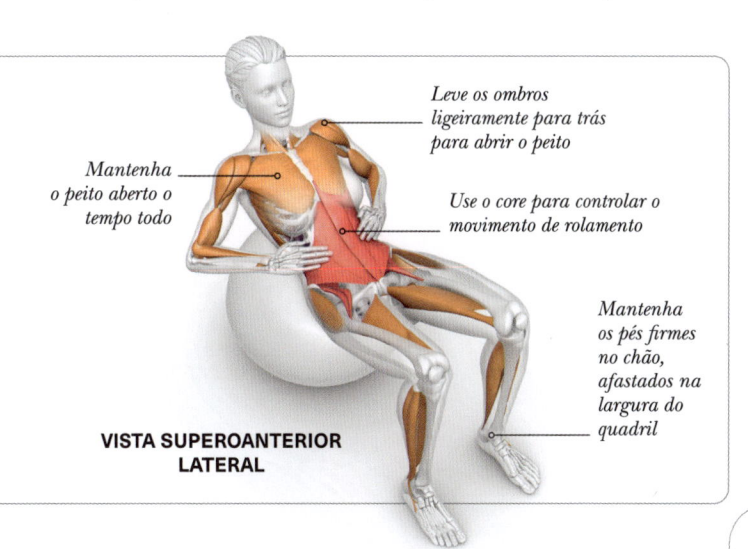

Mantenha o peito aberto o tempo todo

Leve os ombros ligeiramente para trás para abrir o peito

Use o core para controlar o movimento de rolamento

Mantenha os pés firmes no chão, afastados na largura do quadril

VISTA SUPEROANTERIOR LATERAL

EXERCÍCIOS DE PILATES | *Exercícios de estabilidade*

ONE LEG STRETCH

Voltado para iniciantes, esse alongamento fortalece os músculos abdominais combinando movimentos coordenados e alternados das pernas. O exercício prepara os membros inferiores para movimentos cotidianos, como caminhar, correr e andar de bicicleta.

Estenda os braços para alcançar as pernas

Toque suavemente o lado externo das canelas

Eleve a cabeça e o peito

VISÃO GERAL

Esse exercício trabalha a força do core com as alavancas longas das pernas e pode ser feito como uma preparação para o double leg stretch (ver p. 64). Mantenha a posição da cabeça, do tronco e da pelve durante o exercício e atente-se para não girar para o lado. Antes de incluir a respiração, familiarize-se com o movimento. Faça de 8 a 10 repetições.

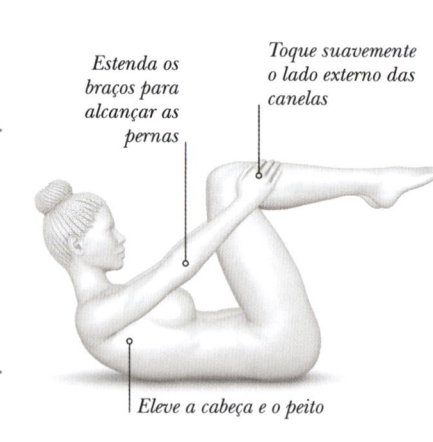

ETAPA PREPARATÓRIA
Deite-se com os joelhos flexionados e afastados na largura do quadril, os pés apoiados no solo e os braços estendidos ao lado do corpo. Levante cada perna até a posição de mesa (coxas perpendiculares ao solo), com os dedos dos pés em ponta. Expire ao erguer a cabeça e o peito, e leve as mãos até a lateral da canela, com a palma voltada para dentro. Inspire para se preparar.

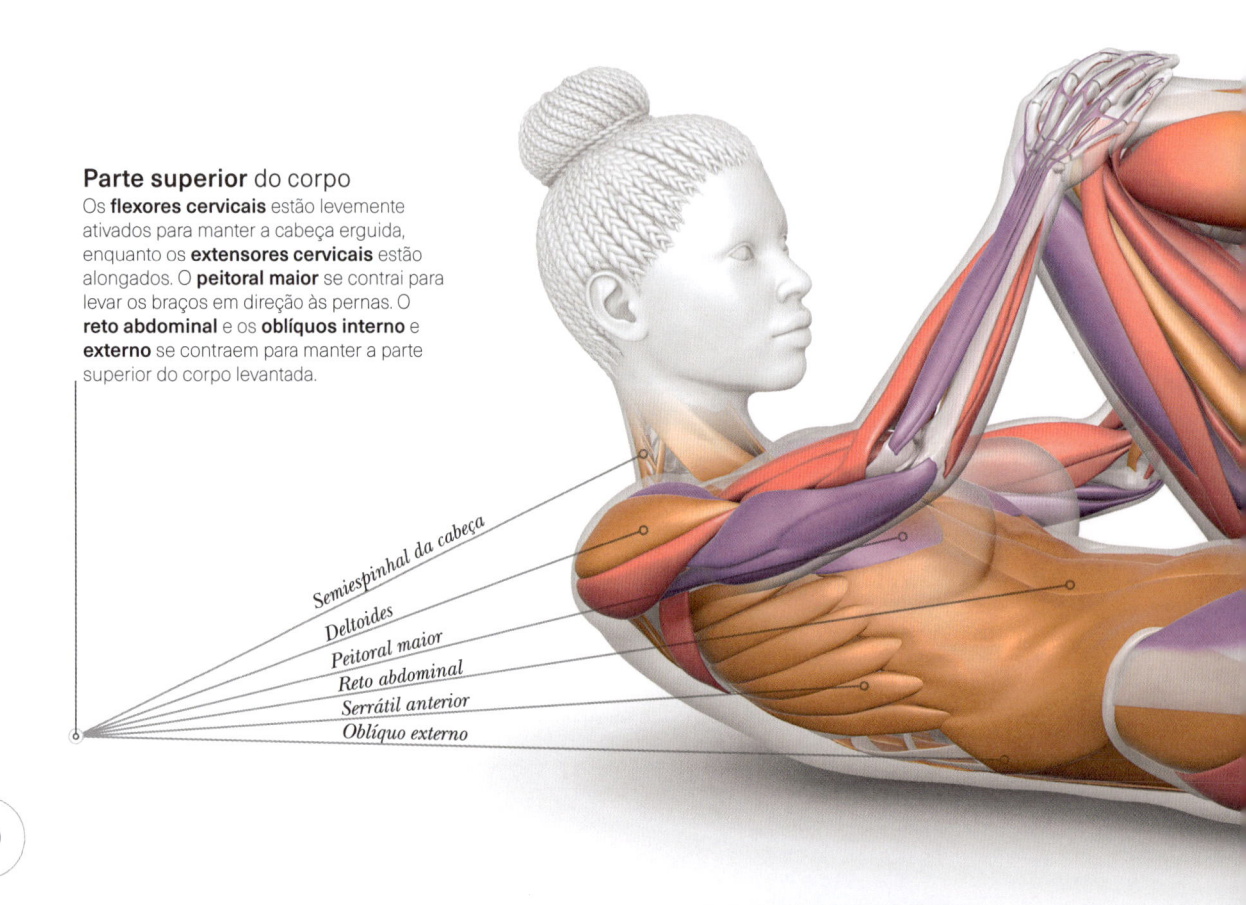

Parte superior do corpo
Os **flexores cervicais** estão levemente ativados para manter a cabeça erguida, enquanto os **extensores cervicais** estão alongados. O **peitoral maior** se contrai para levar os braços em direção às pernas. O **reto abdominal** e os **oblíquos interno** e **externo** se contraem para manter a parte superior do corpo levantada.

Semiespinhal da cabeça
Deltoides
Peitoral maior
Reto abdominal
Serrátil anterior
Oblíquo externo

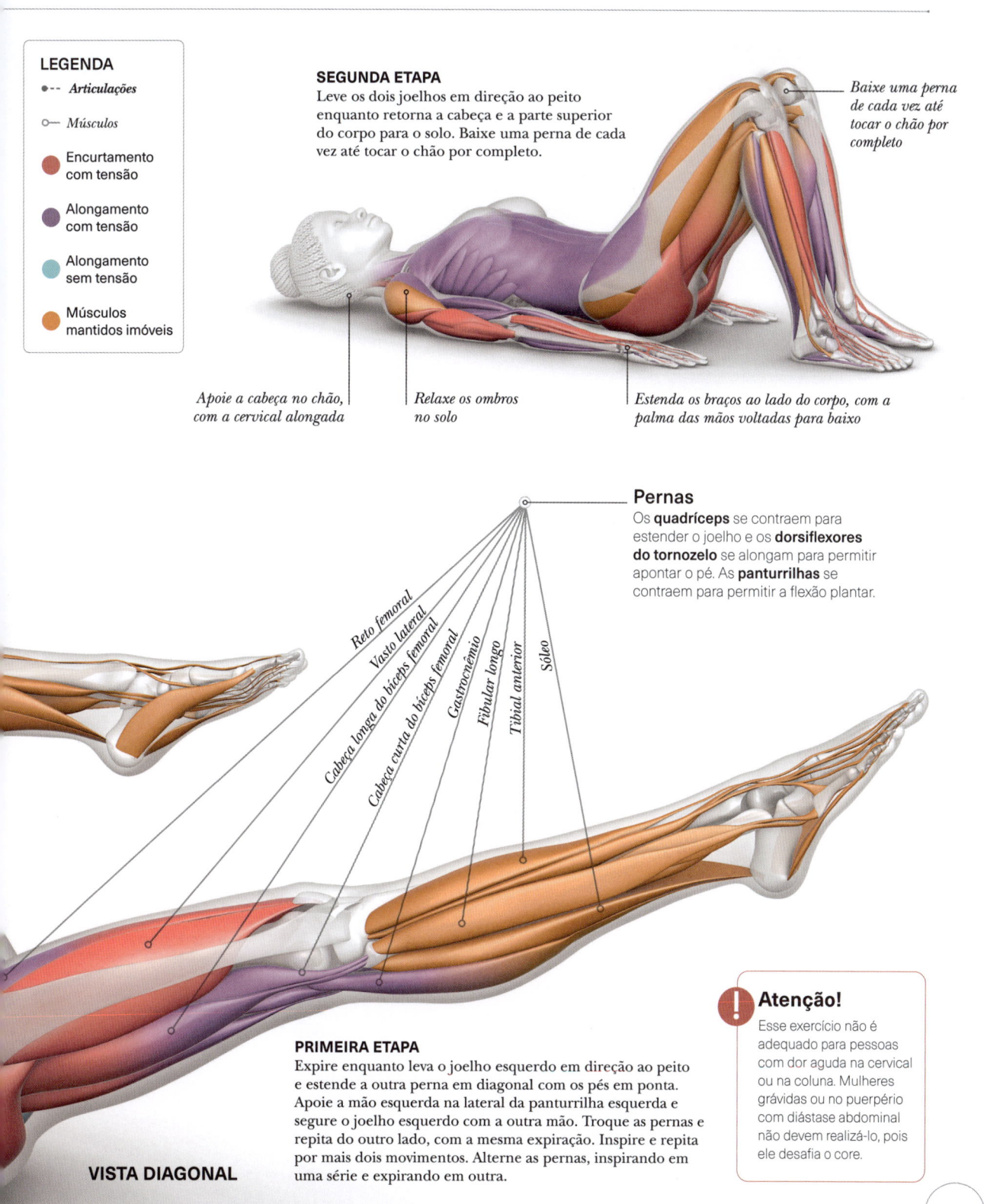

LEGENDA

●-- *Articulações*

○— *Músculos*

● Encurtamento com tensão

● Alongamento com tensão

● Alongamento sem tensão

● Músculos mantidos imóveis

SEGUNDA ETAPA
Leve os dois joelhos em direção ao peito enquanto retorna a cabeça e a parte superior do corpo para o solo. Baixe uma perna de cada vez até tocar o chão por completo.

Baixe uma perna de cada vez até tocar o chão por completo

Apoie a cabeça no chão, com a cervical alongada

Relaxe os ombros no solo

Estenda os braços ao lado do corpo, com a palma das mãos voltadas para baixo

Pernas
Os **quadríceps** se contraem para estender o joelho e os **dorsiflexores do tornozelo** se alongam para permitir apontar o pé. As **panturrilhas** se contraem para permitir a flexão plantar.

- Reto femoral
- Vasto lateral
- Cabeça longa do bíceps femoral
- Cabeça curta do bíceps femoral
- Gastrocnêmio
- Fibular longo
- Tibial anterior
- Sóleo

PRIMEIRA ETAPA
Expire enquanto leva o joelho esquerdo em direção ao peito e estende a outra perna em diagonal com os pés em ponta. Apoie a mão esquerda na lateral da panturrilha esquerda e segure o joelho esquerdo com a outra mão. Troque as pernas e repita do outro lado, com a mesma expiração. Inspire e repita por mais dois movimentos. Alterne as pernas, inspirando em uma série e expirando em outra.

VISTA DIAGONAL

⚠ Atenção!
Esse exercício não é adequado para pessoas com dor aguda na cervical ou na coluna. Mulheres grávidas ou no puerpério com diástase abdominal não devem realizá-lo, pois ele desafia o core.

ONE LEG STRETCH

» VARIAÇÕES

Essas variações simplificadas consistem em manter a perna em linha reta do quadril ao joelho e ao tornozelo e também a mantê-las na largura do quadril para um alinhamento correto. Elas permitem uma progressão gradual para desenvolver a estabilidade pélvica e o controle do core.

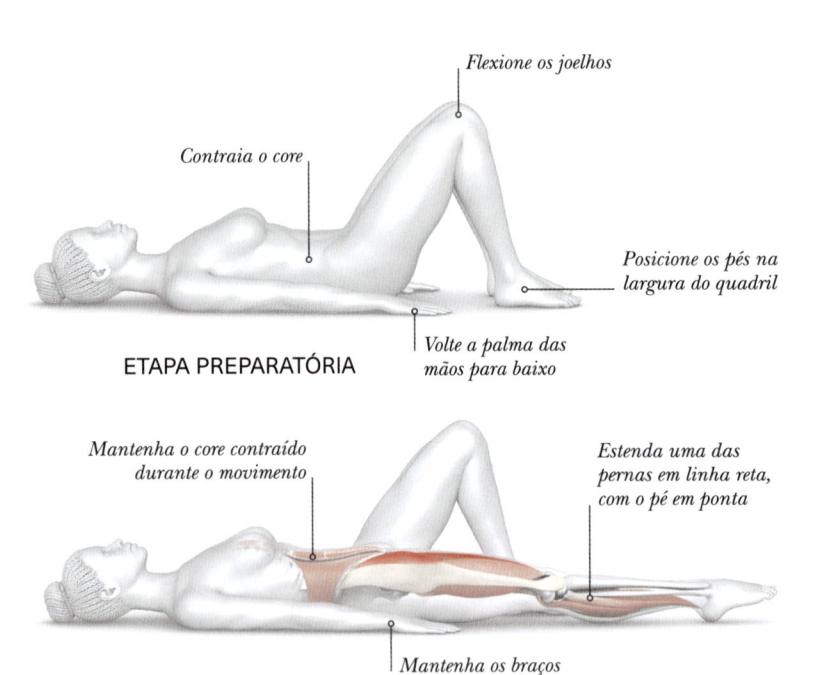

LEGENDA
- Músculo-alvo primário
- Músculo-alvo secundário

Flexione os joelhos
Contraia o core
Posicione os pés na largura do quadril
Volte a palma das mãos para baixo

ETAPA PREPARATÓRIA

Mantenha o core contraído durante o movimento
Estenda uma das pernas em linha reta, com o pé em ponta
Mantenha os braços estendidos ao lado do corpo

PRIMEIRA ETAPA

NÍVEL INICIANTE

Nesta variação, você mantém as pernas no solo, formando uma cadeia fechada. Isso dá mais suporte à coluna e exige menos de seu core. Entenda bem o alinhamento das pernas antes de avançar e elevar as pernas.

ETAPA PREPARATÓRIA
Deite-se com a coluna e a pelve neutras, os dois joelhos flexionados e os pés apoiados no solo e afastados na largura do quadril. Estenda os braços ao lado do corpo.

PRIMEIRA ETAPA
Expire enquanto estende uma das pernas em linha reta mantendo contato com o solo.

SEGUNDA ETAPA
Inspire para voltar a perna ao ponto inicial. Repita com a outra perna e continue a revezar as pernas por 8 a 10 repetições.

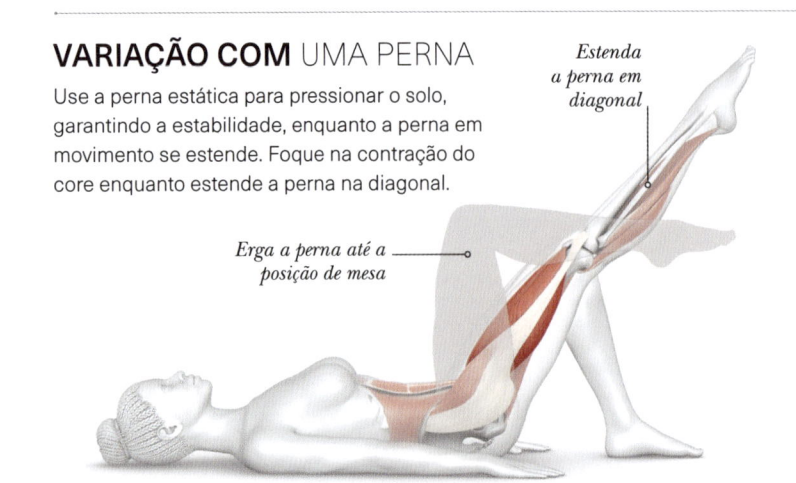

VARIAÇÃO COM UMA PERNA

Use a perna estática para pressionar o solo, garantindo a estabilidade, enquanto a perna em movimento se estende. Foque na contração do core enquanto estende a perna na diagonal.

Estenda a perna em diagonal
Erga a perna até a posição de mesa

ETAPA PREPARATÓRIA/PRIMEIRA ETAPA

ETAPA PREPARATÓRIA
Deite-se de costas com a coluna e a pelve neutras, o quadril e os joelhos flexionados e os pés apoiados no solo e afastados na largura do quadril. Estenda os braços ao lado do corpo.

PRIMEIRA ETAPA
Expire enquanto ergue uma perna até a posição de mesa. Estenda-a em diagonal para a frente com os dedos dos pés em ponta.

SEGUNDA ETAPA
Inspire para retornar a perna à posição de mesa e, depois, ao solo. Faça o movimento com a outra perna e continue a alternar as pernas por 8 a 10 repetições.

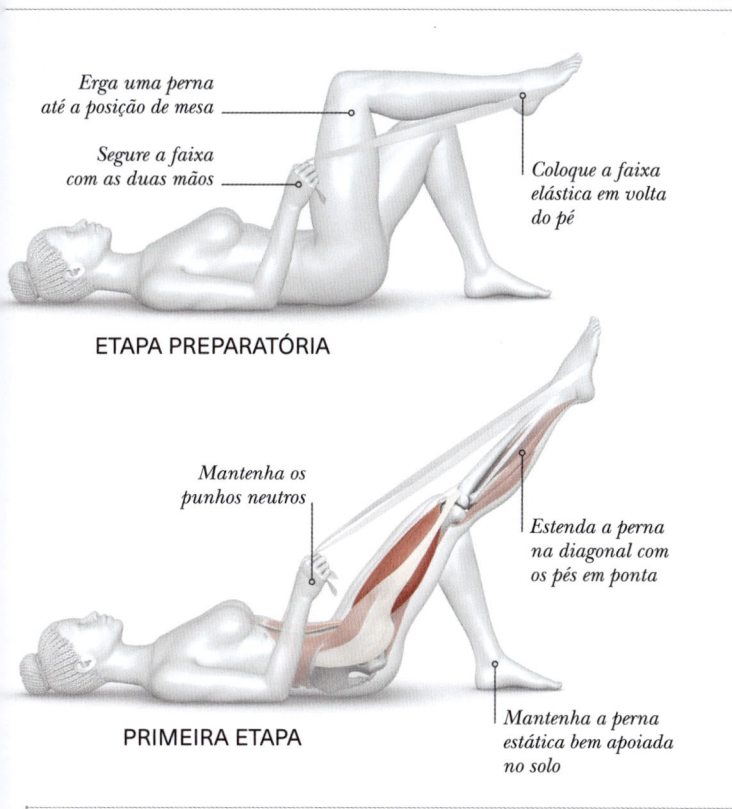

EXERCÍCIOS DE PILATES | *Exercícios de estabilidade*

COM A FAIXA ELÁSTICA

O uso da faixa elástica melhora a estabilidade da perna e do quadril em razão da pressão que exercemos contra ela. A faixa não só proporciona resistência adicional, oferecendo um feedback valioso sobre a posição da perna, mas também aumenta a ativação do core.

ETAPA PREPARATÓRIA
Deite-se com os joelhos e o quadril flexionados, mantendo os pés afastados na largura do quadril. Estenda os braços ao lado do corpo. Eleve uma perna até a posição de mesa e coloque a faixa elástica em volta do pé.

PRIMEIRA ETAPA
Expire enquanto estende a perna em diagonal, com o pé em ponta, empurrando o pé contra a faixa.

SEGUNDA ETAPA
Inspire para retornar a perna à posição de mesa. Faça de 8 a 10 repetições antes de mudar para a outra perna.

Erga uma perna até a posição de mesa
Segure a faixa com as duas mãos
Coloque a faixa elástica em volta do pé

ETAPA PREPARATÓRIA

Mantenha os punhos neutros
Estenda a perna na diagonal com os pés em ponta
Mantenha a perna estática bem apoiada no solo

PRIMEIRA ETAPA

EM POSIÇÃO DE MESA DUPLA

A posição de mesa dupla intensifica o trabalho do core ao manter ambas as pernas suspensas continuamente usando uma alavanca longa. Mantenha os músculos abdominais contraídos enquanto estende a perna e assegure-se de que a pelve não se incline para a frente.

ETAPA PREPARATÓRIA
Deite-se de costas com a coluna e pelve neutras e ambos os joelhos flexionados em um ângulo de 90 graus, na posição de mesa, afastados na largura do quadril. Estenda os braços ao lado do corpo com a palma das mãos voltada para baixo.

PRIMEIRA ETAPA
Expire enquanto estende uma perna na diagonal, com o pé em ponta. Mantenha a cabeça e a cervical alongadas e o core ativo durante o movimento.

SEGUNDA ETAPA
Inspire para retornar a perna à posição de mesa. Faça de 8 a 10 repetições antes de mudar para a outra perna.

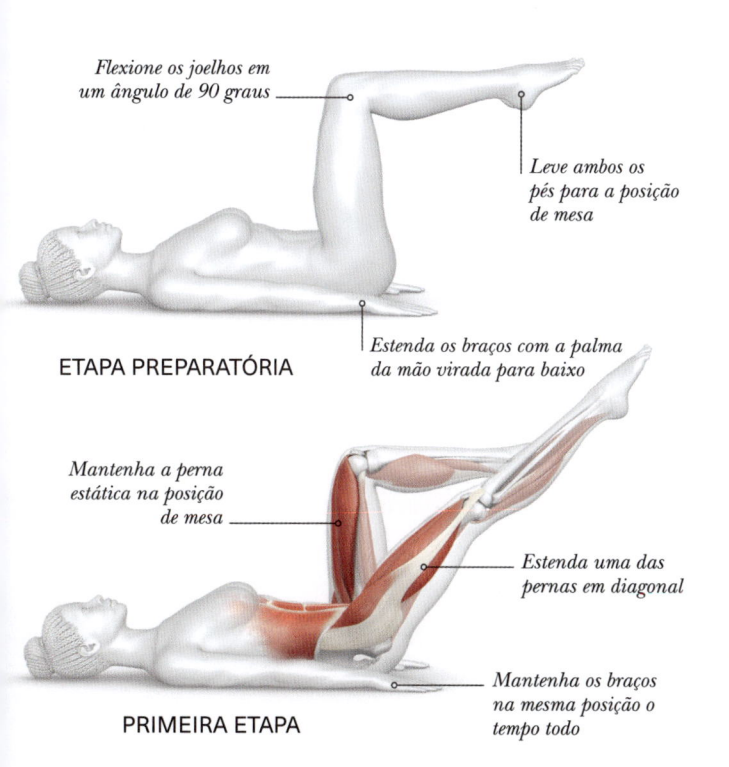

Flexione os joelhos em um ângulo de 90 graus
Leve ambos os pés para a posição de mesa
Estenda os braços com a palma da mão virada para baixo

ETAPA PREPARATÓRIA

Mantenha a perna estática na posição de mesa
Estenda uma das pernas em diagonal
Mantenha os braços na mesma posição o tempo todo

PRIMEIRA ETAPA

EXERCÍCIOS DE PILATES | *Exercícios de estabilidade*

DOUBLE LEG STRETCH

Esse exercício de coordenação requer controle dos membros superiores e inferiores, além de força abdominal. Também trabalha os ombros, quadril e joelhos. À medida que você adquire mais força, pode descer ainda mais as pernas em direção ao solo e elevar mais os braços acima da cabeça para intensificar o exercício.

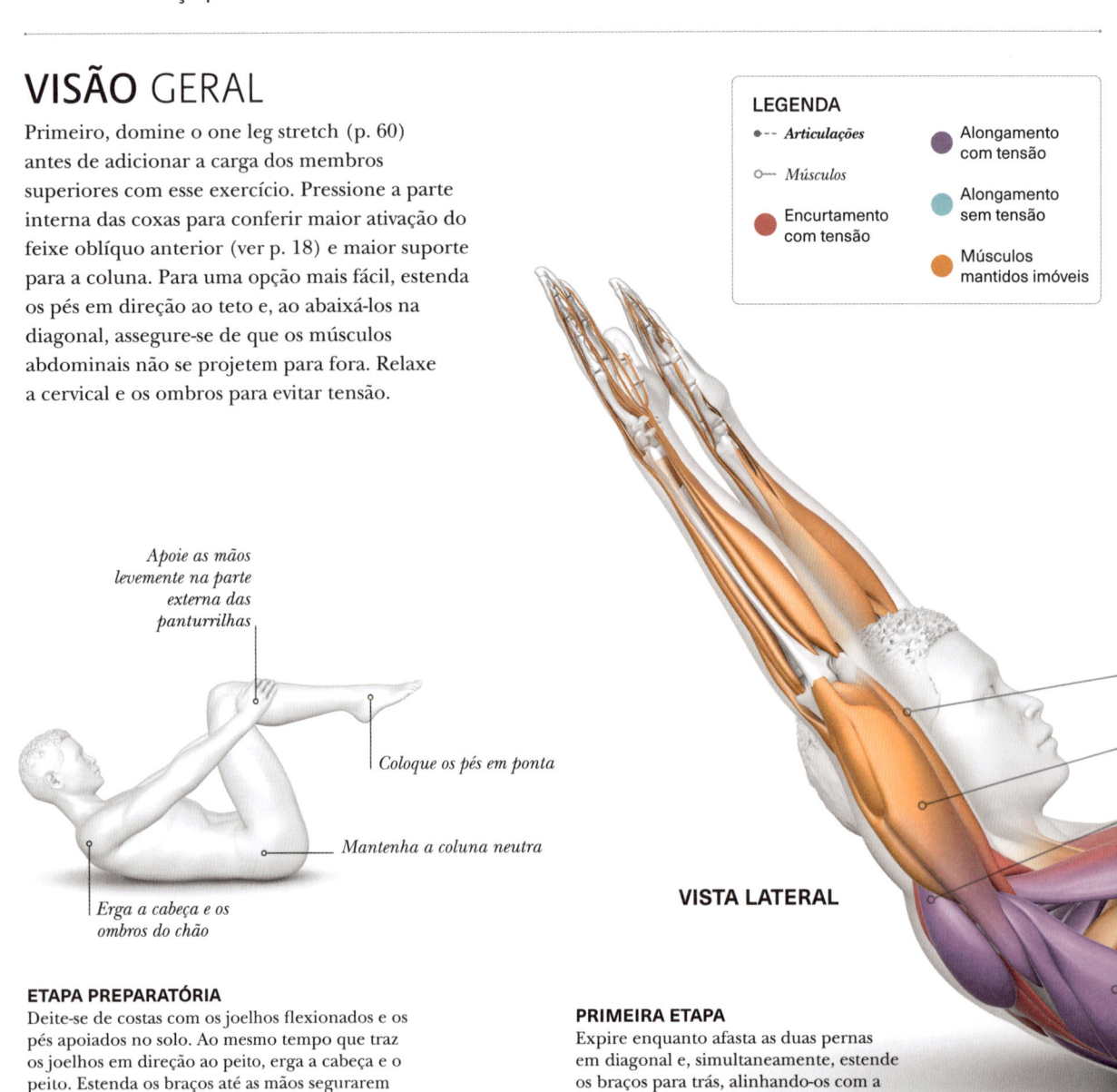

VISÃO GERAL

Primeiro, domine o one leg stretch (p. 60) antes de adicionar a carga dos membros superiores com esse exercício. Pressione a parte interna das coxas para conferir maior ativação do feixe oblíquo anterior (ver p. 18) e maior suporte para a coluna. Para uma opção mais fácil, estenda os pés em direção ao teto e, ao abaixá-los na diagonal, assegure-se de que os músculos abdominais não se projetem para fora. Relaxe a cervical e os ombros para evitar tensão.

LEGENDA

- •-- *Articulações*
- ○— *Músculos*
- Encurtamento com tensão
- Alongamento com tensão
- Alongamento sem tensão
- Músculos mantidos imóveis

Apoie as mãos levemente na parte externa das panturrilhas

Coloque os pés em ponta

Mantenha a coluna neutra

Erga a cabeça e os ombros do chão

VISTA LATERAL

ETAPA PREPARATÓRIA
Deite-se de costas com os joelhos flexionados e os pés apoiados no solo. Ao mesmo tempo que traz os joelhos em direção ao peito, erga a cabeça e o peito. Estenda os braços até as mãos segurarem a parte externa das pernas. Contraia o core.

PRIMEIRA ETAPA
Expire enquanto afasta as duas pernas em diagonal e, simultaneamente, estende os braços para trás, alinhando-os com a lateral da cabeça.

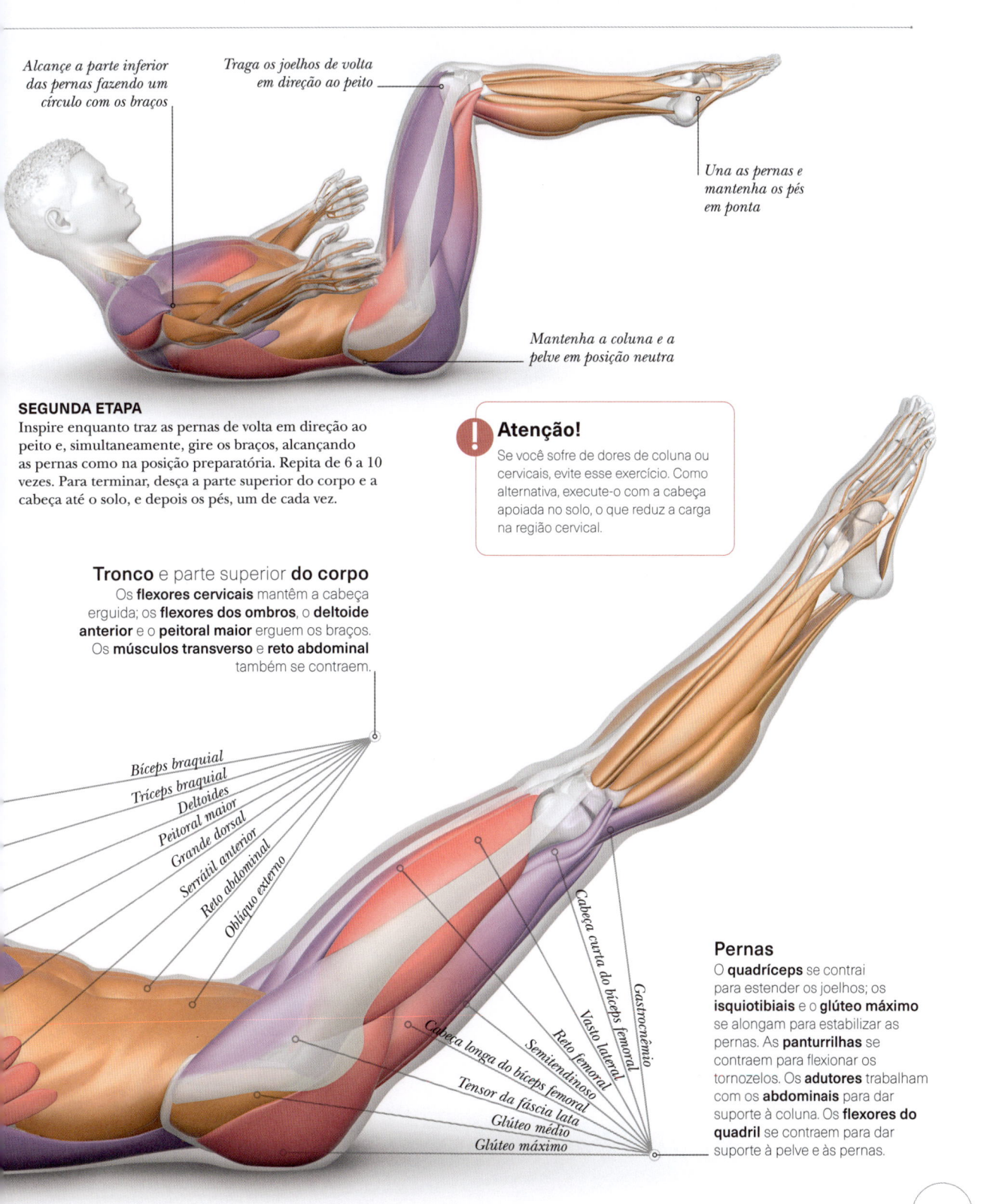

Alcançe a parte inferior das pernas fazendo um círculo com os braços

Traga os joelhos de volta em direção ao peito

Una as pernas e mantenha os pés em ponta

Mantenha a coluna e a pelve em posição neutra

SEGUNDA ETAPA
Inspire enquanto traz as pernas de volta em direção ao peito e, simultaneamente, gire os braços, alcançando as pernas como na posição preparatória. Repita de 6 a 10 vezes. Para terminar, desça a parte superior do corpo e a cabeça até o solo, e depois os pés, um de cada vez.

Atenção!
Se você sofre de dores de coluna ou cervicais, evite esse exercício. Como alternativa, execute-o com a cabeça apoiada no solo, o que reduz a carga na região cervical.

Tronco e parte superior **do corpo**
Os **flexores cervicais** mantêm a cabeça erguida; os **flexores dos ombros**, o **deltoide anterior** e o **peitoral maior** erguem os braços. Os **músculos transverso** e **reto abdominal** também se contraem.

Bíceps braquial
Tríceps braquial
Deltoides
Peitoral maior
Grande dorsal
Serrátil anterior
Reto abdominal
Oblíquo externo

Cabeça curta do bíceps femoral
Gastrocnêmio
Vasto lateral
Reto femoral
Semitendinoso
Cabeça longa do bíceps femoral
Tensor da fáscia lata
Glúteo médio
Glúteo máximo

Pernas
O **quadríceps** se contrai para estender os joelhos; os **isquiotibiais** e o **glúteo máximo** se alongam para estabilizar as pernas. As **panturrilhas** se contraem para flexionar os tornozelos. Os **adutores** trabalham com os **abdominais** para dar suporte à coluna. Os **flexores do quadril** se contraem para dar suporte à pelve e às pernas.

DOUBLE LEG STRETCH

» VARIAÇÕES

Essas opções permitem exercitar as alavancas longas de braços e pernas em intensidades diferentes e, em seguida, adicionar flexões abdominais (p. 48). Certifique-se de ter aperfeiçoado o padrão de respiração antes de avançar para o desafio do double leg stretch.

LEGENDA
- Músculo-alvo primário
- Músculo-alvo secundário

Flexione os joelhos e o quadril

Abra o peito

ETAPA PREPARATÓRIA

Estenda os braços ao lado do corpo, com a palma das mãos voltada para baixo

Una os pés e as pernas

Estenda os dois braços na direção da cabeça

Contraia o core para ajudar a se erguer

Alongue as duas pernas

Erga a parte superior do corpo

Mantenha a coluna e a pelve em posição neutra

PRIMEIRA ETAPA

PREPARAÇÃO PARA O DOUBLE LEG STRETCH

Embora as pernas permaneçam em contato com o solo, esse exercício requer uma boa ativação do core para manter a coluna neutra ao afastar as pernas. Você pode praticar mantendo a cabeça e a parte superior do corpo apoiadas no solo a fim de reduzir a intensidade.

Olhe para a frente

SEGUNDA ETAPA

Leve os braços para a frente até tocar as panturrilhas

Volte a elevar os joelhos até a posição inicial

ETAPA PREPARATÓRIA
Deite-se de costas com a coluna e a pelve neutras, o quadril e os joelhos flexionados e a parte interna das coxas unidas. Estenda os braços ao lado do corpo.

PRIMEIRA ETAPA
Erga a cabeça, o pescoço e a parte superior do corpo e estenda os braços para a frente. Expire enquanto estende as duas pernas no solo, afastando-as do corpo e, ao mesmo tempo, estendendo os braços para cima.

SEGUNDA ETAPA
Inspire enquanto traz as pernas de volta para a posição inicial e faz um círculo com os braços, de modo que as mãos toquem levemente as panturrilhas. Repita de 6 a 10 vezes.

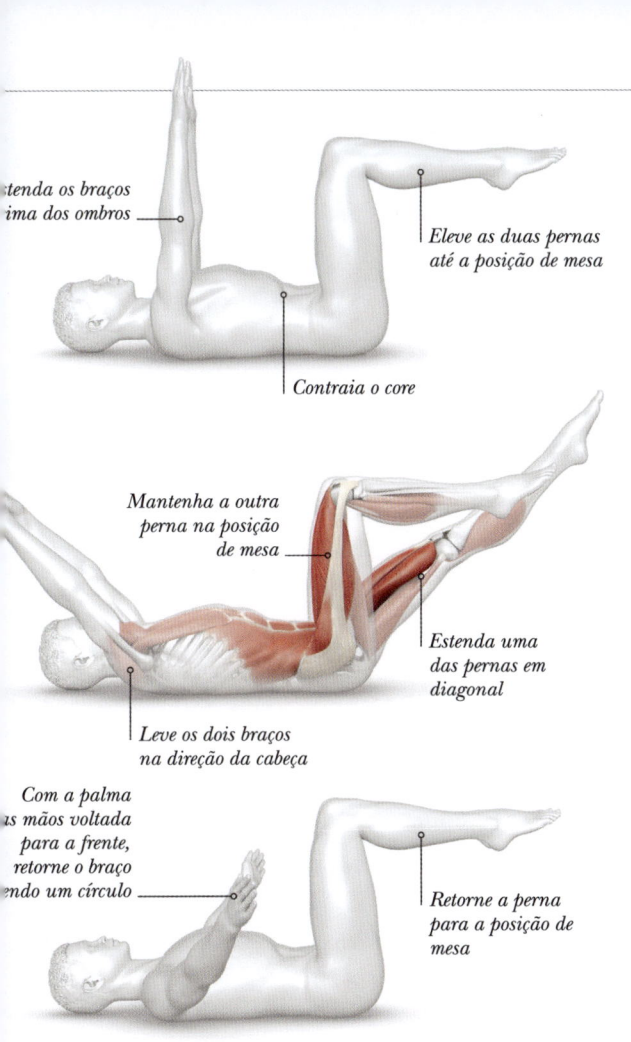

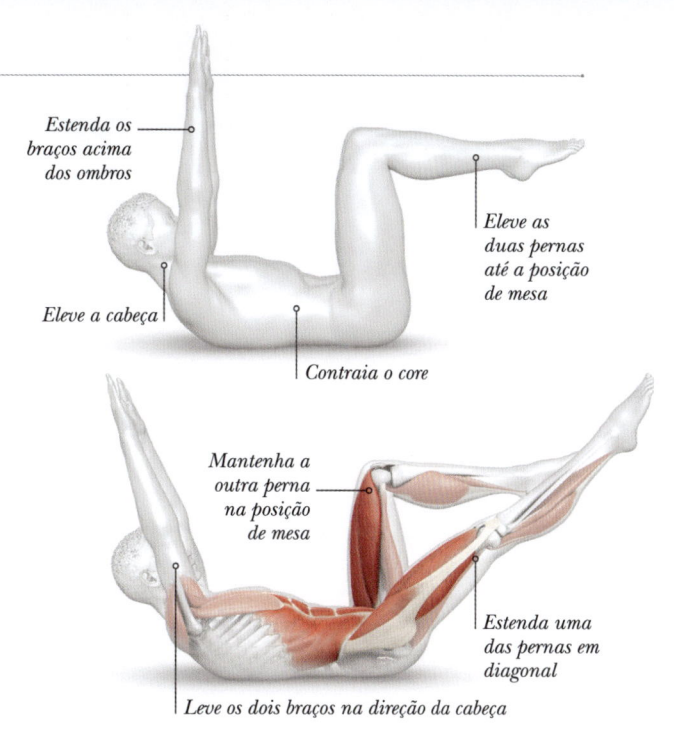

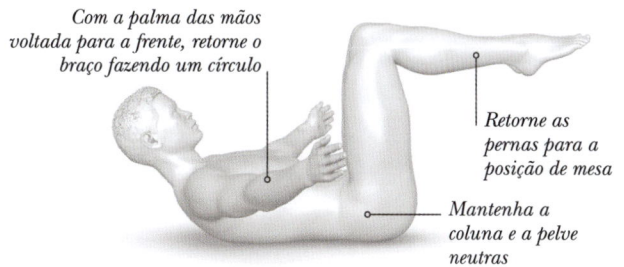

COORDENAÇÃO DE UMA PERNA

Essa variação é um desafio para a coordenação, pois movem-se ambos os braços, mas apenas uma perna de cada vez. O core oferece ainda mais apoio à medida que você se alonga. Mantenha a perna estendida em uma diagonal alta.

ETAPA PREPARATÓRIA
Deite-se de costas com a coluna e a pelve em posição neutra, as duas pernas elevadas em posição de mesa e afastadas na largura do quadril, e os braços elevados e estendidos acima dos ombros. Contraia o core.

PRIMEIRA ETAPA
Expire enquanto estende uma das pernas em diagonal e, simultaneamente, leva os braços na direção da cabeça.

SEGUNDA ETAPA
Inspire enquanto traz a perna de volta à posição de mesa e retorna os braços fazendo um círculo. Repita com a outra perna e continue a revezar por 6 a 10 repetições. Retorne à posição preparatória.

COM FLEXÃO ABDOMINAL

Essa variação é igual à que trabalha a coordenação de uma perna, mas com a cabeça e a parte superior do corpo elevadas para aumentar a carga sobre os abdominais. Alongue a cervical e olhe para os joelhos.

ETAPA PREPARATÓRIA
Deite-se de costas com a coluna e a pelve em posição neutra e as duas pernas elevadas em posição de mesa e afastadas na largura do quadril. Erga a parte superior do corpo e a cabeça e estenda os braços acima dos ombros.

PRIMEIRA ETAPA
Contraia o core. Expire ao estender uma das pernas em diagonal, levando, simultaneamente, os braços na direção da cabeça.

SEGUNDA ETAPA
Inspire enquanto traz a perna de volta à posição de mesa e retorna os braços fazendo um círculo. Repita com a outra perna e continue a revezar por 6 a 10 repetições.

EXERCÍCIOS DE PILATES | *Exercícios de estabilidade*

OPEN LEG ROCKER

Esse exercício desafia o praticante a balançar para a frente e para trás suavemente mantendo a mesma posição básica. Requer força abdominal e alongamento da coluna e dos isquiotibiais, sendo um ótimo exercício intermediário para quem precisa de força e flexibilidade.

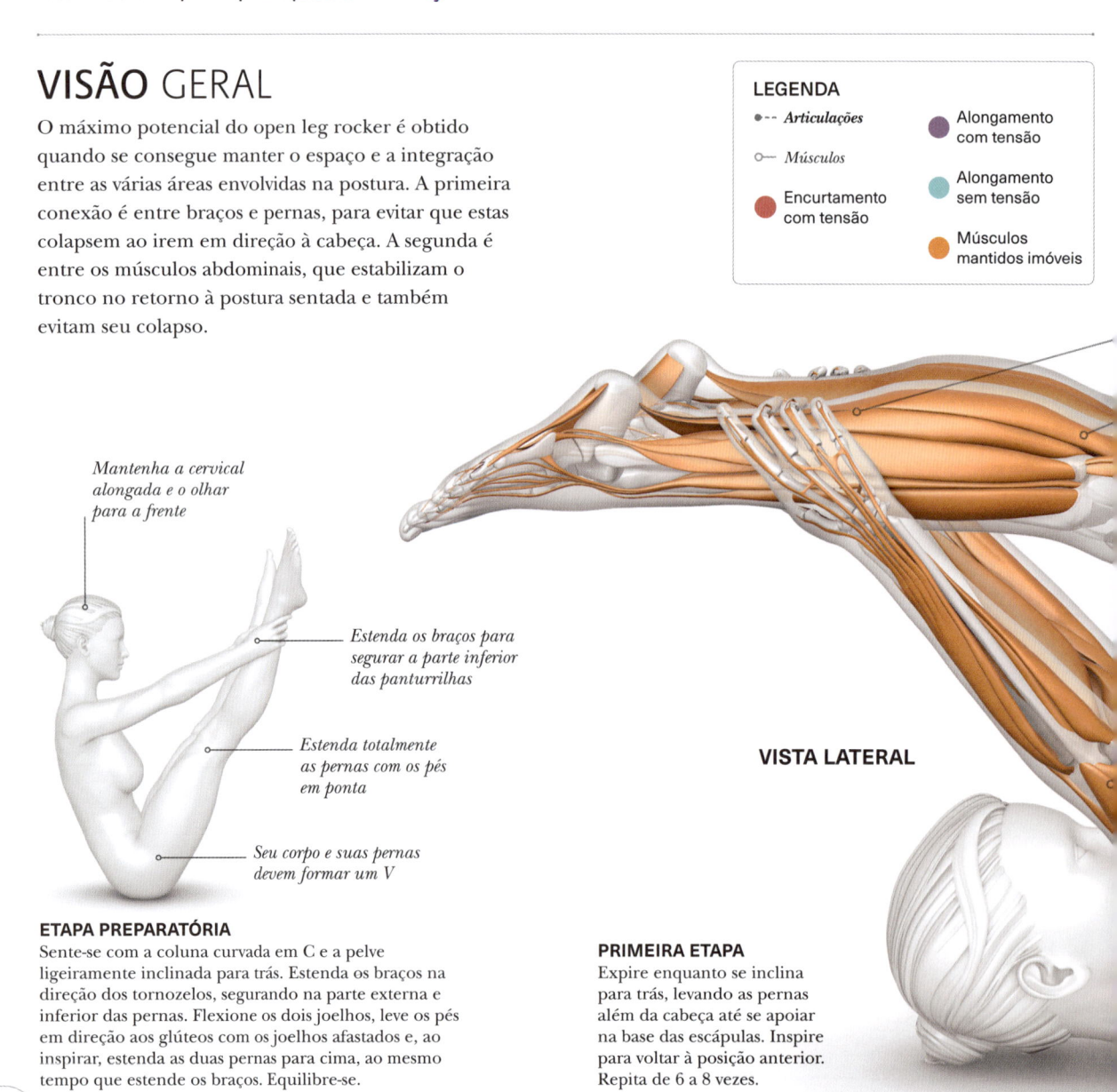

VISÃO GERAL

O máximo potencial do open leg rocker é obtido quando se consegue manter o espaço e a integração entre as várias áreas envolvidas na postura. A primeira conexão é entre braços e pernas, para evitar que estas colapsem ao irem em direção à cabeça. A segunda é entre os músculos abdominais, que estabilizam o tronco no retorno à postura sentada e também evitam seu colapso.

LEGENDA
- *Articulações*
- *Músculos*
- Encurtamento com tensão
- Alongamento com tensão
- Alongamento sem tensão
- Músculos mantidos imóveis

Mantenha a cervical alongada e o olhar para a frente

Estenda os braços para segurar a parte inferior das panturrilhas

Estenda totalmente as pernas com os pés em ponta

Seu corpo e suas pernas devem formar um V

VISTA LATERAL

ETAPA PREPARATÓRIA
Sente-se com a coluna curvada em C e a pelve ligeiramente inclinada para trás. Estenda os braços na direção dos tornozelos, segurando na parte externa e inferior das pernas. Flexione os dois joelhos, leve os pés em direção aos glúteos com os joelhos afastados e, ao inspirar, estenda as duas pernas para cima, ao mesmo tempo que estende os braços. Equilibre-se.

PRIMEIRA ETAPA
Expire enquanto se inclina para trás, levando as pernas além da cabeça até se apoiar na base das escápulas. Inspire para voltar à posição anterior. Repita de 6 a 8 vezes.

> ⚠ **Atenção!**
> A rolagem torna esse exercício inapropriado para pessoas com problemas na coluna cervical ou lombar, osteoporose ou escoliose. Certifique-se de ter o alongamento adequado dos isquiotibiais e de se sentir confortável na forma em V antes de tentar o open leg rocker. Se não alcançar os tornozelos, segure atrás dos joelhos. Como todos os exercícios de inversão, esse exercício não é recomendado para grávidas.

Olhe para a frente

Posicione os braços entre os joelhos e mantenha a pegada no tornozelo

Na posição vertical, mantenha a pelve ligeiramente inclinada para trás

Pernas
Os **isquiotibiais** alongam-se nos joelhos e os **quadríceps** estabilizam as coxas. As **panturrilhas** se contraem para que os dedos dos pés apontem para baixo. Os **abdutores do quadril** mantêm as pernas afastadas, enquanto os **adutores** se alongam.

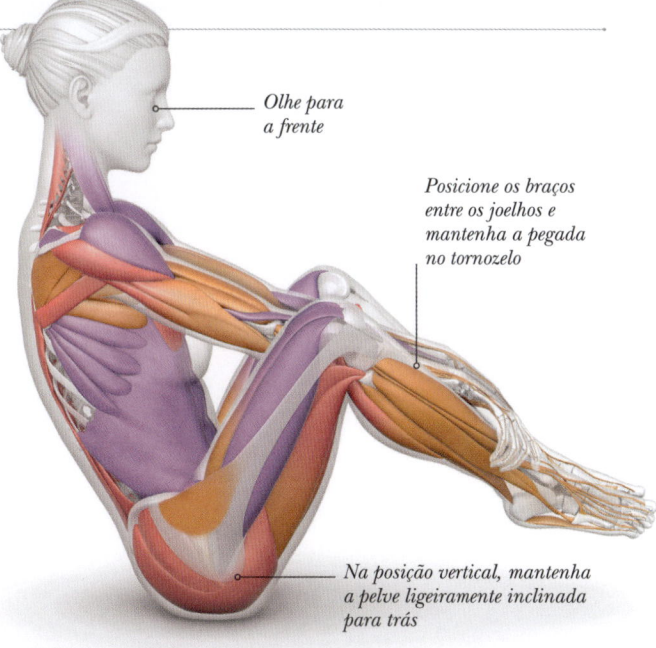

- Sóleo
- Gastrocnêmio
- Semitendinoso
- Cabeça longa do bíceps femoral
- Vasto lateral
- Reto femoral
- Tensor da fáscia lata
- Glúteo máximo
- Glúteo médio

SEGUNDA ETAPA
Flexione os joelhos, mantendo-os afastados, e desça os dois pés até o solo de maneira controlada. Ao flexionar os joelhos, deixe os braços ficarem entre eles, mantendo a pegada nos tornozelos. Solte as mãos para finalizar.

> ❝❞
> ***Role*** suavemente **a** *coluna e mantenha as pernas firmes e afastadas para* manter-se *na* **posição**.

- Iliocostais
- Quadrado lombar
- Oblíquo externo
- Reto abdominal
- Peitoral maior
- Tríceps braquial
- Serrátil anterior
- Terço maior
- Deltoides

Parte superior do corpo
O **peitoral maior** se contrai à medida que os braços são aduzidos para segurar os tornozelos, e o **tríceps** mantém a extensão do cotovelo. O músculo **transverso do abdômen** se contrai para estabilizar a coluna, enquanto o músculo **reto abdominal** é ativado para flexioná-la. Os **extensores da coluna vertebral** se alongam.

EXERCÍCIOS DE PILATES | *Exercícios de estabilidade*

SWAN DIVE

Esse exercício, o mergulho do cisne, é gracioso e avançado e exige um grande controle. Ele fortalece a parte posterior do corpo e abre o peito e a parte frontal. Faça uma série da postura da cobra (p. 170) antes de realizá-lo para preparar a coluna para um movimento de maior amplitude.

VISÃO GERAL

O swan dive requer a contração total dos músculos de toda a parte posterior do corpo, da parte superior das costas aos pés, a fim de manter a forma e a firmeza necessárias para realizar o amplo movimento de balanço. Para evitar fazer movimentos descoordenados ou tombar para a frente, mantenha um ritmo consistente e confie em seu corpo ao alternar as duas posições mais extremas do balanço. É aconselhável contrabalançar esse exercício de extensão da coluna com o shell stretch na sequência (p. 47).

Coxas e parte inferior das pernas
Os **extensores do quadril** ajudam a elevar as pernas; os **flexores do quadril** se alongam. O **quadríceps** estende os joelhos e os **isquiotibiais** ficam ativados. Os **músculos da panturrilha** são ativados para ajudar na flexão plantar.

Fibular longo
Sóleo
Gastrocnêmio
Cabeça curta do bíceps femoral
Cabeça longa do bíceps femoral
Vasto lateral
Tensor da fáscia lata
Glúteo máximo

Mantenha o olhar para a frente
Estenda os braços como na posição da cobra
Mantenha as pernas afastadas na largura do quadril

ETAPA PREPARATÓRIA
Deite-se de bruços com a coluna e a pelve em posição neutra e as mãos apoiadas sob os ombros, com os cotovelos flexionados. Inspire para erguer e alongar a cabeça e a parte superior do corpo, com os braços estendidos, entrando na posição da cobra.

PRIMEIRA ETAPA
Expire ao erguer as mãos e estender os braços para a frente, com a palma das mãos voltada para dentro. Faça um balanço para a frente, apoiando-se na caixa torácica e no peito e levantando e alongando as duas pernas para cima e para trás.

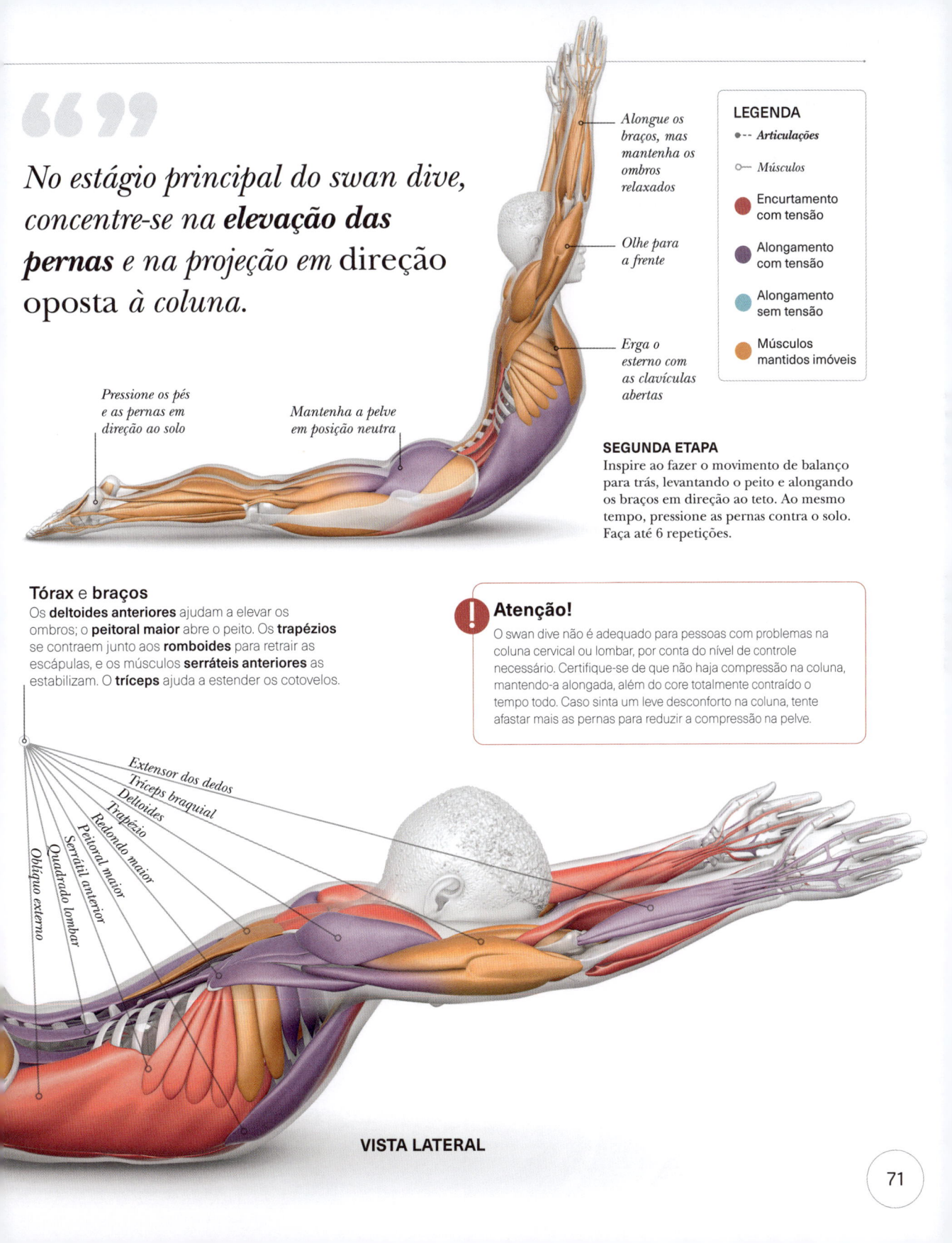

> No estágio principal do swan dive, concentre-se na **elevação das pernas** e na projeção em direção oposta à coluna.

Alongue os braços, mas mantenha os ombros relaxados

Olhe para a frente

Erga o esterno com as clavículas abertas

Pressione os pés e as pernas em direção ao solo

Mantenha a pelve em posição neutra

LEGENDA
- Articulações
- Músculos
- Encurtamento com tensão
- Alongamento com tensão
- Alongamento sem tensão
- Músculos mantidos imóveis

SEGUNDA ETAPA
Inspire ao fazer o movimento de balanço para trás, levantando o peito e alongando os braços em direção ao teto. Ao mesmo tempo, pressione as pernas contra o solo. Faça até 6 repetições.

Tórax e braços
Os **deltoides anteriores** ajudam a elevar os ombros; o **peitoral maior** abre o peito. Os **trapézios** se contraem junto aos **romboides** para retrair as escápulas, e os músculos **serráteis anteriores** as estabilizam. O **tríceps** ajuda a estender os cotovelos.

! Atenção!
O swan dive não é adequado para pessoas com problemas na coluna cervical ou lombar, por conta do nível de controle necessário. Certifique-se de que não haja compressão na coluna, mantendo-a alongada, além do core totalmente contraído o tempo todo. Caso sinta um leve desconforto na coluna, tente afastar mais as pernas para reduzir a compressão na pelve.

Extensor dos dedos
Tríceps braquial
Deltoides
Trapézio
Redondo maior
Serrátil anterior
Quadrado lombar
Oblíquo externo

VISTA LATERAL

SWAN DIVE

» VARIAÇÕES

As duas primeiras variações concentram-se na ativação dos músculos da cervical e das escápulas, necessária para dar suporte à parte superior do corpo durante o movimento de balanço do exercício principal. A preparação do swan dive possibilita um balanço mais suave e controlado.

LEGENDA
- Músculo-alvo primário
- Músculo-alvo secundário

ETAPA PREPARATÓRIA
- Mantenha as pernas afastadas na largura do quadril
- Apoie a testa em uma pequena almofada
- Apoie os antebraços no solo

PRIMEIRA ETAPA
- Mantenha a coluna neutra ao se levantar
- Olhe para baixo ao erguer a cabeça
- Flexione os braços na altura dos cotovelos

SOMENTE A PARTE SUPERIOR DO CORPO

Ao erguer a cabeça, mantenha o queixo levemente para baixo e a cervical alongada. Relaxe as escápulas e mantenha-as assim durante todo o exercício. Faça uma leve pressão apenas nos braços.

ETAPA PREPARATÓRIA
Deite-se de bruços, com a coluna e a pelve em posição neutra e as pernas afastadas na largura do quadril. Coloque os braços à sua frente, com os cotovelos flexionados, os antebraços no solo e a palma das mãos para baixo. Apoie a testa em uma pequena almofada para manter a cervical neutra.

PRIMEIRA ETAPA
Expire enquanto levanta o peito, a cabeça e o pescoço do solo e sustente essa posição por uma inspiração.

SEGUNDA ETAPA
Expire ao abaixar o peito, a cabeça e o pescoço até o solo e repita de 6 a 8 vezes.

ETAPA PREPARATÓRIA
- Mantenha as pernas alinhadas
- Apoie a testa em uma pequena almofada
- Apoie os antebraços ao lado da almofada

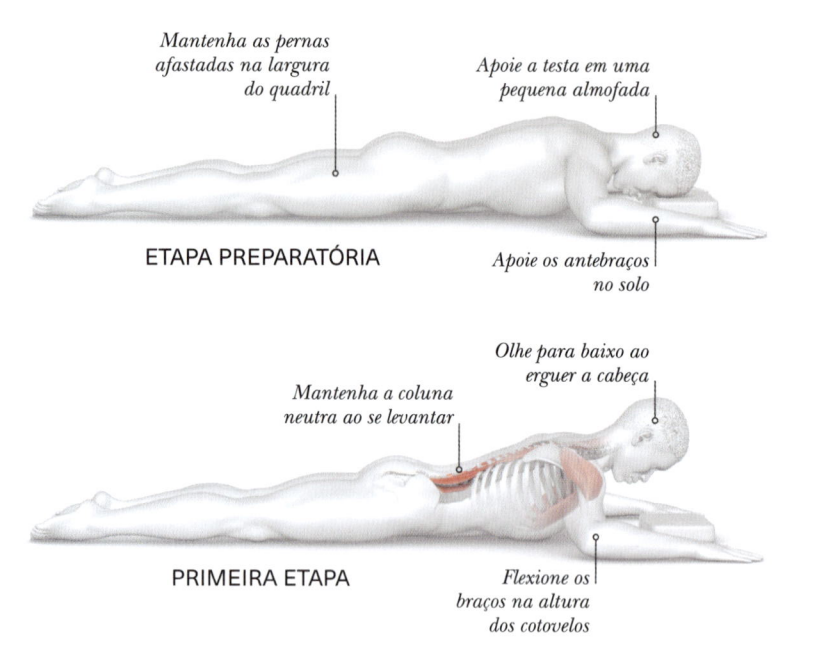

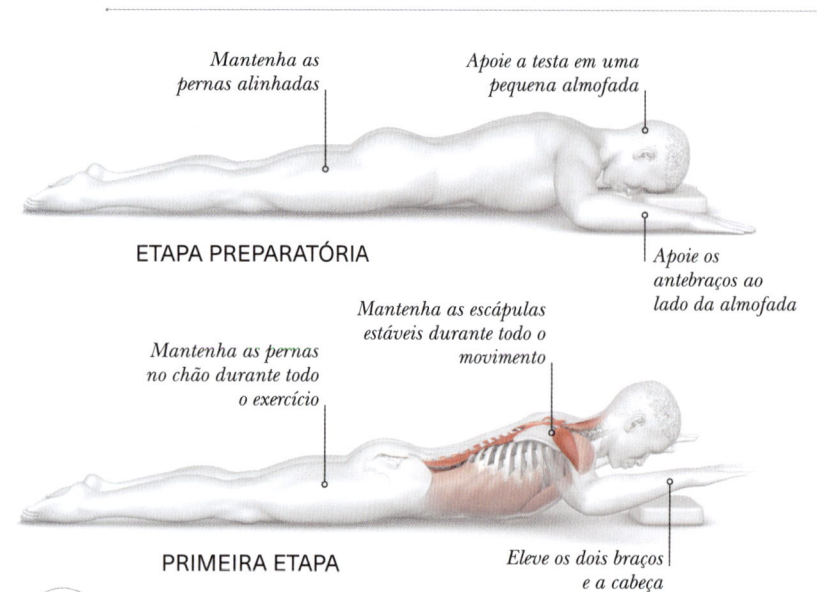

PRIMEIRA ETAPA
- Mantenha as pernas no chão durante todo o exercício
- Mantenha as escápulas estáveis durante todo o movimento
- Eleve os dois braços e a cabeça

PARTE SUPERIOR DO CORPO E BRAÇOS

Concentre-se em contrair um pouco mais o core enquanto levanta a cabeça e os braços. Tome cuidado para não estender a região lombar na execução dessa variação.

ETAPA PREPARATÓRIA
Deite-se de bruços, com a coluna e a pelve em posição neutra e as pernas afastadas na largura do quadril. Coloque os braços à sua frente com os cotovelos flexionados, os antebraços no solo e a palma das mãos para baixo. Lembre-se de manter a cervical alongada.

PRIMEIRA ETAPA
Expire para levantar o peito, a cabeça, o pescoço e os dois braços do solo. Sustente por uma inspiração.

SEGUNDA ETAPA
Expire ao abaixar o peito, a cabeça, o pescoço e os braços de volta ao solo. Repita de 6 a 8 vezes.

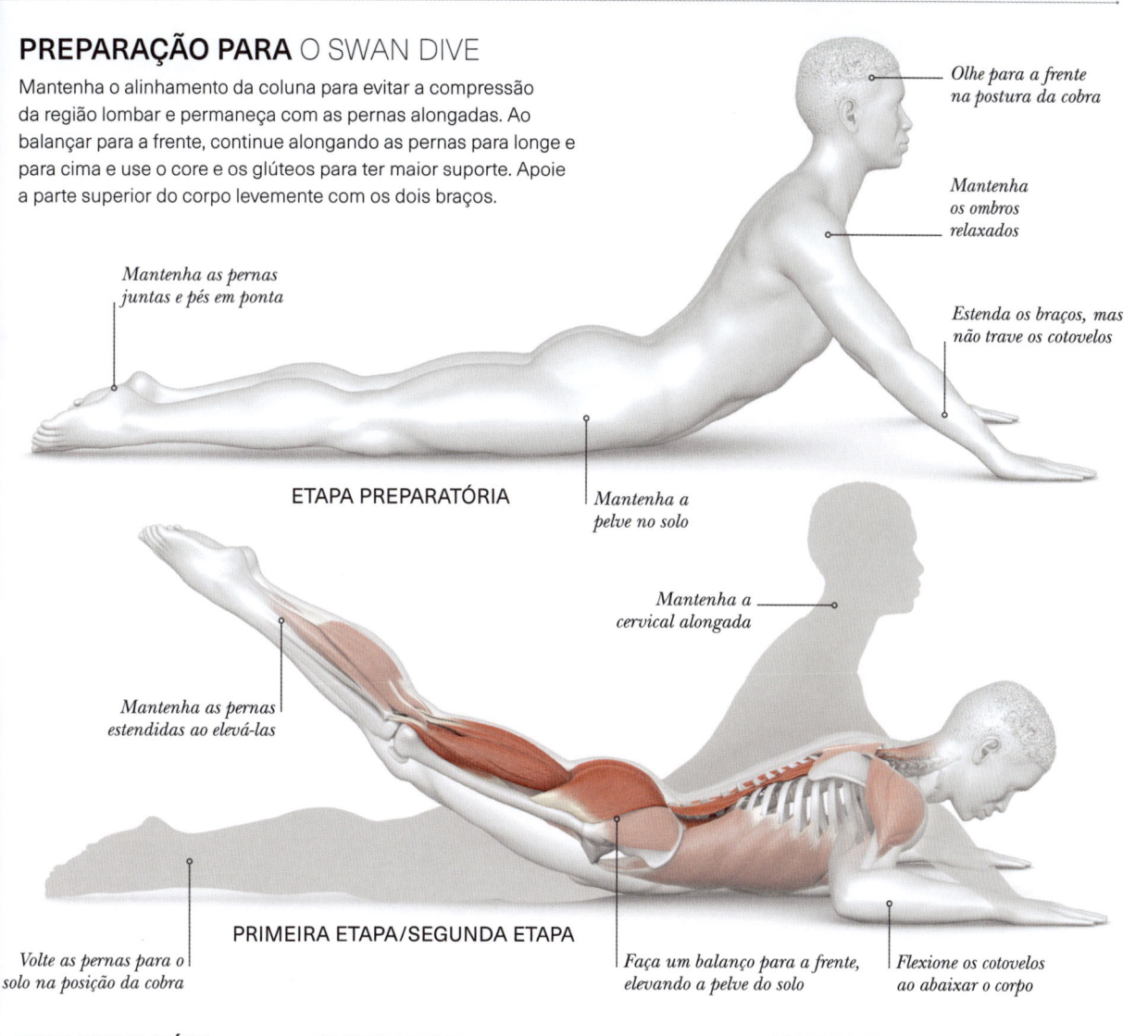

EXERCÍCIOS DE PILATES | *Exercícios de estabilidade*

PREPARAÇÃO PARA O SWAN DIVE

Mantenha o alinhamento da coluna para evitar a compressão da região lombar e permaneça com as pernas alongadas. Ao balançar para a frente, continue alongando as pernas para longe e para cima e use o core e os glúteos para ter maior suporte. Apoie a parte superior do corpo levemente com os dois braços.

Mantenha as pernas juntas e pés em ponta

Olhe para a frente na postura da cobra

Mantenha os ombros relaxados

Estenda os braços, mas não trave os cotovelos

ETAPA PREPARATÓRIA

Mantenha a pelve no solo

Mantenha a cervical alongada

Mantenha as pernas estendidas ao elevá-las

Volte as pernas para o solo na posição da cobra

PRIMEIRA ETAPA/SEGUNDA ETAPA

Faça um balanço para a frente, elevando a pelve do solo

Flexione os cotovelos ao abaixar o corpo

ETAPA PREPARATÓRIA
Deite-se de bruços e eleve o tronco até fazer a posição da cobra (p. 170).

PRIMEIRA ETAPA
Expire enquanto flexiona os cotovelos e abaixa a parte superior do corpo em direção ao solo. Faça um balanço para a frente, apoiando-se na caixa torácica e no peito e levantando e estendendo as duas pernas para cima e para trás.

SEGUNDA ETAPA
Inspire ao fazer o movimento de balanço para trás, retornando à posição da cobra, apoiando-se nas mãos, levantando o peito e abaixando as pernas até o solo. Repita até 6 vezes.

> *Manter uma* **postura firme** *e uma respiração estável possibilitará um ritmo constante de movimento ao* **balançar** *para a frente e para trás.*

EXERCÍCIOS DE PILATES | *Exercícios de estabilidade*

ONE LEG KICK

O chute com uma perna é um exercício para os membros inferiores que fortalece principalmente os glúteos e os isquiotibiais, além de alongar o quadril e os músculos do quadríceps. Requer estabilidade pélvica para isolar o movimento da perna em relação à coluna e é ideal para quem precisa treinar a força dos membros inferiores e a estabilidade pélvica posterior.

VISÃO GERAL

Alongue a coluna, distanciando o topo da cabeça do cóccix e focando na conexão com o core. O core permanece contraído para evitar o colapso da região do tronco e da pelve e a compressão da região lombar. Os braços ficam ativos durante todo o exercício, pressionando o solo para manter a estabilidade, enquanto a parte superior das costas é acionada para abrir o peito. Caso seja difícil manter o peito elevado, comece com a versão mais simples, em que a cabeça fica apoiada nos antebraços.

LEGENDA
- ●--- *Articulações*
- ○— *Músculos*
- ● Encurtamento com tensão
- ● Alongamento com tensão
- ● Alongamento sem tensão
- ● Músculos mantidos imóveis

Mantenha o olhar voltado para a frente

Mantenha a pelve neutra, com os ilíacos ligeiramente levantados

Mantenha os pés em ponta

Apoie os cotovelos no chão e junte as mãos

Mantenha as pernas afastadas na largura do quadril

ETAPA PREPARATÓRIA
Deite-se de bruços com o peito elevado e os cotovelos abaixo dos ombros, abertos um pouco além da linha dos ombros. Mantenha a coluna alongada e a caixa torácica e os ilíacos fora do solo. As pernas ficam estendidas para trás, afastadas na largura do quadril e com os pés em ponta. Junte as mãos à sua frente.

> **Atenção!**
> Em geral, esse exercício é seguro para todos, mas pessoas com dores intensas na coluna devem ter cuidado caso o impulso das pernas perturbe a coluna. Se não conseguir manter a pelve neutra nessa posição, tente colocar uma pequena almofada sob ela para neutralizar tanto a pelve como a coluna e para fornecer mais suporte à coluna.

VARIAÇÃO: ONE LEG KICK MODIFICADO

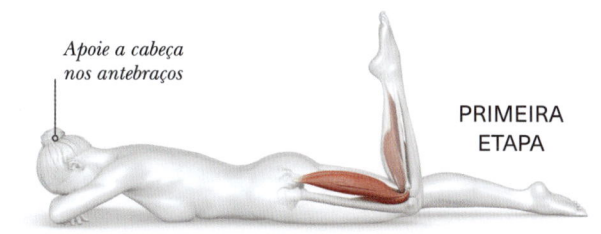

Apoie a cabeça nos antebraços

PRIMEIRA ETAPA

ETAPA PREPARATÓRIA
Deite-se de bruços com os antebraços sobrepostos um ao outro e a testa apoiada sobre eles. Mantenha a pelve e a coluna neutras. Estenda as pernas para trás, afastadas na largura dos quadris, com os pés em ponta.

PRIMEIRA ETAPA
Expire enquanto flexiona o joelho esquerdo e leva o calcanhar em direção ao glúteo. Em seguida, pulse a perna 3 vezes.

SEGUNDA ETAPA
Inspire ao abaixar a perna esquerda de volta ao solo. Repita com a perna direita e complete a sequência fazendo 6 vezes com cada perna, alternando-as.

Parte superior do corpo
Os **extensores cervicais** ajudam a alongar a cervical, e os **flexores cervicais** dão suporte à cabeça. O **peitoral maior** se alonga para abrir o tórax. Os **trapézios inferiores** retraem as escápulas e os **serráteis anteriores** as estabilizam.

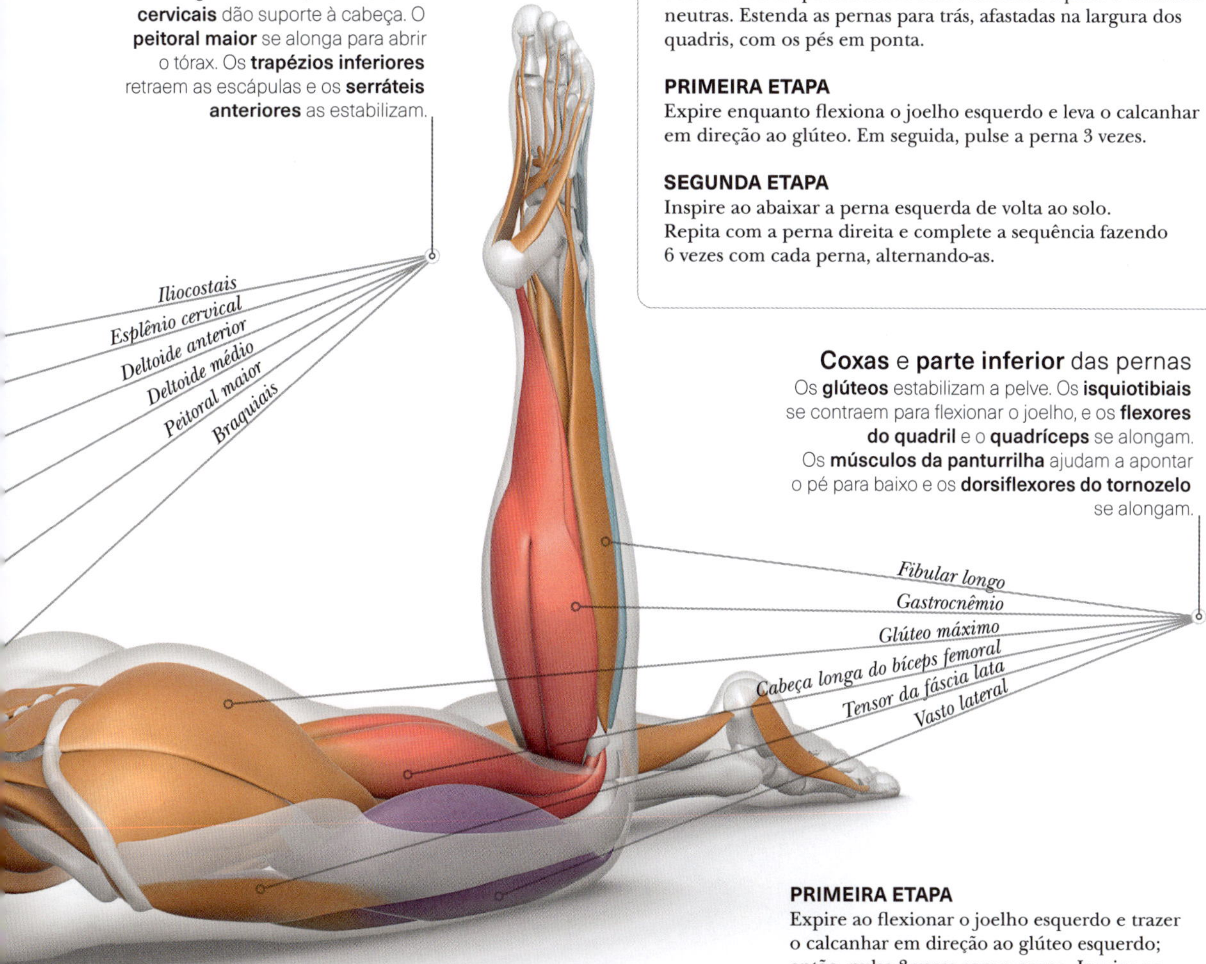

Iliocostais
Esplênio cervical
Deltoide anterior
Deltoide médio
Peitoral maior
Braquiais

Coxas e parte inferior das pernas
Os **glúteos** estabilizam a pelve. Os **isquiotibiais** se contraem para flexionar o joelho, e os **flexores do quadril** e o **quadríceps** se alongam. Os **músculos da panturrilha** ajudam a apontar o pé para baixo e os **dorsiflexores do tornozelo** se alongam.

Fibular longo
Gastrocnêmio
Glúteo máximo
Cabeça longa do bíceps femoral
Tensor da fáscia lata
Vasto lateral

PRIMEIRA ETAPA
Expire ao flexionar o joelho esquerdo e trazer o calcanhar em direção ao glúteo esquerdo; então, pulse 3 vezes com a perna. Inspire ao baixar a perna esquerda de volta ao solo. Repita com a perna direita, depois complete a sequência fazendo 6 vezes com cada perna, alternando-as.

VISTA DIAGONAL

EXERCÍCIOS DE PILATES | *Exercícios de estabilidade*

DOUBLE LEG KICK

Esse exercício de chute com duas pernas energiza o corpo inteiro e fortalece a parte superior das costas e os extensores do quadril, além de expandir o tórax. Exige coordenação entre a parte superior e inferior do corpo para que se mantenha um ritmo constante.

VISÃO GERAL

Mantenha a pelve nivelada durante todo o exercício, ativando o core e aprendendo a dissociar o tronco da parte superior e inferior do corpo. Lembre-se de abaixar as pernas controladamente para trabalhar os isquiotibiais por completo e evitar qualquer oscilação da pelve. Quando chegar à segunda etapa, foque na elevação do tórax e mantenha a cervical alinhada com a coluna para evitar extensão excessiva e tensão na região.

LEGENDA
- *Articulações*
- *Músculos*
- Encurtamento com tensão
- Alongamento com tensão
- Alongamento sem tensão
- Músculos mantidos imóveis

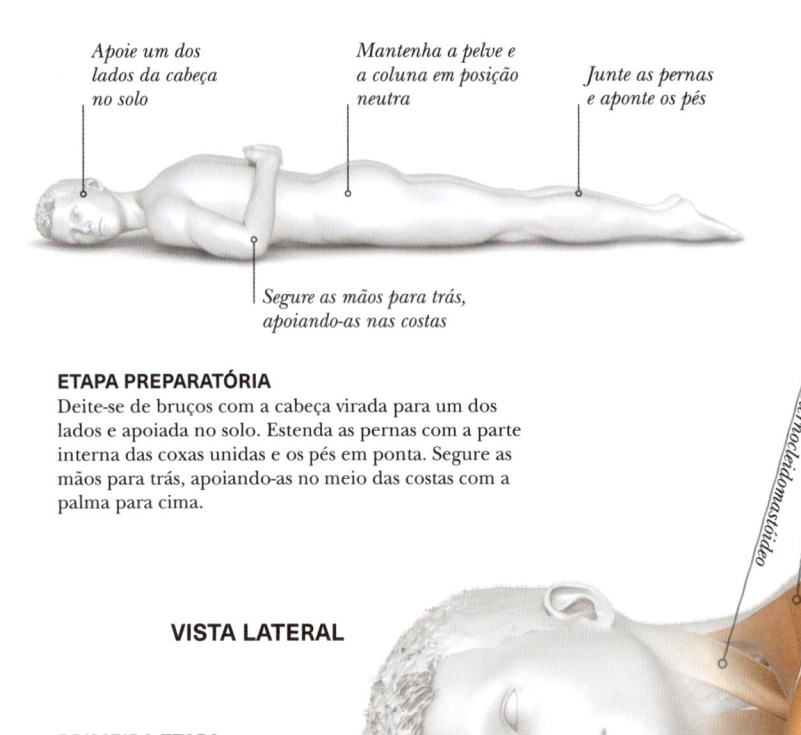

Apoie um dos lados da cabeça no solo

Mantenha a pelve e a coluna em posição neutra

Junte as pernas e aponte os pés

Segure as mãos para trás, apoiando-as nas costas

Parte superior do corpo
O **trapézio médio** e **inferior** e os **romboides** se alongam, mas retraem as escápulas na segunda etapa, junto com o **deltoide posterior** e o **grande dorsal**, que irão estender os ombros. Os braços são totalmente rotacionados, com o **bíceps** contraído em flexão e o **tríceps** alongado.

ETAPA PREPARATÓRIA
Deite-se de bruços com a cabeça virada para um dos lados e apoiada no solo. Estenda as pernas com a parte interna das coxas unidas e os pés em ponta. Segure as mãos para trás, apoiando-as no meio das costas com a palma para cima.

VISTA LATERAL

PRIMEIRA ETAPA
Expire enquanto flexiona os joelhos e leva os calcanhares em direção ao glúteo a aproximadamente 90 graus. Faça 3 pulsos com as pernas na sua direção.

Esternocleidomastóideo
Trapézio médio
Deltoides
Infraespinhoso
Tríceps
Bíceps braquial
Serrátil anterior
Grande dorsal

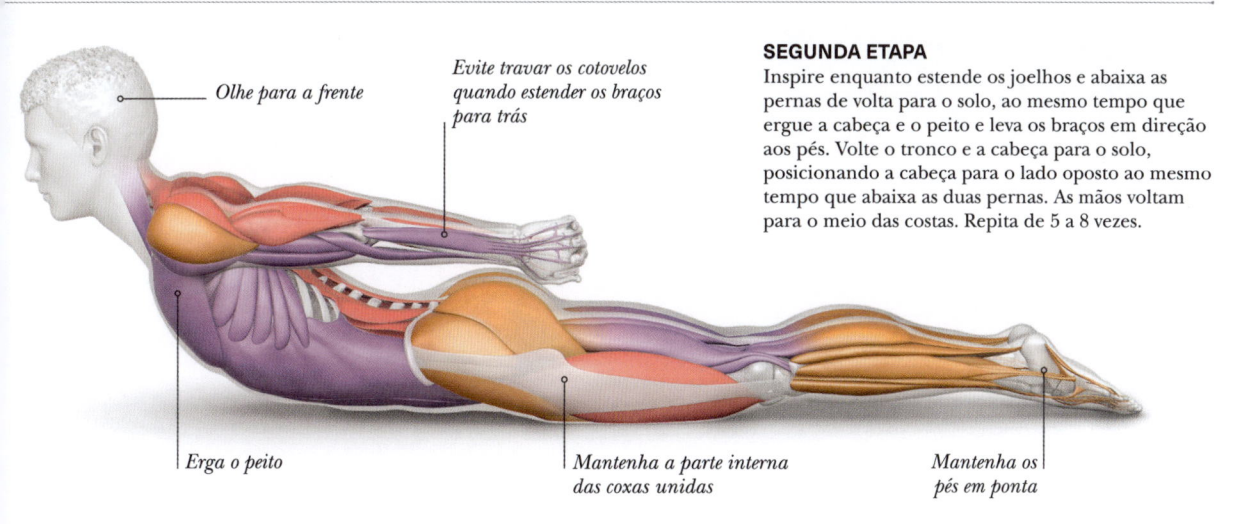

Olhe para a frente

Evite travar os cotovelos quando estender os braços para trás

SEGUNDA ETAPA
Inspire enquanto estende os joelhos e abaixa as pernas de volta para o solo, ao mesmo tempo que ergue a cabeça e o peito e leva os braços em direção aos pés. Volte o tronco e a cabeça para o solo, posicionando a cabeça para o lado oposto ao mesmo tempo que abaixa as duas pernas. As mãos voltam para o meio das costas. Repita de 5 a 8 vezes.

Erga o peito

Mantenha a parte interna das coxas unidas

Mantenha os pés em ponta

Pernas
Os **glúteos** se contraem para estabilizar a pelve. Os **músculos isquiotibiais** se contraem para flexionar os joelhos, enquanto os **flexores do quadril** e os **quadríceps** se alongam. Os **músculos da panturrilha** se contraem para apontar o pé para baixo e os **dorsiflexores do tornozelo** se alongam.

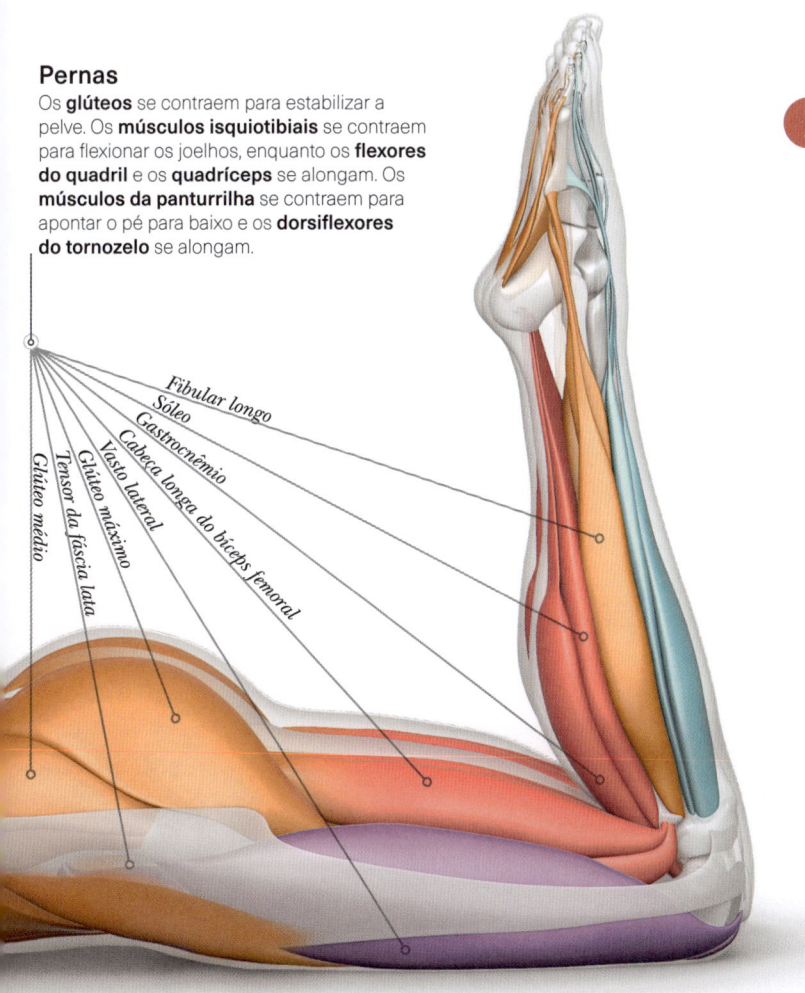

Fibular longo
Sóleo
Gastrocnêmio
Cabeça longa do bíceps femoral
Vasto lateral
Glúteo máximo
Tensor da fáscia lata
Glúteo médio

! **Atenção!**
Evite esse exercício se você tiver dores lombares. Como ele é de extensão profunda, você pode contrabalançá-lo com outro exercício de flexão, como o spine stretch (p. 164).

> *Concentre-se em* **harmonizar** *sua* respiração *com os* **movimentos** *para ajudar a* manter *o ritmo e o* ***fluxo*** *constante do exercício.*

EXERCÍCIOS DE PILATES | *Exercícios de estabilidade*

SCISSORS

> **Atenção!**
> As variações de elevação unilateral e troca bilateral são as mais adequadas no caso de dores lombares. É necessário ter um bom alongamento dos isquiotibiais para a primeira etapa (abaixo) e para a troca bilateral com as pernas estendidas (p. 81).

Denominado "scissors" pela forma de tesoura aberta das pernas, este é um dos principais exercícios do pilates para promover a estabilidade do core e da pelve. A posição invertida e as alavancas longas das pernas o tornam um exercício de nível avançado, mas ele também apresenta variações mais fáceis.

VISÃO GERAL

Equilibre-se e certifique-se de ter estabilidade o suficiente na etapa preparatória antes de avançar para os movimentos de perna. Alongue as pernas igualmente, uma em oposição à outra. Garanta que o peso esteja distribuído uniformemente entre as escápulas, e não na cabeça e na cervical. Use o core para sustentar a posição do tronco e evite reclinar-se sobre as mãos.

Parte superior do corpo e do tronco
O **peitoral maior** e o **serrátil anterior** abrem o tórax. Os **extensores da coluna** se alongam com uma leve contração para sustentar a elevação do tronco. Os **músculos abdominais** se contraem para manter a posição.

Oblíquo externo
Serrátil anterior
Iliocostal
Peitoral maior
Deltoides
Esternocleidomastóideo

As pernas vêm para a frente, com o apoio nos ombros

Apoie a pelve com as duas mãos

As pernas apontam para cima, sobre a pelve, com os pés em ponta

Estenda os braços ao lado do corpo, com a palma das mãos para baixo

ETAPA PREPARATÓRIA
Deite-se com o quadril e os joelhos flexionados na posição de mesa. Estenda as pernas para cima, inspire e, em seguida, eleve a pelve para se apoiar nas escápulas. Apoie-se com as duas mãos.

PRIMEIRA ETAPA
Expire enquanto afasta as pernas, levando uma para a frente, acima da cabeça, e outra na direção oposta.

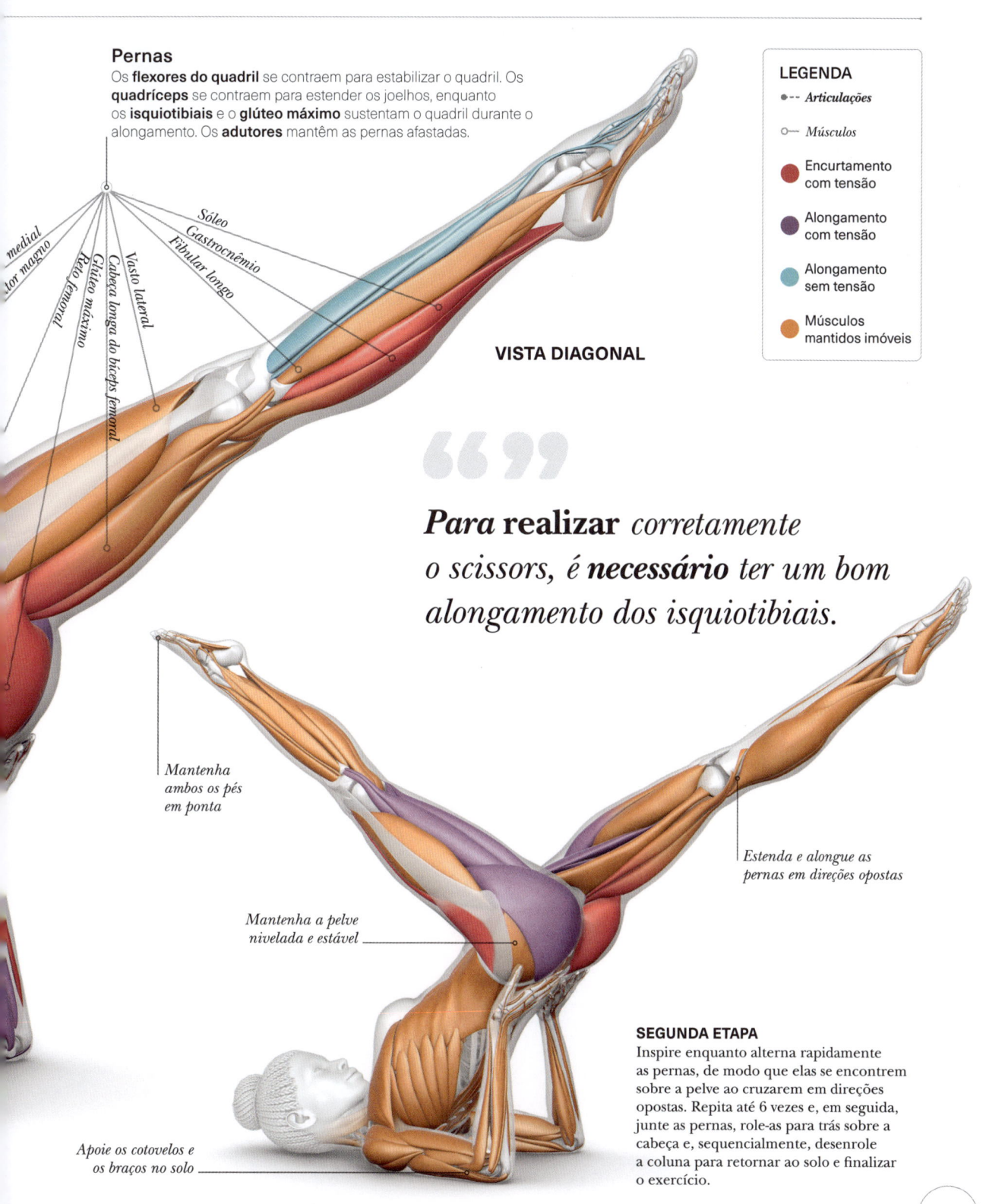

Pernas

Os **flexores do quadril** se contraem para estabilizar o quadril. Os **quadríceps** se contraem para estender os joelhos, enquanto os **isquiotibiais** e o **glúteo máximo** sustentam o quadril durante o alongamento. Os **adutores** mantêm as pernas afastadas.

Adutor magno
Reto femoral
Glúteo máximo
Cabeça longa do bíceps femoral
Vasto lateral
Fibular longo
Gastrocnêmio
Sóleo

LEGENDA
- - - Articulações
○— Músculos
● Encurtamento com tensão
● Alongamento com tensão
● Alongamento sem tensão
● Músculos mantidos imóveis

VISTA DIAGONAL

> ❝❞
> *Para realizar corretamente o scissors, é necessário ter um bom alongamento dos isquiotibiais.*

Mantenha ambos os pés em ponta

Estenda e alongue as pernas em direções opostas

Mantenha a pelve nivelada e estável

SEGUNDA ETAPA
Inspire enquanto alterna rapidamente as pernas, de modo que elas se encontrem sobre a pelve ao cruzarem em direções opostas. Repita até 6 vezes e, em seguida, junte as pernas, role-as para trás sobre a cabeça e, sequencialmente, desenrole a coluna para retornar ao solo e finalizar o exercício.

Apoie os cotovelos e os braços no solo

SCISSORS

» VARIAÇÕES

Essas variações desenvolvem o controle com movimentos alternados das pernas, mas sem a inversão do scissors tradicional. Portanto, são ideais para iniciantes (especialmente as duas primeiras) ou para qualquer pessoa que não possa ou que tenha sido desaconselhada a realizar posições invertidas, como grávidas, hipertensos ou aqueles que sofrem de problemas de coluna.

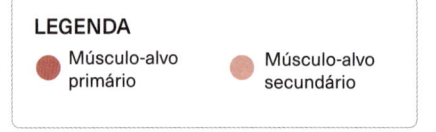

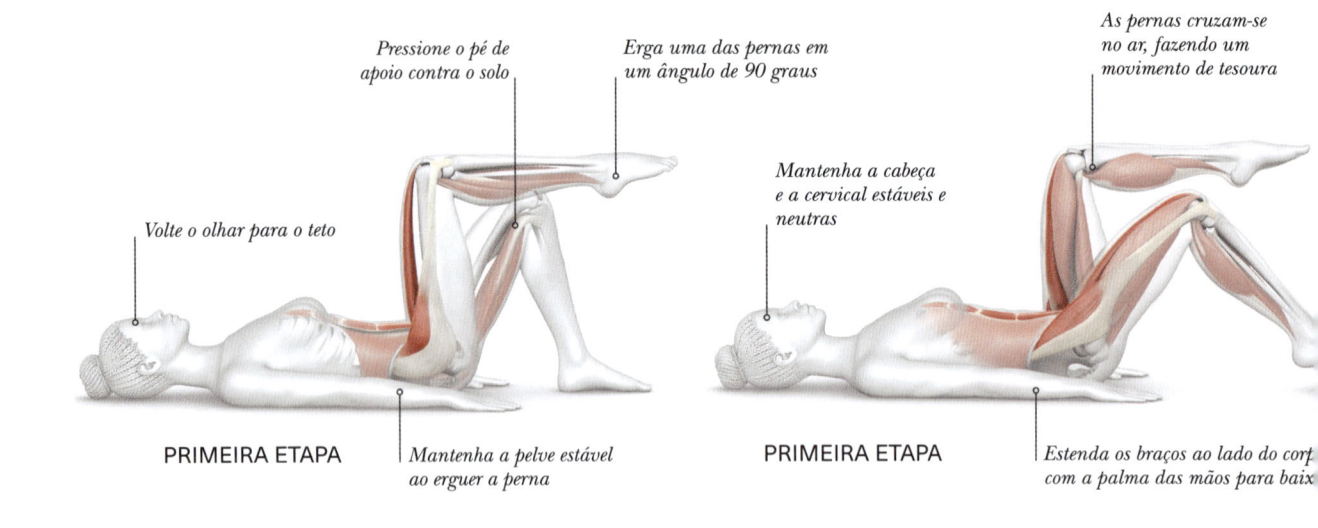

LEGENDA
- Músculo-alvo primário
- Músculo-alvo secundário

Volte o olhar para o teto

Pressione o pé de apoio contra o solo

Erga uma das pernas em um ângulo de 90 graus

PRIMEIRA ETAPA

Mantenha a pelve estável ao erguer a perna

Mantenha a cabeça e a cervical estáveis e neutras

As pernas cruzam-se no ar, fazendo um movimento de tesoura

PRIMEIRA ETAPA

Estenda os braços ao lado do corpo com a palma das mãos para baixo

ELEVAÇÃO UNILATERAL

Essa variação é um ótimo ponto de partida para trabalhar o core e a estabilidade pélvica. A elevação da perna faz dela um exercício de cadeia cinética aberta e desenvolve o controle de maneira possível para todos.

ETAPA PREPARATÓRIA
Deite-se de costas com os joelhos flexionados, os pés apoiados no chão e afastados na largura do quadril e os braços ao longo do corpo com a palma das mãos voltada para baixo.

PRIMEIRA ETAPA
Expire enquanto sobe uma perna até a posição de mesa, formando com ela um ângulo de 90 graus e pressionando o pé de apoio contra o solo.

SEGUNDA ETAPA
Inspire ao retornar a perna ao solo. Continue alternando as pernas por 8 a 10 repetições.

TROCA BILATERAL

Aqui, o movimento constante das duas pernas aumenta o esforço do core e desenvolve a resistência à medida que você realiza o exercício. Para facilitar a execução, toque o chão de leve com os pés próximos aos glúteos; para aumentar a dificuldade, mantenha-os mais afastados dessa região.

ETAPA PREPARATÓRIA
Deite-se de costas com os joelhos flexionados e erga as pernas, uma de cada vez, até a posição de mesa.

PRIMEIRA ETAPA
Expire ao baixar um pé em direção ao solo e, enquanto volta essa perna para a posição de mesa, baixe a perna oposta, fazendo com que as duas se cruzem no ar, criando um movimento de tesoura.

SEGUNDA ETAPA
Continue alternando as pernas por 8 a 10 repetições, expirando por dois movimentos e inspirando por dois movimentos.

EXERCÍCIOS DE PILATES | *Exercícios de estabilidade*

> *O scissors **ajuda na mobilidade do quadril e das pernas**, pois alonga a parte de trás da perna de cima e a parte da frente da **perna de baixo**.*

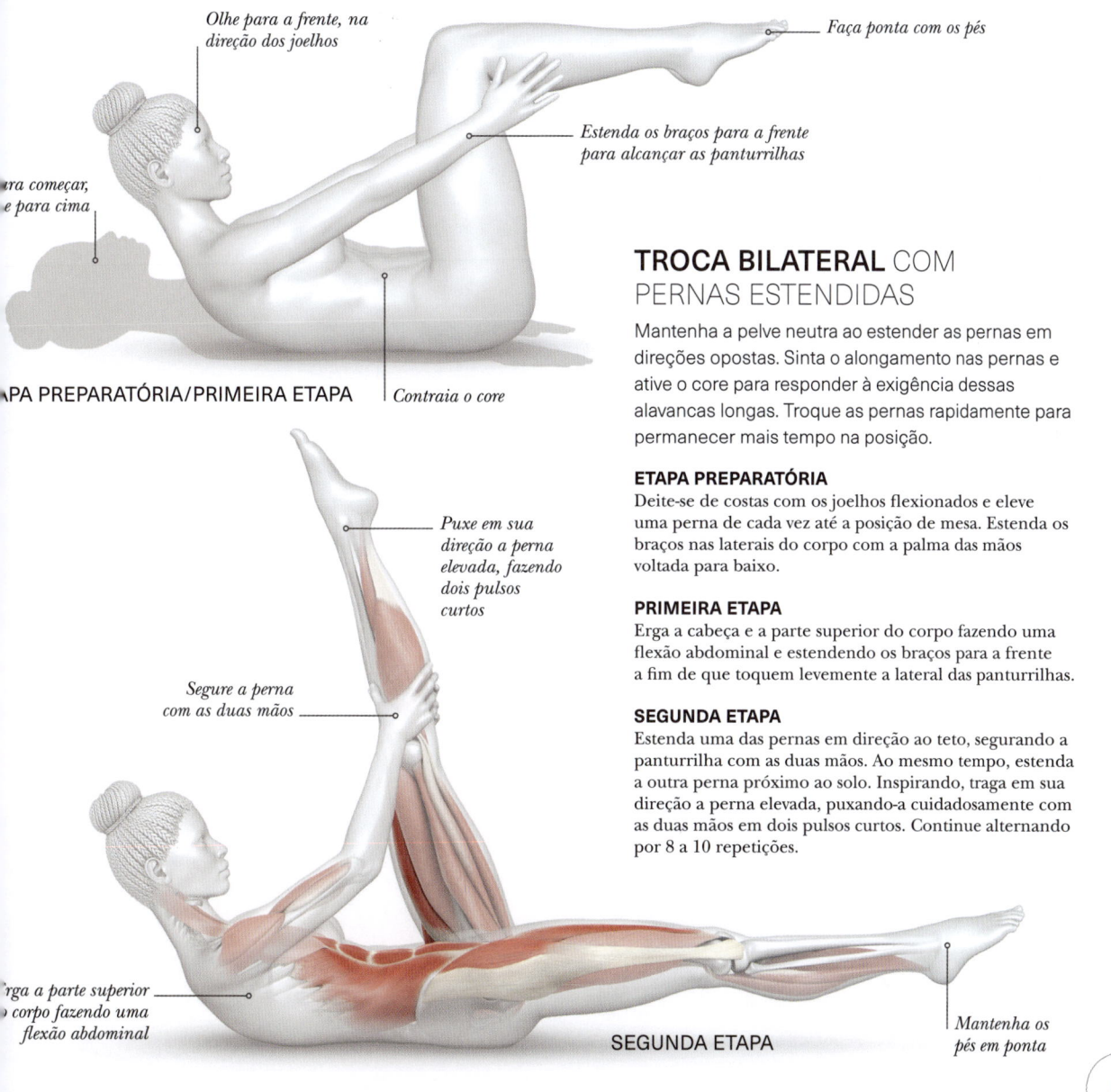

Olhe para a frente, na direção dos joelhos

Faça ponta com os pés

Estenda os braços para a frente para alcançar as panturrilhas

*ra começar,
e para cima*

PA PREPARATÓRIA/PRIMEIRA ETAPA   *Contraia o core*

TROCA BILATERAL COM PERNAS ESTENDIDAS

Mantenha a pelve neutra ao estender as pernas em direções opostas. Sinta o alongamento nas pernas e ative o core para responder à exigência dessas alavancas longas. Troque as pernas rapidamente para permanecer mais tempo na posição.

ETAPA PREPARATÓRIA
Deite-se de costas com os joelhos flexionados e eleve uma perna de cada vez até a posição de mesa. Estenda os braços nas laterais do corpo com a palma das mãos voltada para baixo.

PRIMEIRA ETAPA
Erga a cabeça e a parte superior do corpo fazendo uma flexão abdominal e estendendo os braços para a frente a fim de que toquem levemente a lateral das panturrilhas.

SEGUNDA ETAPA
Estenda uma das pernas em direção ao teto, segurando a panturrilha com as duas mãos. Ao mesmo tempo, estenda a outra perna próximo ao solo. Inspirando, traga em sua direção a perna elevada, puxando-a cuidadosamente com as duas mãos em dois pulsos curtos. Continue alternando por 8 a 10 repetições.

Puxe em sua direção a perna elevada, fazendo dois pulsos curtos

Segure a perna com as duas mãos

*rga a parte superior
o corpo fazendo uma
flexão abdominal*

SEGUNDA ETAPA

Mantenha os pés em ponta

81

EXERCÍCIOS DE PILATES | *Exercícios de estabilidade*

BICYCLE

Esse exercício imita o movimento de uma bicicleta – trata-se de uma evolução direta do scissors (p. 78) no repertório do pilates. O bicycle reforça a estabilidade pélvica e do core na posição invertida por meio da coordenação das alavancas longas das pernas, o que o torna um exercício avançado.

VISÃO GERAL

Concentre-se na conexão entre o core e a pelve para estabilizar a posição do tronco. Mantenha o espaço entre o peito e a perna estendida para garantir que ela não desça em sua direção ou flexione. Ative o feixe oblíquo posterior (ver p. 18) pressionando os braços contra o solo para obter maior estabilidade. Repita a série 5 vezes com cada perna. Aqueles que tiverem dificuldade de se sustentar nos ombros podem começar com a versão simplificada.

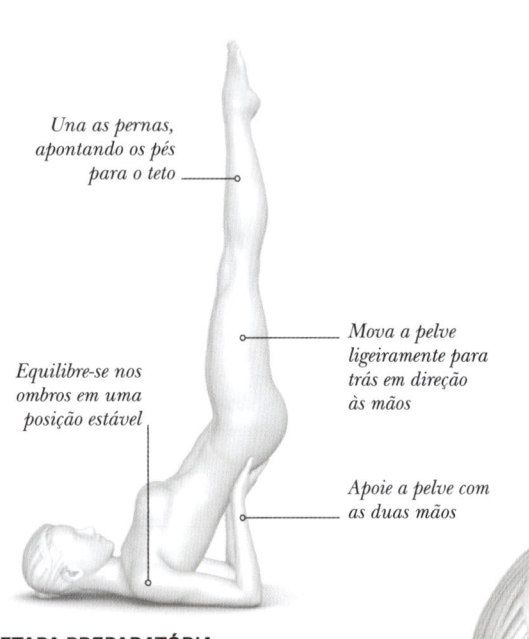

Una as pernas, apontando os pés para o teto

Equilibre-se nos ombros em uma posição estável

Mova a pelve ligeiramente para trás em direção às mãos

Apoie a pelve com as duas mãos

ETAPA PREPARATÓRIA
Deite-se de costas flexionando quadril e joelhos na posição de mesa, deixando as coxas perpendiculares ao solo. Estenda as pernas acima da pelve, inspire e, em seguida, erga a pelve e a coluna até se apoiar nas escápulas. Coloque as mãos no quadril.

Parte superior do corpo
Os **flexores cervicais** se contraem, e os **extensores cervicais** se alongam. Os **deltoides** posteriores, o **grande dorsal** e o **redondo maior** estendem os ombros. O **peitoral maior** e o **serrátil anterior** abrem o tórax.

Oblíquos externos
Oblíquos internos
Reto abdominal
Serrátil anterior
Bíceps braquial
Peitoral maior
Deltoides
Esternocleidomastóideo

Pernas

Os **flexores do quadril** se contraem para estabilizar o quadril no lado da perna com o joelho estendido, alongando-se com tensão na perna com o joelho flexionado. O **quadríceps** se contrai para estender o joelho; os **isquiotibiais** e os **glúteos** sustentam o quadril. Os isquiotibiais se contraem para flexionar o joelho. Os **adutores** se contraem para estabilizar as pernas, e as **panturrilhas** se ativam para apontar os dedos dos pés para baixo.

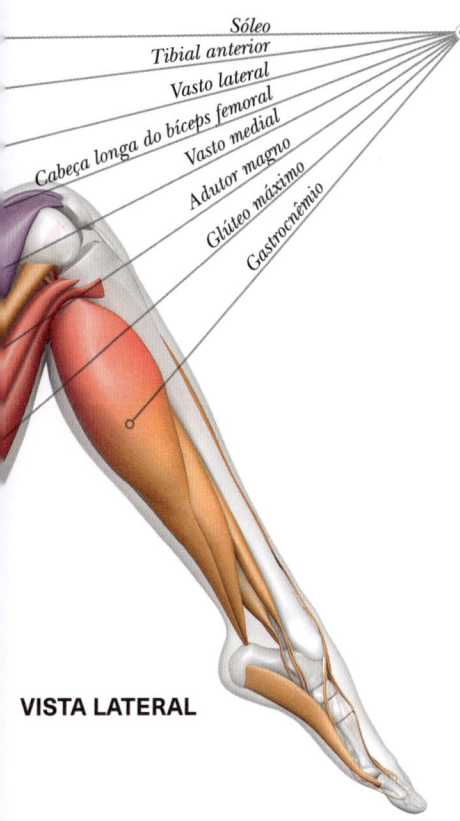

Sóleo
Tibial anterior
Vasto lateral
Cabeça longa do bíceps femoral
Vasto medial
Adutor magno
Glúteo máximo
Gastrocnêmio

VISTA LATERAL

PRIMEIRA ETAPA
Expire enquanto separa as pernas, movendo a esquerda para baixo, em direção ao solo, e a direita para cima, em direção ao corpo. Flexione o joelho esquerdo e leve o calcanhar em direção ao glúteo, enquanto a perna direita continua a se mover para cima.

SEGUNDA ETAPA
Inspire enquanto traz o joelho esquerdo em sua direção até que ele esteja sobre o lado esquerdo do quadril. Ao mesmo tempo, abaixe a perna direita em direção ao solo. Continue alternando as pernas e imitando o movimento de uma bicicleta, flexionando o joelho direito e levando a perna esquerda para cima.

LEGENDA
- ●-- Articulações
- ○— Músculos
- ● Encurtamento com tensão
- ● Alongamento com tensão
- ● Alongamento sem tensão
- ● Músculos mantidos imóveis

VARIAÇÃO: BICYCLE MODIFICADO

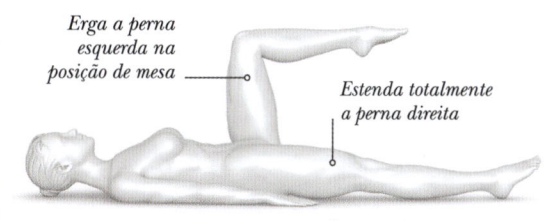

Erga a perna esquerda na posição de mesa
Estenda totalmente a perna direita

ETAPA PREPARATÓRIA

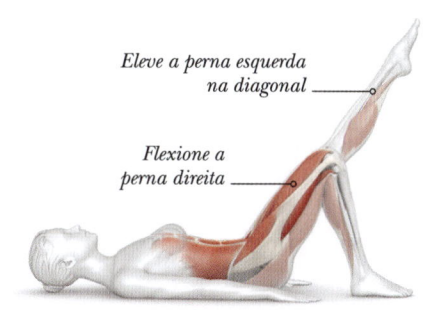

Eleve a perna esquerda na diagonal
Flexione a perna direita

PRIMEIRA ETAPA

ETAPA PREPARATÓRIA
Deite-se de costas com a coluna e a pelve em posição neutra, flexionando o quadril e os joelhos e com os pés apoiados no chão. Erga a perna esquerda até a posição de mesa e estenda completamente a perna direita no solo.

PRIMEIRA ETAPA
Expire enquanto eleva a perna esquerda na diagonal e, ao mesmo tempo, flexiona a perna direita, trazendo o calcanhar em direção ao glúteo.

SEGUNDA ETAPA
Inspire para retornar a perna esquerda para a posição de mesa e a perna direita para a posição estendida no solo. Repita de 6 a 8 vezes e, em seguida, troque as pernas e finalize do outro lado.

> **Atenção!**
> Evite o exercício se tiver dor lombar ou cervical ou se não tiver o alongamento completo dos isquiotibiais, pois isso pode inclinar a pelve e tensionar a lombar.

EXERCÍCIOS DE PILATES | *Exercícios de estabilidade*

SHOULDER BRIDGE

Esse exercício visa quase todas as cadeias musculares e é executável tanto por iniciantes quanto por praticantes avançados. Ele mobiliza sequencialmente a coluna e fortalece o core ao longo do movimento. Os glúteos também são trabalhados, ganhando força e resistência.

VISÃO GERAL

Inicie o movimento a partir da pelve até chegar a uma posição de ponte neutra. Isso abrirá o peito e o quadril e ativará toda a parte posterior do corpo. Evite estender demais a coluna lombar, pois isso pode causar tensão. O peso deve ficar sobre as escápulas para evitar tensão na cervical. Coloque um bloco entre os joelhos para aumentar a estabilidade ou pressione as mãos com firmeza no solo para ativar os músculos da coluna e ter mais suporte. Afaste os pés um pouco mais para fora a fim de aumentar a força dos músculos isquiotibiais.

Parte inferior do corpo
Os **isquiotibiais** se alongam para estabilizar a perna elevada. As **panturrilhas** se contraem para fazer a flexão plantar. O **quadríceps** é ativado para estabilizar o joelho e os **adutores** se contraem para deixar as coxas paralelas. Os **glúteos** se contraem para sustentar a ponte.

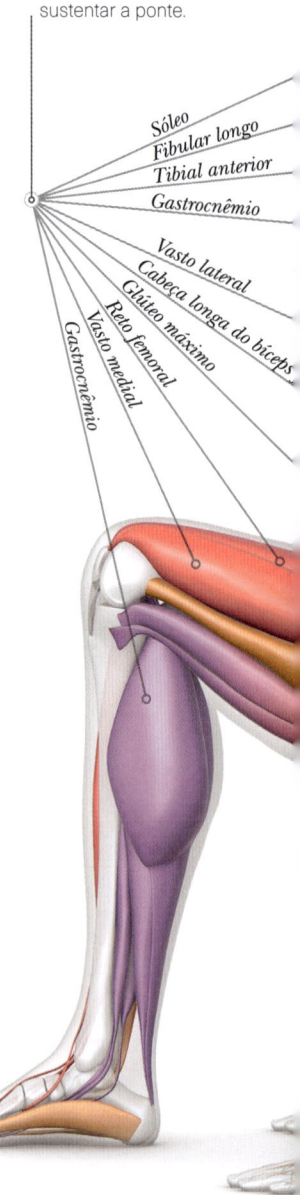

Sóleo
Fibular longo
Tibial anterior
Gastrocnêmio
Vasto lateral
Cabeça longa do bíceps
Glúteo máximo
Reto femoral
Vasto medial
Gastrocnêmio

> *O shoulder bridge proporciona um **core forte**, melhorando a **postura** e minimizando dores lombares.*

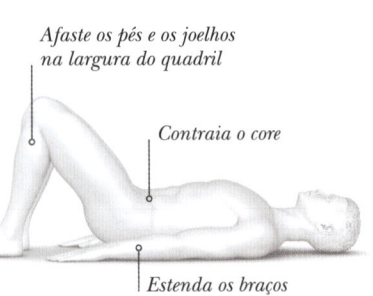

Afaste os pés e os joelhos na largura do quadril

Contraia o core

Estenda os braços ao lado do corpo

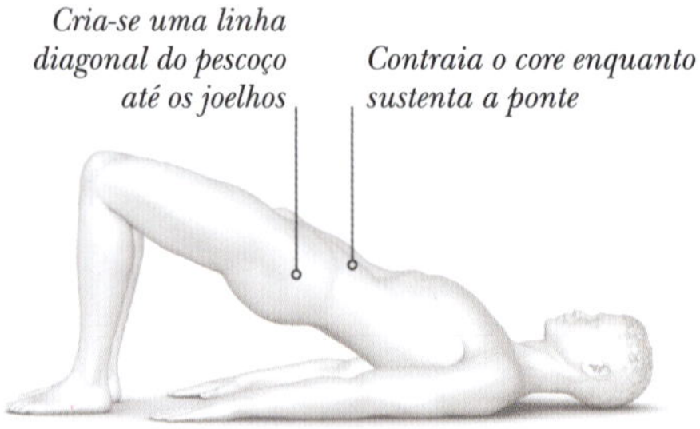

ETAPA PREPARATÓRIA 1
Deite-se de costas com os joelhos e os pés afastados na largura do quadril e os braços ao longo do corpo. Coloque a palma das mãos para baixo no chão e mantenha a cabeça e a cervical neutras. Contraia levemente o core.

Cria-se uma linha diagonal do pescoço até os joelhos

Contraia o core enquanto sustenta a ponte

ETAPA PREPARATÓRIA 2
Expire e, lentamente, eleve a coluna do solo, uma vértebra de cada vez, até se apoiar nas escápulas, o corpo formando uma linha diagonal.

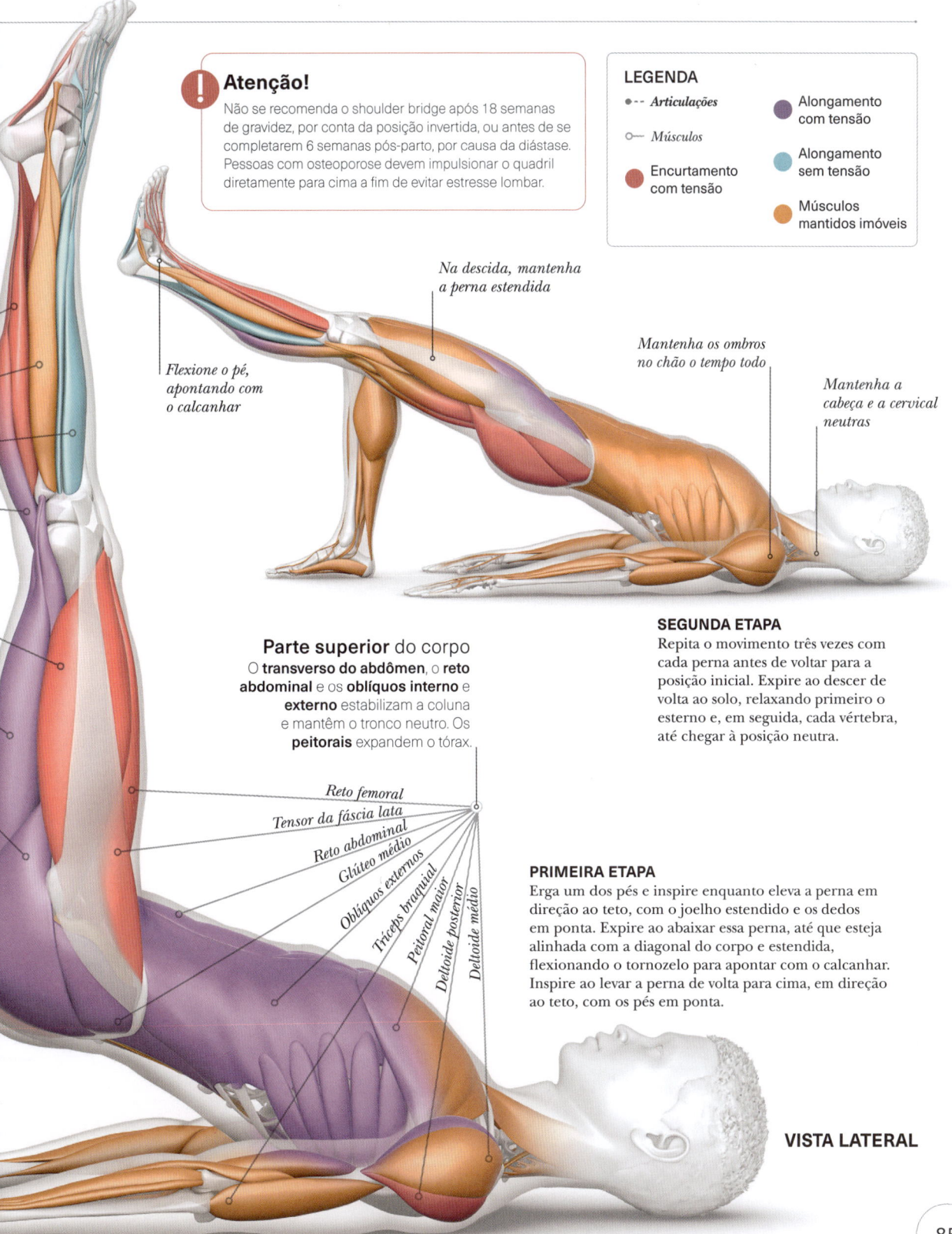

> **Atenção!**
> Não se recomenda o shoulder bridge após 18 semanas de gravidez, por conta da posição invertida, ou antes de se completarem 6 semanas pós-parto, por causa da diástase. Pessoas com osteoporose devem impulsionar o quadril diretamente para cima a fim de evitar estresse lombar.

LEGENDA
- Articulações
- Músculos
- Encurtamento com tensão
- Alongamento com tensão
- Alongamento sem tensão
- Músculos mantidos imóveis

Flexione o pé, apontando com o calcanhar

Na descida, mantenha a perna estendida

Mantenha os ombros no chão o tempo todo

Mantenha a cabeça e a cervical neutras

Parte superior do corpo
O **transverso do abdômen**, o **reto abdominal** e os **oblíquos interno** e **externo** estabilizam a coluna e mantêm o tronco neutro. Os **peitorais** expandem o tórax.

SEGUNDA ETAPA
Repita o movimento três vezes com cada perna antes de voltar para a posição inicial. Expire ao descer de volta ao solo, relaxando primeiro o esterno e, em seguida, cada vértebra, até chegar à posição neutra.

Reto femoral
Tensor da fáscia lata
Reto abdominal
Glúteo médio
Oblíquos externos
Tríceps braquial
Peitoral maior
Deltoide posterior
Deltoide médio

PRIMEIRA ETAPA
Erga um dos pés e inspire enquanto eleva a perna em direção ao teto, com o joelho estendido e os dedos em ponta. Expire ao abaixar essa perna, até que esteja alinhada com a diagonal do corpo e estendida, flexionando o tornozelo para apontar com o calcanhar. Inspire ao levar a perna de volta para cima, em direção ao teto, com os pés em ponta.

VISTA LATERAL

SHOULDER BRIDGE

» VARIAÇÕES

Essas variações possibilitam a prática do shoulder bridge, desenvolvem resistência, trabalham os glúteos laterais e progridem para variações unilaterais menos intensas que o exercício original. Esses blocos de construção são fundamentais para qualquer exercício de pilates, pois envolvem o core, os glúteos e as pernas.

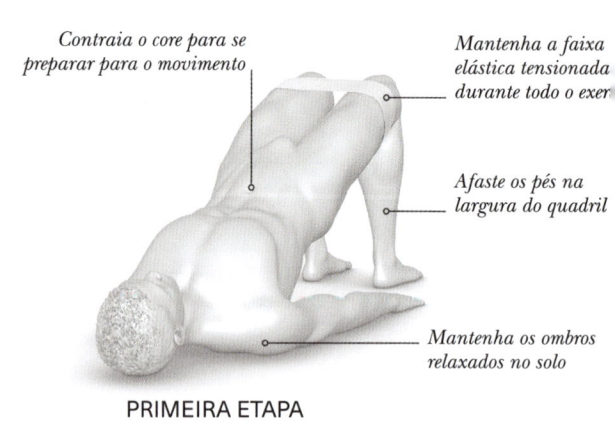

Contraia o core para se preparar para o movimento

Mantenha a faixa elástica tensionada durante todo o exer

Afaste os pés na largura do quadril

Mantenha os ombros relaxados no solo

PRIMEIRA ETAPA

Mantenha a pelve elevada, neutra e estável

Flexione os joelhos

Mantenha a perna de apoio estável

Leve um dos joelh para o lado, move a partir do quadr

Olhe para o teto

Mantenha o core contraído ao mover cada perna

Volte a palma das mãos para baixo

Relaxe os ombros no solo

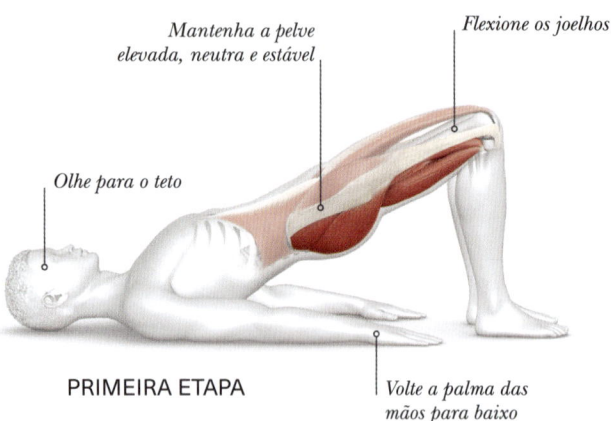

PRIMEIRA ETAPA

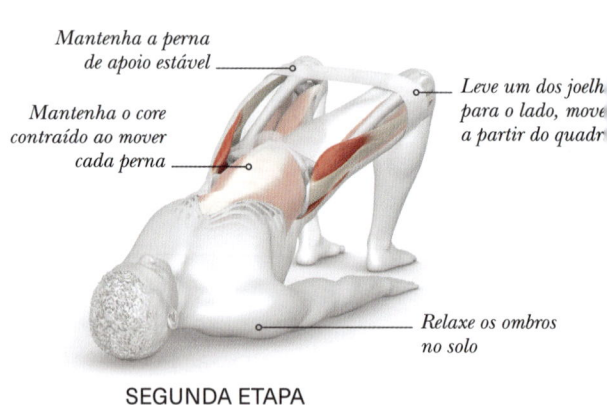

SEGUNDA ETAPA

SHOULDER BRIDGE BÁSICO

Essa variação foca na mobilidade da coluna e em aprender a movimentar-se parte a parte, sequencialmente, em vez de como um todo. Imagine uma tira de velcro ao longo da sua coluna e tente descolá-la do chão parte por parte; depois, desça a tira de velcro novamente para o chão da mesma forma.

ETAPA PREPARATÓRIA
Comece na posição neutra, com os joelhos e os pés afastados na largura do quadril e os braços ao lado do corpo. Certifique-se de que a cabeça e a cervical estejam neutras e contraia levemente o core.

PRIMEIRA ETAPA
Expire enquanto enrola suavemente a lombar no solo e, uma vértebra de cada vez, eleve a coluna até se apoiar nas escápulas.

SEGUNDA ETAPA
Inspire para manter a posição e, em seguida, expire para baixar novamente uma vértebra por vez. Faça 6 repetições dessa sequência.

ABDUÇÃO DO QUADRIL

A faixa elástica usada nessa variação aumenta bilateralmente o esforço dos rotadores externos do quadril. Isso ocorre porque uma das pernas precisa empurrar a faixa para abduzir o quadril, enquanto a outra deve permanecer parada e evitar ser puxada pela faixa.

ETAPA PREPARATÓRIA
Coloque a faixa elástica ao redor das pernas, logo acima dos joelhos. Comece na posição neutra, com os joelhos e os pés afastados na largura do quadril e os braços estendidos ao lado do corpo.

PRIMEIRA ETAPA
Eleve a coluna, uma vértebra de cada vez, até se apoiar nas escápulas, mantendo a faixa estendida. Inspire para sustentar a posição.

SEGUNDA ETAPA
Expire e leve um dos joelhos para o lado, movendo-o a partir da articulação do quadril. Afaste-o o máximo que puder, mantendo o tronco e a pelve estáveis. Inspire para voltar a perna ao ponto de partida e alterne as pernas por 6 repetições.

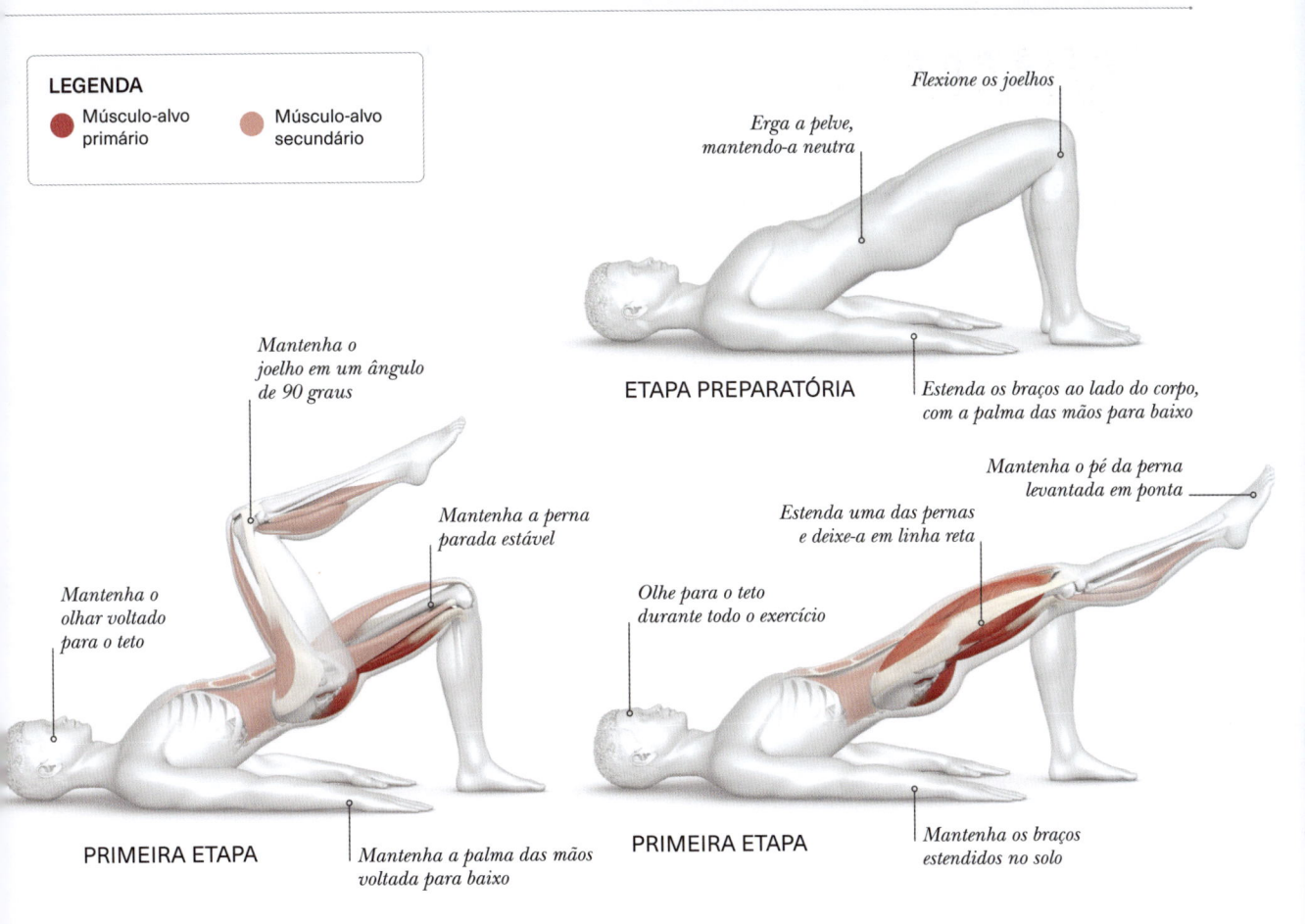

EXERCÍCIOS DE PILATES | *Exercícios de estabilidade*

LEGENDA
- Músculo-alvo primário
- Músculo-alvo secundário

Flexione os joelhos

Erga a pelve, mantendo-a neutra

ETAPA PREPARATÓRIA

Estenda os braços ao lado do corpo, com a palma das mãos para baixo

Mantenha o joelho em um ângulo de 90 graus

Mantenha a perna parada estável

Mantenha o pé da perna levantada em ponta

Estenda uma das pernas e deixe-a em linha reta

Mantenha o olhar voltado para o teto

Olhe para o teto durante todo o exercício

PRIMEIRA ETAPA

Mantenha a palma das mãos voltada para baixo

PRIMEIRA ETAPA

Mantenha os braços estendidos no solo

ELEVAÇÃO DO **JOELHO**

Esse exercício introduz a retirada do pé do solo e requer bom equilíbrio e estabilidade. Equilibre-se, erga o pé com cuidado e exerça pressão para cima com o glúteo oposto a fim de evitar que o quadril desça para esse lado.

ETAPA PREPARATÓRIA
Comece em posição neutra, com os joelhos e os pés afastados na largura do quadril e os braços ao longo do corpo. Certifique-se de que a cabeça e a cervical estejam neutras e contraia levemente o core.

PRIMEIRA ETAPA
Eleve-se de maneira controlada até a posição do shoulder bridge e, em seguida, inspire e retire uma das pernas do solo, elevando o quadril a 90 graus e mantendo o joelho flexionado.

SEGUNDA ETAPA
Expire para retornar a perna ao solo e repita o movimento com a outra perna. Continue a alternar até completar 6 repetições de cada lado.

EXTENSÃO **DA PERNA**

A perna estendida desafia ainda mais a força do core e dos glúteos, pois o objetivo é manter o tronco neutro e estável enquanto a perna se estende. Para ajudar, você pode tentar colocar uma almofada entre os joelhos e apertá-la, obtendo uma maior ativação.

ETAPA PREPARATÓRIA
Comece na posição neutra, com os joelhos e os pés afastados na largura do quadril e os braços ao longo do corpo. Erga-se até a posição do shoulder bridge, vértebra por vértebra.

PRIMEIRA ETAPA
Inspire ao levantar um dos pés do chão e estenda o joelho de modo que as coxas fiquem paralelas e os joelhos, alinhados. Mantenha o joelho da perna de apoio flexionado e o pé no solo.

SEGUNDA ETAPA
Expire enquanto flexiona o joelho da perna estendida e a retorna ao solo. Repita o mesmo com a outra perna. Continue alternando as pernas por até 6 repetições.

EXERCÍCIOS DE PILATES | *Exercícios de estabilidade*

SWIMMING

Esse exercício trabalha toda a extensão da coluna, favorecendo a simetria do corpo inteiro e a coordenação da parte superior e inferior por meio da oposição de forças e da estabilidade da coluna. O swimming expande o peito e o quadril e fortalece a parte superior das costas e os glúteos. O fortalecimento da cadeia posterior e a estabilidade pélvica são benefícios que fazem esse exercício ser ideal para todos.

VISÃO GERAL

Alongue a coluna, distanciando o topo da cabeça do cóccix. Procure estender bem os braços e as pernas, afastando-os um do outro ao levantá-los para ampliar o alongamento. A fim de melhorar a estabilidade pélvica, concentre-se em manter a pelve neutra e evite inclinar-se para o lado. Este é um ótimo exercício complementar aos exercícios de pilates mais baseados em flexão, como o one leg stretch (p. 60) e o roll up (p. 122). Faça o swimming depois de concluir qualquer um deles para contrabalançar.

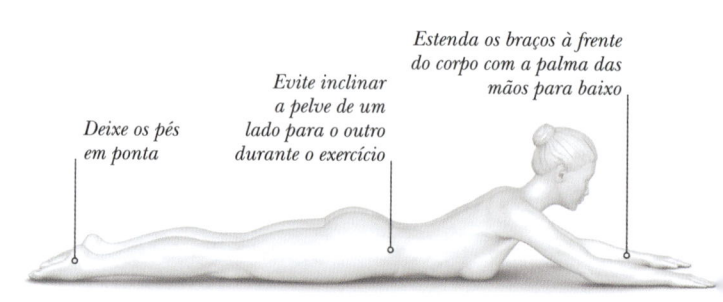

Deixe os pés em ponta

Evite inclinar a pelve de um lado para o outro durante o exercício

Estenda os braços à frente do corpo com a palma das mãos para baixo

ETAPA PREPARATÓRIA
Deite-se de bruços com as pernas estendidas e afastadas na largura do quadril e os dois braços estendidos à frente, na linha dos ombros, com a palma das mãos para baixo e no solo. A cabeça e o tórax estão levemente elevados e o olhar está voltado para fora, com a cervical alongada.

Parte inferior do corpo
Os **extensores do quadril** elevam as coxas, e os **flexores do quadril** se alongam. O **quadríceps** estende os joelhos. O **gastrocnêmio** e o **sóleo** flexionam os tornozelos; o **tibial anterior** e os **dorsiflexores do tornozelo** se alongam.

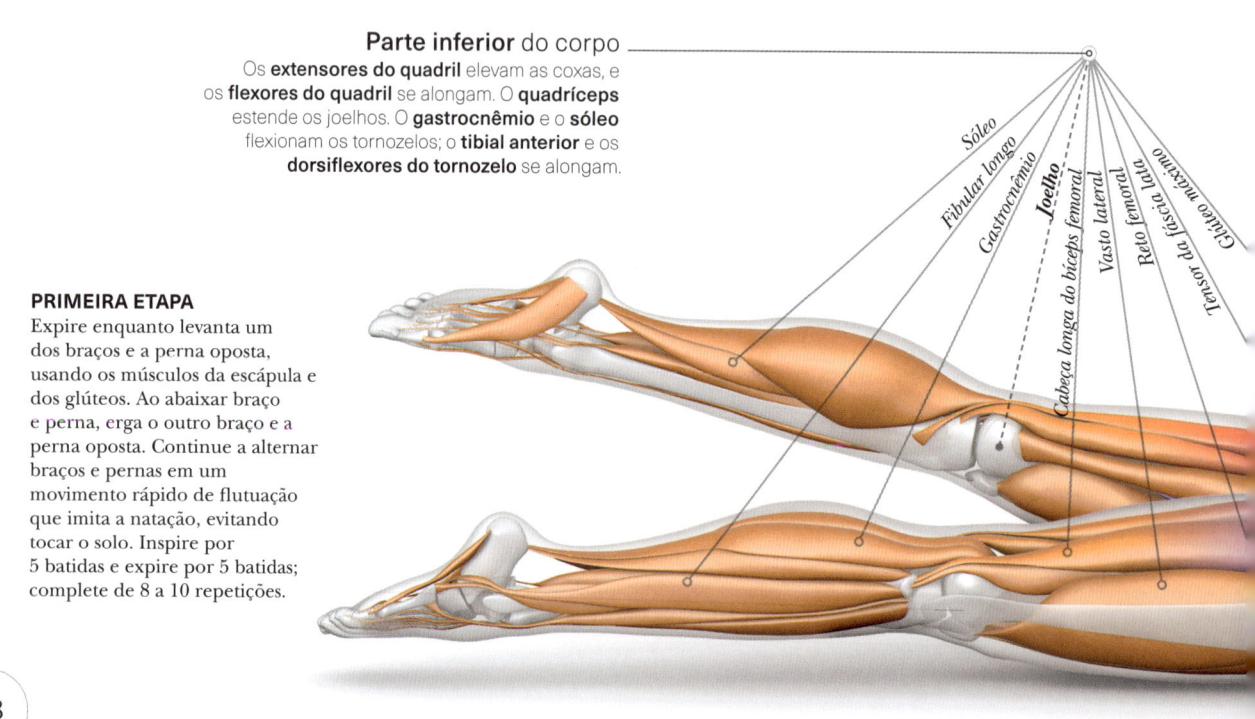

Sóleo · Fibular longo · Gastrocnêmio · Cabeça longa do bíceps femoral · Joelho · Vasto lateral · Reto femoral · Tensor da fáscia lata · Glúteo máximo

PRIMEIRA ETAPA
Expire enquanto levanta um dos braços e a perna oposta, usando os músculos da escápula e dos glúteos. Ao abaixar braço e perna, erga o outro braço e a perna oposta. Continue a alternar braços e pernas em um movimento rápido de flutuação que imita a natação, evitando tocar o solo. Inspire por 5 batidas e expire por 5 batidas; complete de 8 a 10 repetições.

LEGENDA

- ●-- *Articulações*
- ○— *Músculos*
- ● Encurtamento com tensão
- ● Alongamento com tensão
- ● Alongamento sem tensão
- ● Músculos mantidos imóveis

> ❝❞
> *Quase todas as* **atividades** *cotidianas se* **beneficiarão** *da prática do swimming.*

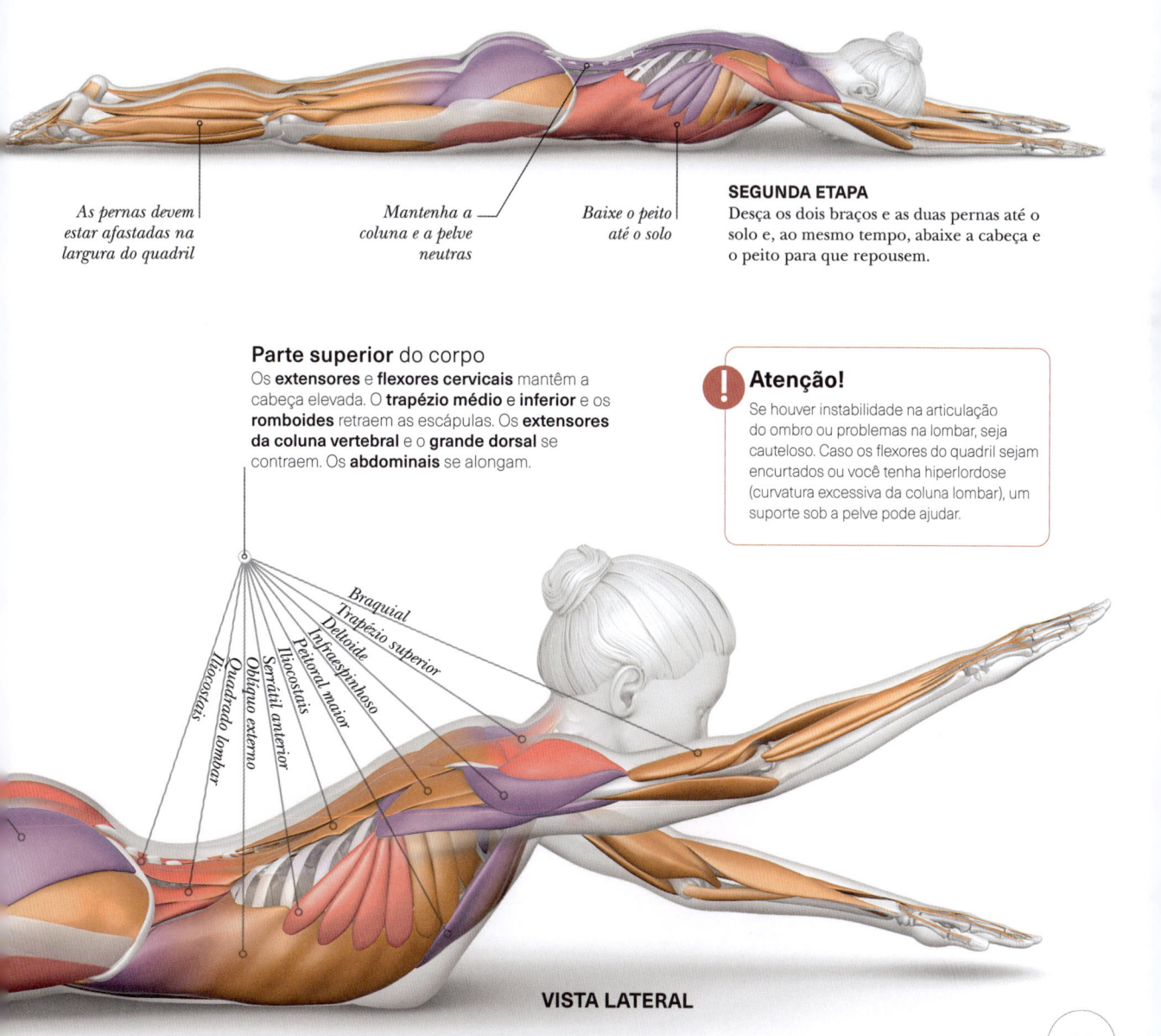

As pernas devem estar afastadas na largura do quadril

Mantenha a coluna e a pelve neutras

Baixe o peito até o solo

SEGUNDA ETAPA
Desça os dois braços e as duas pernas até o solo e, ao mesmo tempo, abaixe a cabeça e o peito para que repousem.

Parte superior do corpo
Os **extensores** e **flexores cervicais** mantêm a cabeça elevada. O **trapézio médio** e **inferior** e os **romboides** retraem as escápulas. Os **extensores da coluna vertebral** e o **grande dorsal** se contraem. Os **abdominais** se alongam.

❗ Atenção!
Se houver instabilidade na articulação do ombro ou problemas na lombar, seja cauteloso. Caso os flexores do quadril sejam encurtados ou você tenha hiperlordose (curvatura excessiva da coluna lombar), um suporte sob a pelve pode ajudar.

Braquial
Trapézio superior
Deltoide
Infraespinhoso
Peitoral maior
Serrátil anterior
Oblíquo externo
Quadrado lombar
Iliocostais

VISTA LATERAL

SWIMMING

» VARIAÇÕES

Deitar-se de bruços durante o exercício pode ser desconfortável para alguns. Coloque uma almofada fina sob a pelve caso sinta dor no osso púbico. Em ambas as variações, estenda os braços e as pernas em direções opostas enquanto se eleva e contrai o core para estabilizar a coluna.

LEGENDA
- Músculo-alvo primário
- Músculo-alvo secundário

OPÇÃO MAIS LENTA (COM A CABEÇA VOLTADA PARA BAIXO)

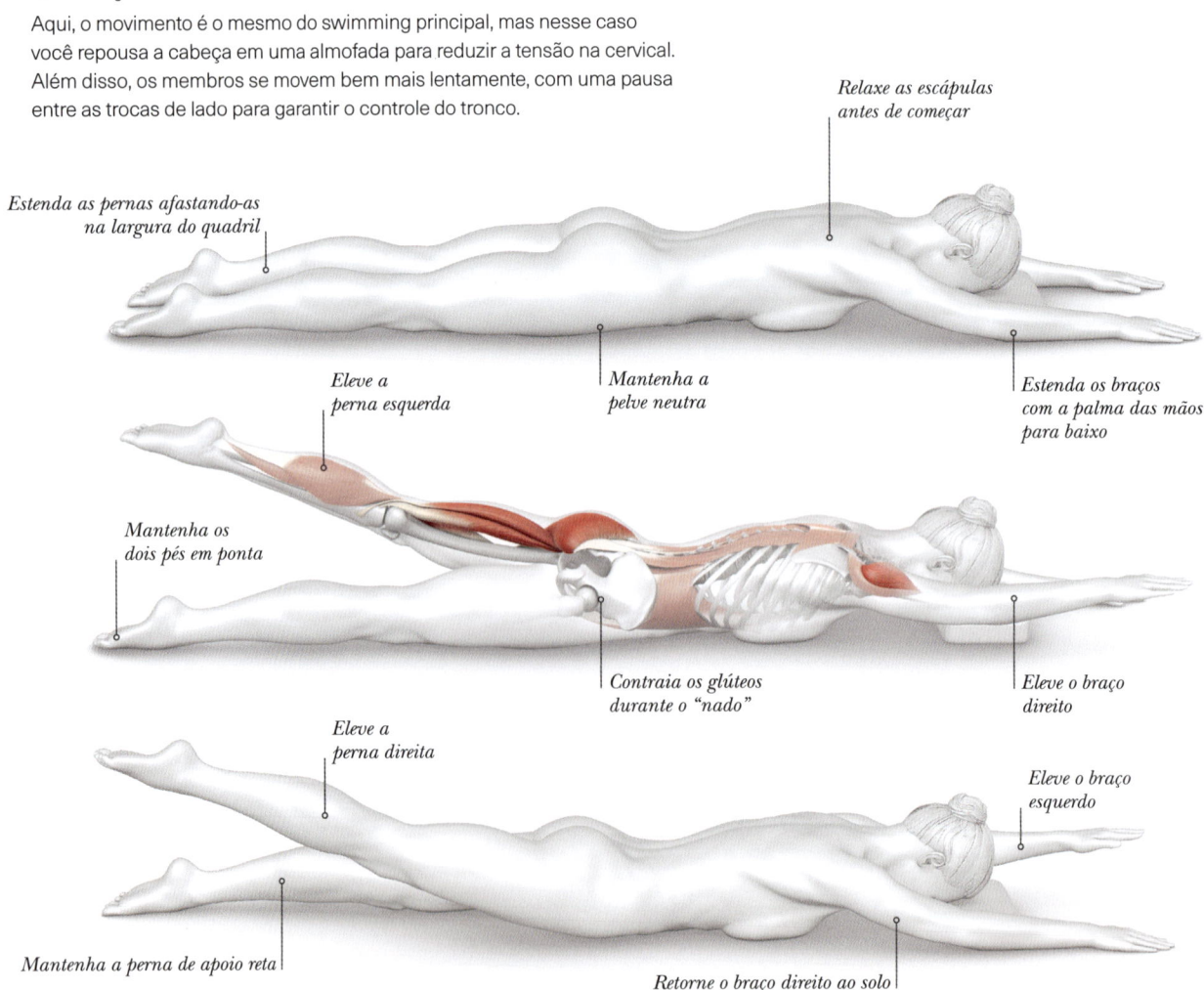

Aqui, o movimento é o mesmo do swimming principal, mas nesse caso você repousa a cabeça em uma almofada para reduzir a tensão na cervical. Além disso, os membros se movem bem mais lentamente, com uma pausa entre as trocas de lado para garantir o controle do tronco.

Estenda as pernas afastando-as na largura do quadril

Relaxe as escápulas antes de começar

Eleve a perna esquerda

Mantenha a pelve neutra

Estenda os braços com a palma das mãos para baixo

Mantenha os dois pés em ponta

Contraia os glúteos durante o "nado"

Eleve o braço direito

Eleve a perna direita

Eleve o braço esquerdo

Mantenha a perna de apoio reta

Retorne o braço direito ao solo

ETAPA PREPARATÓRIA
Deite-se de bruços com as pernas estendidas e alinhadas com o quadril. Estenda os dois braços à frente, alinhando-os com os ombros, com a palma das mãos voltada para baixo. Apoie a testa em uma almofada fina, mantendo a cervical alongada e as escápulas relaxadas.

PRIMEIRA ETAPA
Expire enquanto ergue um braço e a perna oposta usando os músculos das escápulas e dos glúteos. Mantenha o core contraído na parte inferior. Inspire ao descer o braço e a perna de volta ao solo.

SEGUNDA ETAPA
Repita o movimento no lado oposto e continue alternando pernas e braços por 8 a 10 repetições.

EXERCÍCIOS DE PILATES | *Exercícios de estabilidade*

QUATRO APOIOS

Esse exercício tem uma base de apoio bem menor e exige mais equilíbrio, pois você levanta o braço e a perna opostos. Certifique-se de sustentar o tórax, exercendo pressão sobre o solo, e de manter a coluna neutra durante todo o exercício.

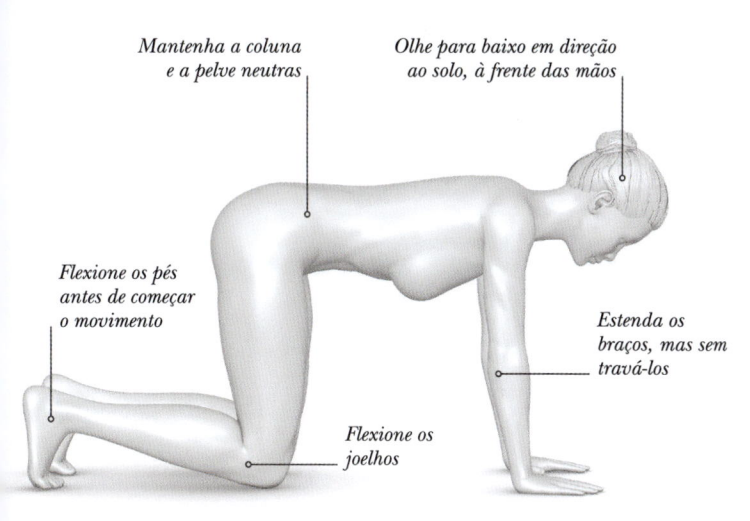

Mantenha a coluna e a pelve neutras

Olhe para baixo em direção ao solo, à frente das mãos

Flexione os pés antes de começar o movimento

Estenda os braços, mas sem travá-los

Flexione os joelhos

ETAPA PREPARATÓRIA

Entre na posição de quatro apoios, distribuindo o peso por igual entre mãos e joelhos. Certifique-se de que a coluna e a pelve estejam neutras, de que a cervical esteja alongada e de que o olhar esteja voltado para baixo, ligeiramente à frente das mãos. Inspire para se preparar.

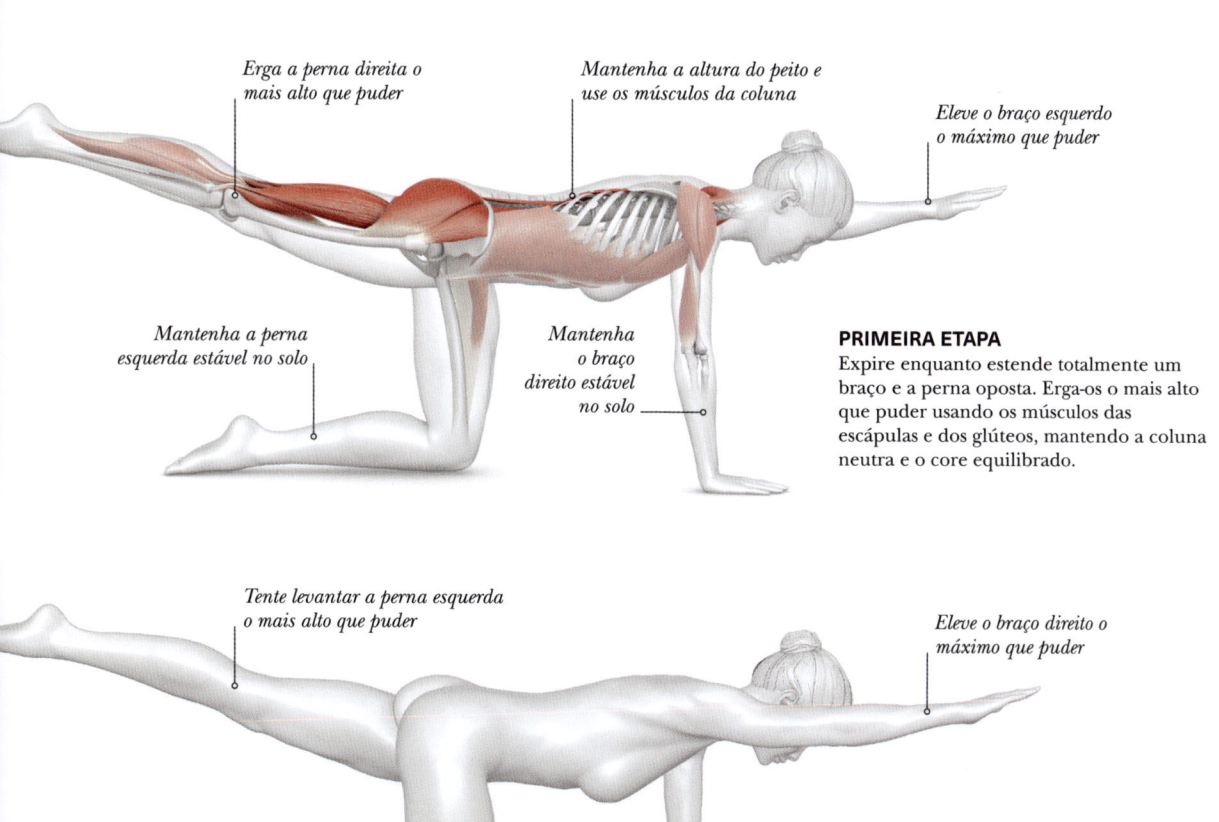

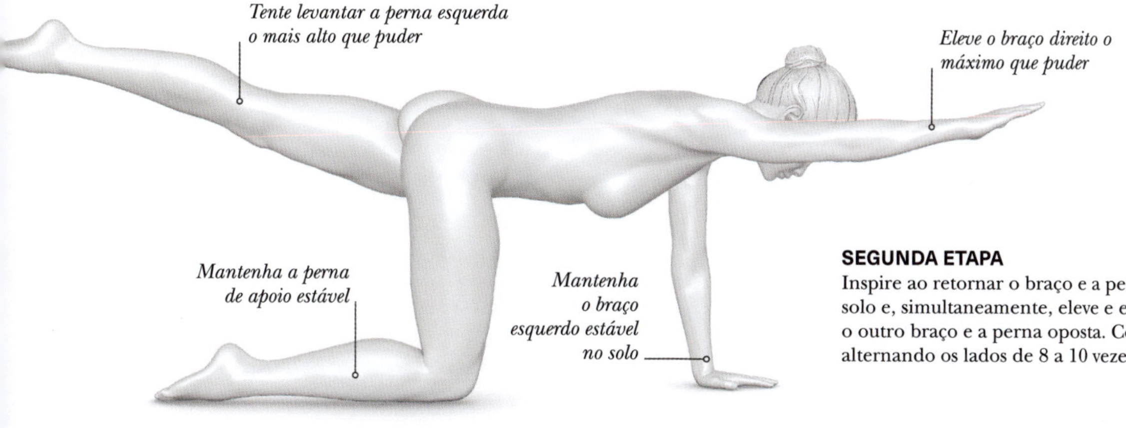

Erga a perna direita o mais alto que puder

Mantenha a altura do peito e use os músculos da coluna

Eleve o braço esquerdo o máximo que puder

Mantenha a perna esquerda estável no solo

Mantenha o braço direito estável no solo

PRIMEIRA ETAPA

Expire enquanto estende totalmente um braço e a perna oposta. Erga-os o mais alto que puder usando os músculos das escápulas e dos glúteos, mantendo a coluna neutra e o core equilibrado.

Tente levantar a perna esquerda o mais alto que puder

Eleve o braço direito o máximo que puder

Mantenha a perna de apoio estável

Mantenha o braço esquerdo estável no solo

SEGUNDA ETAPA

Inspire ao retornar o braço e a perna ao solo e, simultaneamente, eleve e estique o outro braço e a perna oposta. Continue alternando os lados de 8 a 10 vezes.

EXERCÍCIOS DE PILATES | *Exercícios de estabilidade*

SEAL

A "foca" desafia a estabilidade da coluna, além de mobilizá-la em flexão. O exercício desenvolve a sustentação do core, para manter a integridade da curva em C formada no rolamento, e trabalha a simetria, necessária para realizar o movimento.

VISÃO GERAL

Uma vez formada a posição preparatória, não é necessário qualquer outro ajuste além de encurvar a coluna ao rolar. Concentre-se em firmar o corpo em um bloco e em ativar o core. A velocidade deve ser a mesma ao rolar em ambas as direções, com uma pausa na posição sentada para equilibrar-se sobre os ísquios. Bata os pés um contra o outro mantendo o tronco ereto.

LEGENDA
- ●-- *Articulações*
- ○— *Músculos*
- ● Encurtamento com tensão
- ● Alongamento com tensão
- ● Alongamento sem tensão
- ● Músculos mantidos imóveis

VISTA LATERAL

Mantenha o olhar fixo para a frente

Segure levemente a lateral dos tornozelos

Contraia o core enquanto se equilibra na posição

Rotacione as pernas para fora

ETAPA PREPARATÓRIA
Sente-se em posição vertical sobre a pelve ligeiramente inclinada para trás. Flexione o quadril e os joelhos, eleve-os e gire-os externamente a partir do quadril. Junte a planta dos pés e estenda os braços para a frente.

PRIMEIRA ETAPA
Expire ao curvar a coluna em forma de C e rolar suavemente para trás, enrolando a pelve e a coluna e deixando que as pernas sigam o movimento. Mantenha a integridade da curva em C até se apoiar na parte superior do corpo, com os cotovelos na parte de dentro dos joelhos.

Pernas

Os **flexores do quadril** se contraem durante todo o exercício, enquanto os **pequenos rotadores** giram o quadril externamente para separar os joelhos. O **quadríceps** se alonga, enquanto os **isquiotibiais** e as **panturrilhas** se acionam para manter o ângulo de flexão do joelho.

Extensor longo dos dedos
Fibular longo
Tibial anterior
Gastrocnêmio
Cabeça longa do bíceps femoral
Vasto lateral
Tensor da fáscia lata
Glúteo máximo
Glúteo médio

> ⚠ **Atenção!**
> Por conta da pressão aplicada às vértebras nos movimentos de rolamento, esse exercício não é adequado para quem tem instabilidade cervical e lombar ou osteoporose.

Não trave os cotovelos

Una a planta dos pés

Mantenha o quadril abduzido

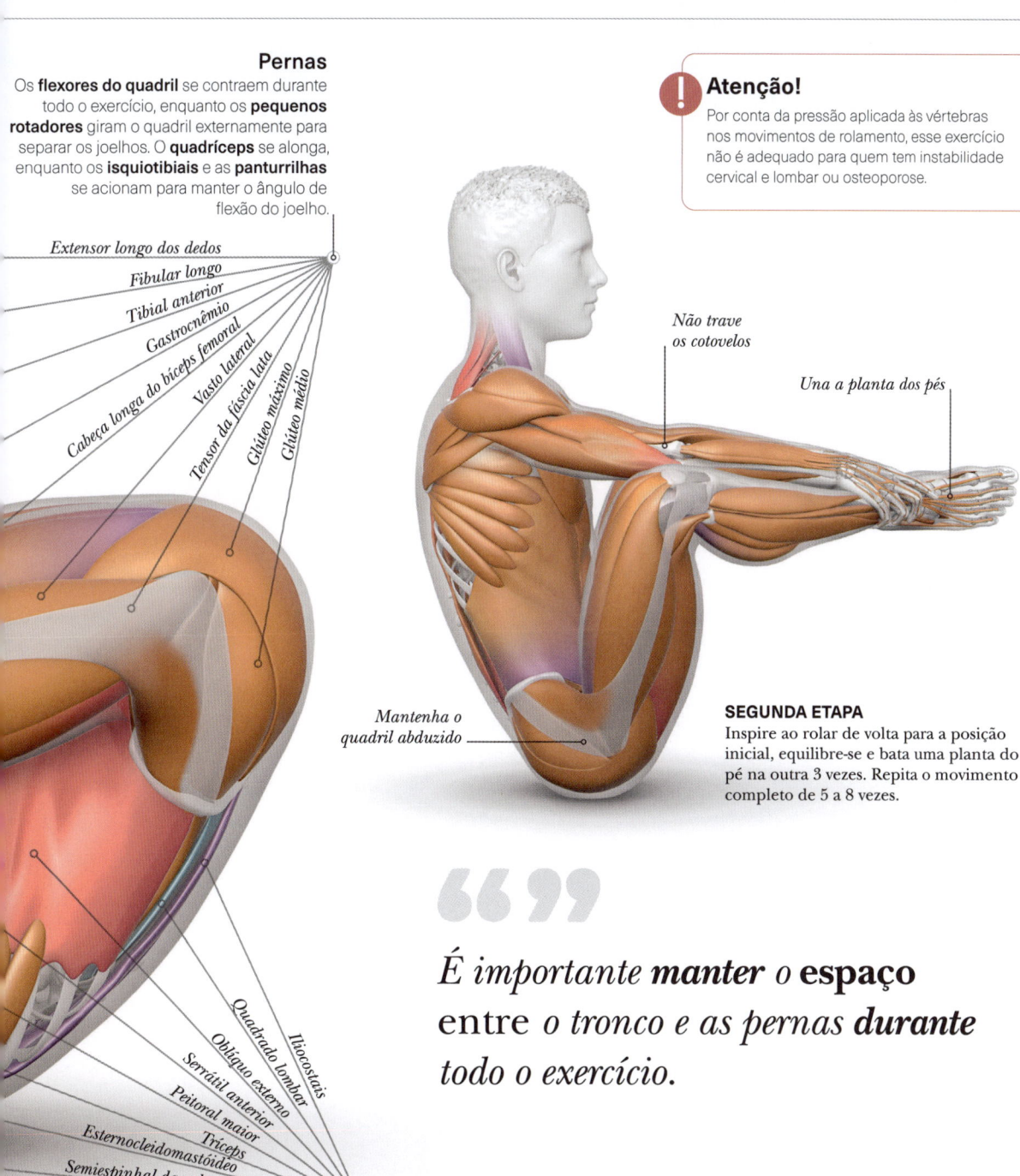

Iliocostais
Quadrado lombar
Oblíquo externo
Serrátil anterior
Peitoral maior
Tríceps
Esternocleidomastóideo
Semiespinhal da cabeça

SEGUNDA ETAPA
Inspire ao rolar de volta para a posição inicial, equilibre-se e bata uma planta do pé na outra 3 vezes. Repita o movimento completo de 5 a 8 vezes.

> 66 99
>
> *É importante **manter** o **espaço** entre o tronco e as pernas **durante** todo o exercício.*

Tronco e cervical

Os **extensores vertebrais** e **cervicais** se alongam, enquanto os **flexores cervicais** se contraem para evitar que a cabeça seja jogada para trás durante o rolamento.
O **peitoral maior** se contrai quando os braços aduzem para alcançar os tornozelos.

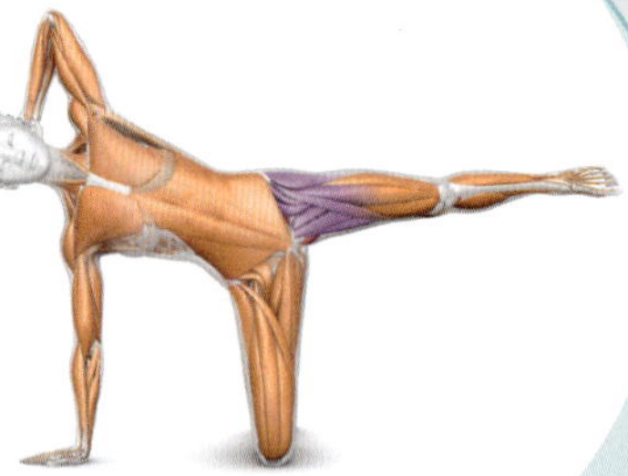

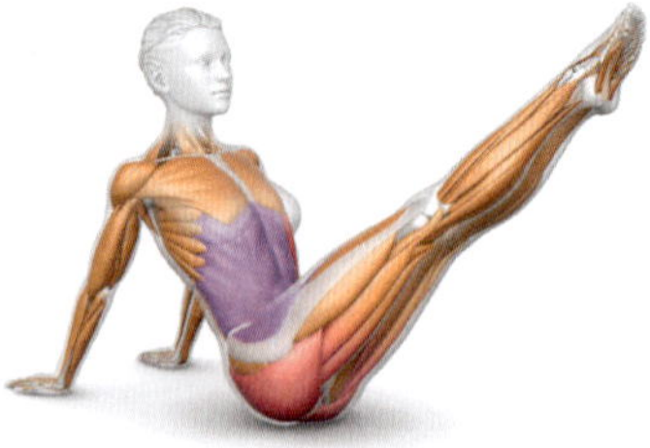

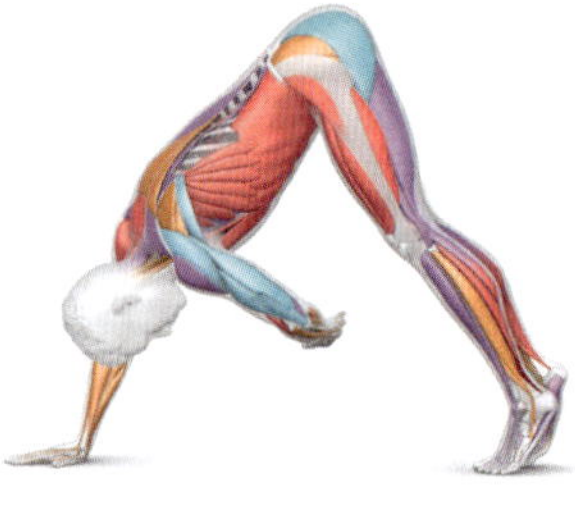

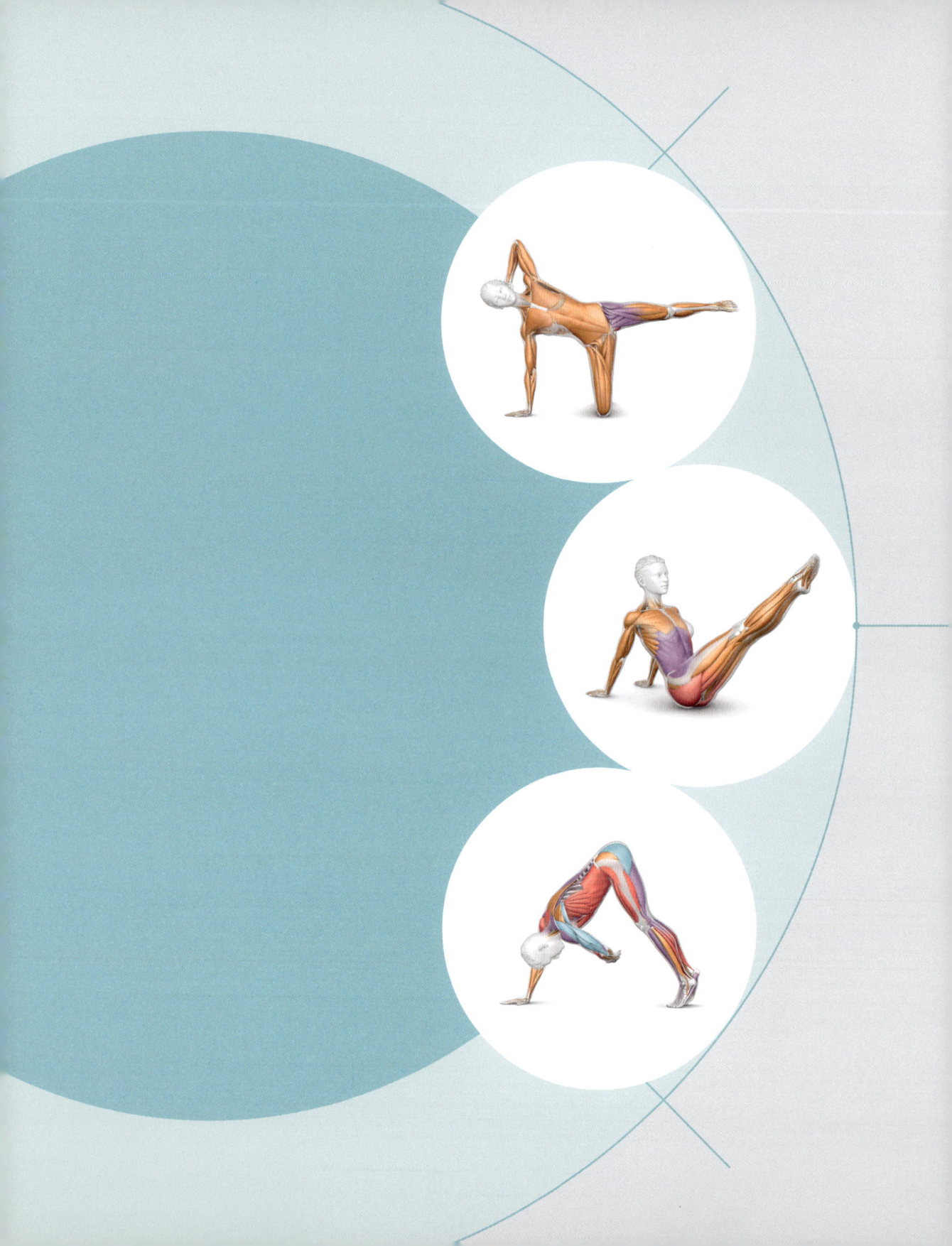

EXERCÍCIOS DE **ROTAÇÃO**

Os exercícios desta seção estabilizam as articulações através da rotação e melhoram sua função ao focar em grupos musculares geralmente menores e mais específicos. Eles aumentam a amplitude de movimento das articulações e, ao mesmo tempo, fortalecem os músculos correspondentes. A força de rotação é especialmente importante para a pelve e o quadril – área que serve como base para toda a funcionalidade dos membros inferiores, dá suporte à nossa estabilidade lateral e transfere energia do tronco e para o tronco.

EXERCÍCIOS DE PILATES | *Exercícios de rotação*

ONE LEG CIRCLE

Esse exercício é um desafio multidirecional e de resistência para a estabilidade do core e da pelve, o que lhe confere um lugar único no repertório do pilates. Ele também alonga a parte posterior dos isquiotibiais e trabalha os flexores do quadril na parte anterior. Pode ser excelente para reabilitar lesões nos adutores ou preparar o retorno a esportes que exigem mudanças de direção.

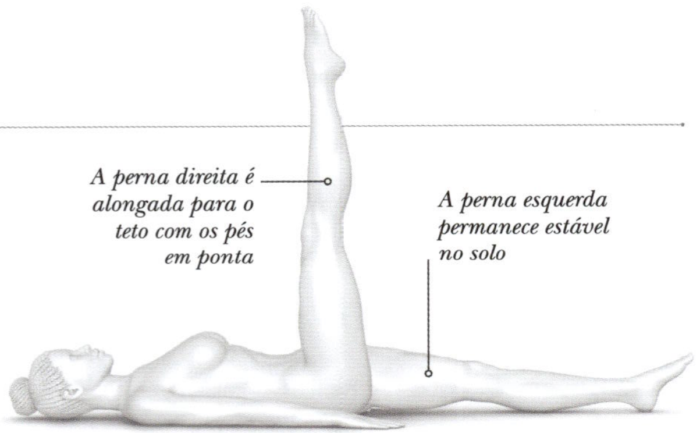

VISÃO GERAL

Comece fazendo pequenos círculos e aumente-os gradualmente, à medida que conseguir controlar o tronco e mantê-lo imóvel. Use os braços para se apoiar no solo e aumentar a estabilidade e os músculos da coluna e do core para obter maior suporte. Ao girar a perna externamente, mantenha o lado oposto do quadril e o core contraídos para firmar a pelve e evitar que o tronco acompanhe o movimento da perna.

A perna direita é alongada para o teto com os pés em ponta

A perna esquerda permanece estável no solo

ETAPA PREPARATÓRIA

Deite-se de costas com as duas pernas estendidas e afastadas na largura do quadril, com a coluna e a pelve em posição neutra. Apoie os dois braços ao lado do corpo com a palma das mãos voltada para baixo. Estenda o joelho de uma das pernas, levando-a em direção ao teto, com os pés em ponta.

LEGENDA

- ●-- Articulações
- ○— Músculos
- ● Encurtamento com tensão
- ● Alongamento com tensão
- ● Alongamento sem tensão
- ● Músculos mantidos imóveis

Pernas

Os **flexores do quadril** se ativam para manter o quadril flexionado durante todo o movimento. O **quadríceps** se contrai para estender os joelhos, enquanto os **isquiotibiais** se alongam. À medida que a perna gira externamente, os **glúteos** e o **tensor da fáscia lata** se contraem. Os **adutores**, o **grácil** e o pectíneo levam a perna até a linha média.

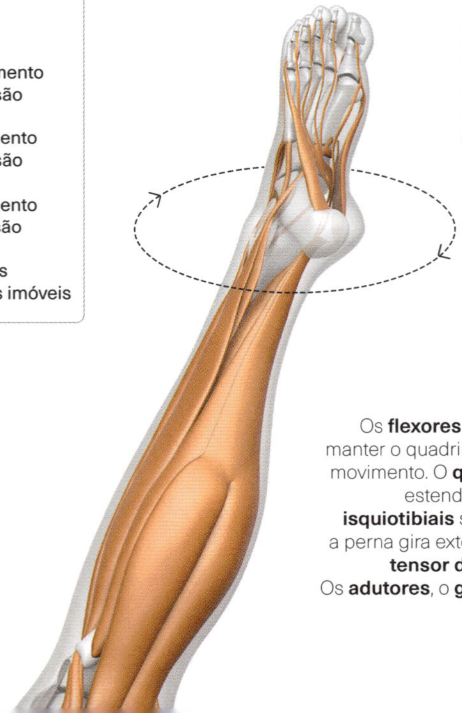

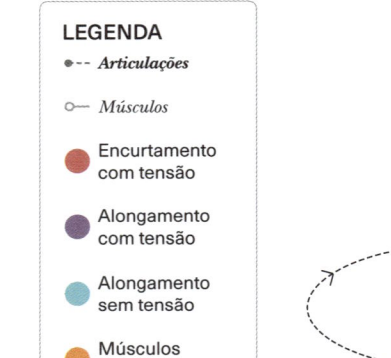

Os músculos abdominais trabalham intensamente para manter o tronco estável na hora de girar a perna.

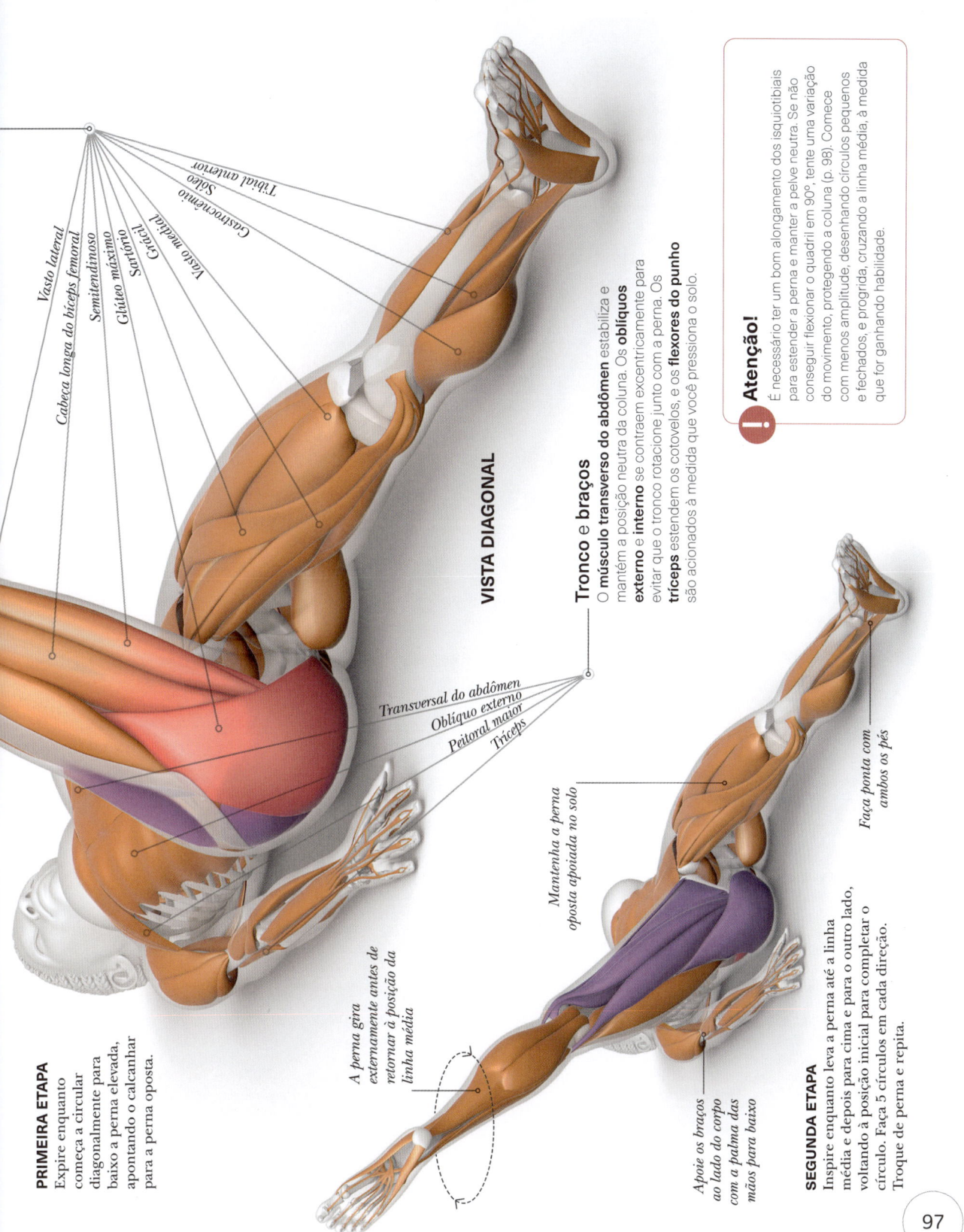

PRIMEIRA ETAPA

Expire enquanto começa a circular diagonalmente para baixo a perna elevada, apontando o calcanhar para a perna oposta.

Vasto lateral
Cabeça longa do bíceps femoral
Semitendinoso
Glúteo máximo
Sartório
Grácil
Vasto medial
Gastrocnêmio
Sóleo
Tibial anterior

Transversal do abdômen
Oblíquo externo
Peitoral maior
Tríceps

A perna gira externamente antes de retornar à posição da linha média

Mantenha a perna oposta apoiada no solo

VISTA DIAGONAL

Tronco e braços
O **músculo transverso do abdômen** estabiliza e mantém a posição neutra da coluna. Os **oblíquos externo** e **interno** se contraem excentricamente para evitar que o tronco rotacione junto com a perna. Os **tríceps** estendem os cotovelos, e os **flexores do punho** são acionados à medida que você pressiona o solo.

Apoie os braços ao lado do corpo com a palma das mãos para baixo

Faça ponta com ambos os pés

SEGUNDA ETAPA

Inspire enquanto leva a perna até a linha média e depois para cima e para o outro lado, voltando à posição inicial para completar o círculo. Faça 5 círculos em cada direção. Troque de perna e repita.

> **Atenção!**
>
> É necessário ter um bom alongamento dos isquiotibiais para estender a perna e manter a pelve neutra. Se não conseguir flexionar o quadril em 90°, tente uma variação do movimento, protegendo a coluna (p. 98). Comece com menos amplitude, desenhando círculos pequenos e fechados, e progrida, cruzando a linha média, à medida que for ganhando habilidade.

97

ONE LEG CIRCLE

» VARIAÇÕES

Todas essas variações mantêm a perna de apoio flexionada com o pé no solo para maior estabilidade pélvica. Pressione a perna de apoio para baixo, para obter melhor estabilidade, à medida que a outra perna se move para o lado. Tente manter a pelve imóvel em cada uma dessas variações antes de avançar para o one leg circle principal.

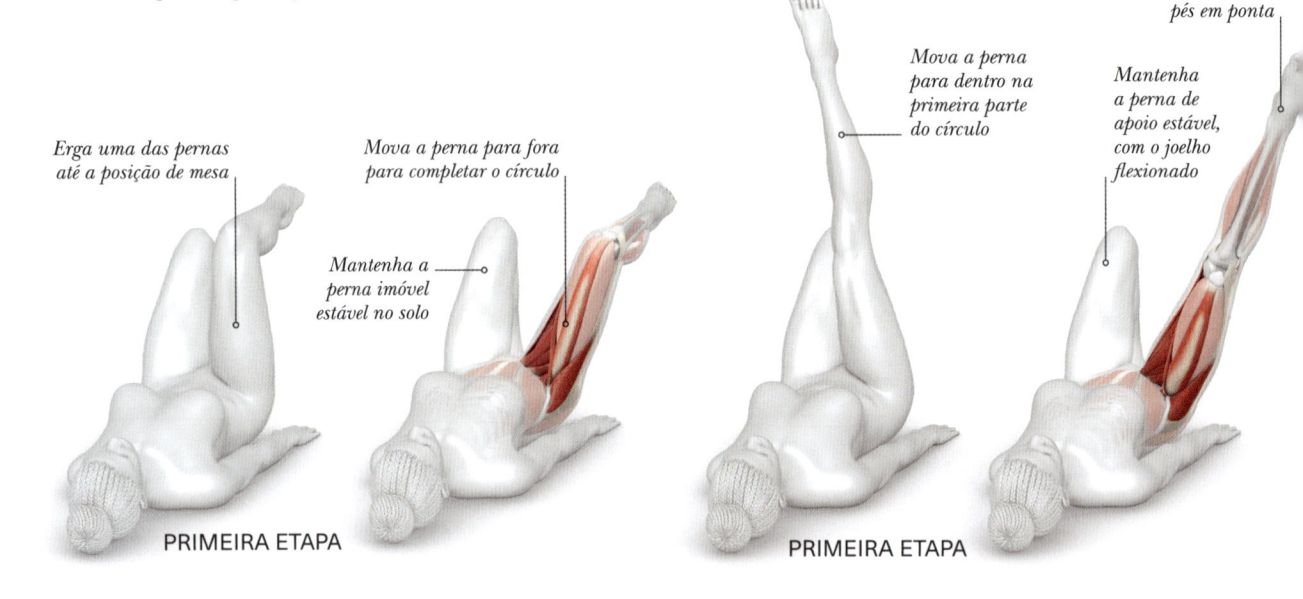

Erga uma das pernas até a posição de mesa

Mova a perna para fora para completar o círculo

Mantenha a perna imóvel estável no solo

PRIMEIRA ETAPA

Mova a perna para dentro na primeira parte do círculo

Mantenha os pés em ponta

Mantenha a perna de apoio estável, com o joelho flexionado

PRIMEIRA ETAPA

PERNAS FLEXIONADAS

Essa variação tem uma alavanca curta na perna para que o foco seja a estabilização da pelve e a contração do core enquanto a perna gira. O movimento de rotação vem da articulação do quadril e do joelho, e a parte inferior da perna acompanha.

ETAPA PREPARATÓRIA
Deite-se de costas com as pernas afastadas na largura do quadril, com quadril e joelhos flexionados e pés apoiados no solo. Mantenha a coluna e a pelve em posição neutra e apoie os braços ao lado do corpo com a palma das mãos voltada para baixo. Certifique-se de que a cabeça e a cervical também estejam em posição neutra.

PRIMEIRA ETAPA
Erga uma das pernas até a posição de mesa e comece a girá-la, movendo-a a partir da articulação do quadril. Expire quando girar a perna internamente, na primeira parte do círculo, e inspire quando girar externamente, para completar o movimento. Repita de 5 a 8 vezes em cada direção.

SEGUNDA ETAPA
Troque de perna e complete a sequência de círculos com a outra perna.

UMA PERNA ESTENDIDA

Nessa variação, a perna está totalmente estendida. Comece com círculos pequenos e precisos no alto e avance para círculos mais amplos e baixos à medida que você se sentir mais confiante e capaz de manter a pelve estável.

ETAPA PREPARATÓRIA
Deite-se de costas com as pernas afastadas na largura do quadril, flexionadas no quadril e nos joelhos, e com os pés apoiados no solo. Mantenha a coluna e a pelve em posição neutra e apoie os braços ao lado do corpo com a palma das mãos voltada para baixo. Mantenha a cabeça e a cervical em posição neutra.

PRIMEIRA ETAPA
Estenda o joelho de uma das pernas, levando-a em direção ao teto com os pés em ponta e comece a girá-la, movendo-a a partir da articulação do quadril. Expire ao rodar internamente na primeira parte do círculo, e inspire quando rodar externamente, completando o círculo. Repita de 5 a 8 vezes em cada direção.

SEGUNDA ETAPA
Troque de perna e complete a sequência com a outra perna.

EXERCÍCIOS DE PILATES | *Exercícios de rotação*

COM A FAIXA ELÁSTICA

Nesta variação, o uso da faixa elástica permite maior amplitude de movimento, desenhando círculos maiores. Apoie os cotovelos no solo e mova a perna o máximo que puder com a faixa.

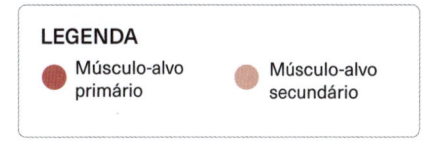

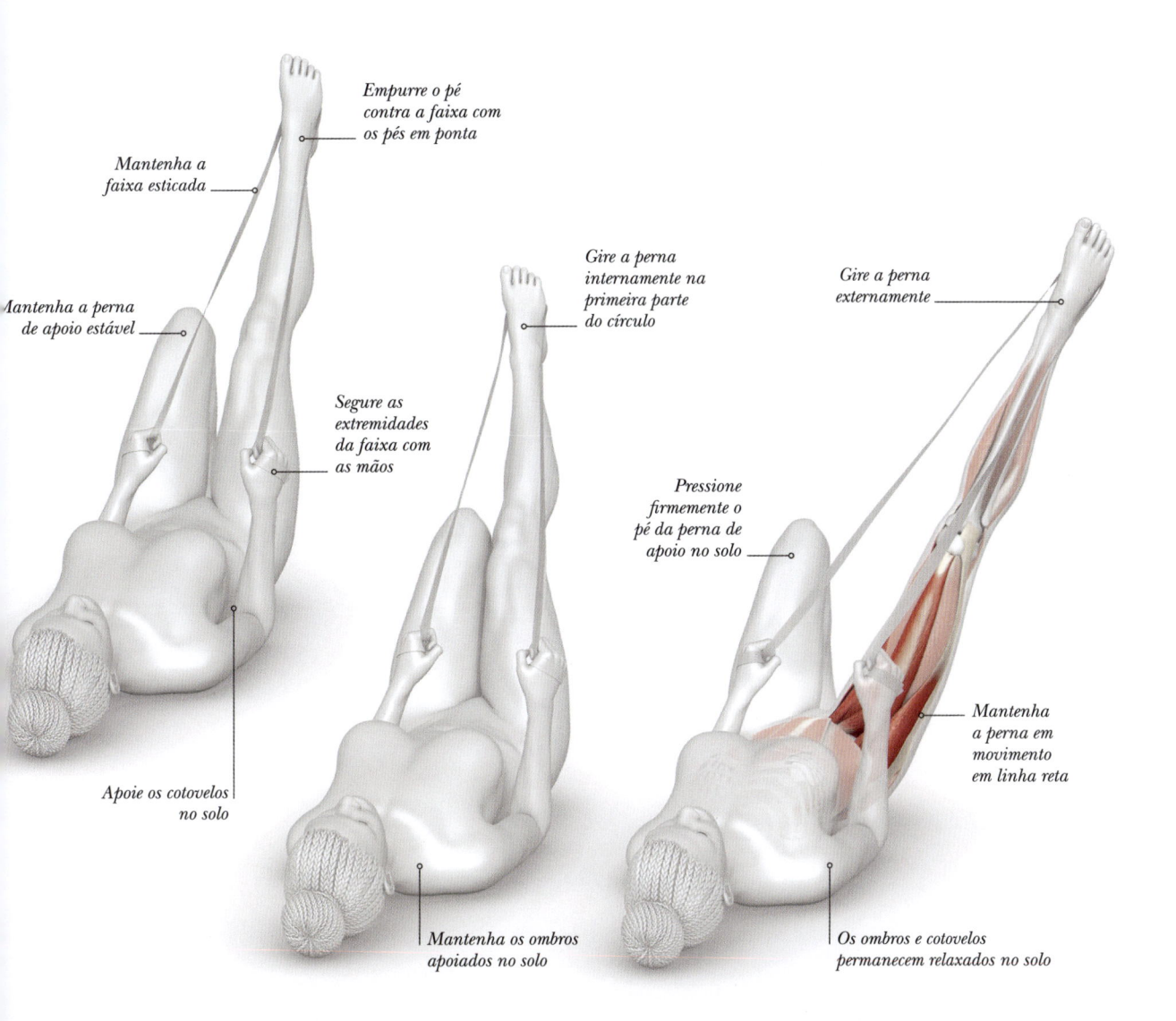

LEGENDA
- Músculo-alvo primário
- Músculo-alvo secundário

Mantenha a faixa esticada

Empurre o pé contra a faixa com os pés em ponta

Mantenha a perna de apoio estável

Segure as extremidades da faixa com as mãos

Gire a perna internamente na primeira parte do círculo

Gire a perna externamente

Pressione firmemente o pé da perna de apoio no solo

Mantenha a perna em movimento em linha reta

Apoie os cotovelos no solo

Mantenha os ombros apoiados no solo

Os ombros e cotovelos permanecem relaxados no solo

ETAPA PREPARATÓRIA
Deite-se de costas com as pernas afastadas na largura do quadril, com o quadril e o joelho flexionados e os pés apoiados no solo. Passe a faixa ao redor de um dos pés e estenda o joelho de uma das pernas, levando-a em direção ao teto, com os dedos dos pés em ponta.

PRIMEIRA ETAPA
Comece a mover a perna em círculos, a partir da articulação do quadril. Expire ao girar a perna internamente, na primeira parte do círculo, e inspire ao girá-la externamente, completando o círculo. Repita de 5 a 8 vezes em cada direção.

SEGUNDA ETAPA
Troque de lado e repita a sequência com a outra perna.

EXERCÍCIOS DE PILATES | *Exercícios de rotação*

SIDE KICK

Esse exercício é excelente para aprimorar a **estabilidade rotacional da pelve**, com foco na força e na resistência dos glúteos. Além disso, trabalha o equilíbrio na posição lateral e fortalece os músculos abdominais oblíquos, desafiados pela mobilidade do tronco durante o movimento das pernas.

Flexione o tornozelo, guiando o movimento com o calcanhar

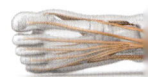

VISÃO GERAL

No side kick, o desafio é manter a perna superior alinhada com o quadril para promover o correto alinhamento e ativação muscular. Durante o chute para a frente, faça uma flexão plantar para alcançar mais longe. Ao retornar, faça uma dorsiflexão para alongar os músculos isquiotibiais. Comece com uma amplitude reduzida e aumente gradualmente, à medida que se familiariza com o movimento.

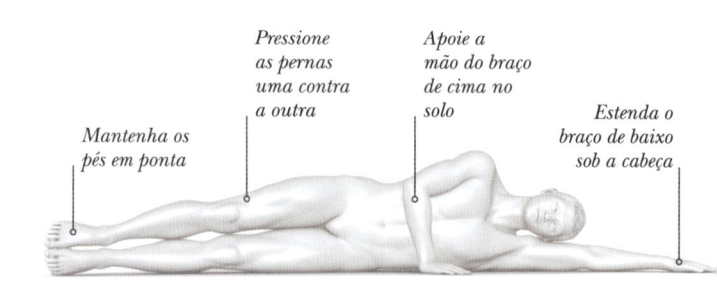

Mantenha os pés em ponta

Pressione as pernas uma contra a outra

Apoie a mão do braço de cima no solo

Estenda o braço de baixo sob a cabeça

ETAPA PREPARATÓRIA
Deite-se de lado com a coluna e a pelve em posição neutra, as pernas alongadas e ligeiramente flexionadas no quadril. Mantenha os ombros, os dois lados do quadril e os tornozelos alinhados um sobre o outro. Estenda o braço de baixo na direção da cabeça, de modo a apoiar a orelha na parte superior do ombro. Flexione o cotovelo de cima e apoie levemente a mão no solo.

Parte inferior do corpo
Na perna inferior, os **adutores** trabalham com os **glúteos** e os **isquiotibiais** para conferir estabilidade. Os **flexores do quadril** movem a perna superior para a frente; no retorno, os **glúteos** e os **isquiotibiais** a levam para trás. O **quadríceps** é ativado de maneira bilateral.

Adutor magno
Adutor longo
Vasto medial
Reto femoral
Vasto lateral
Joelho
Gastrocnêmio
Tibial anterior
Sóleo

PRIMEIRA ETAPA
Expire enquanto ergue a perna de cima até a altura do quadril, paralelamente à perna de baixo e mantendo os dedos dos pés em ponta. Leve a perna para a frente o máximo que puder. Mantenha o tronco e a pelve estáveis.

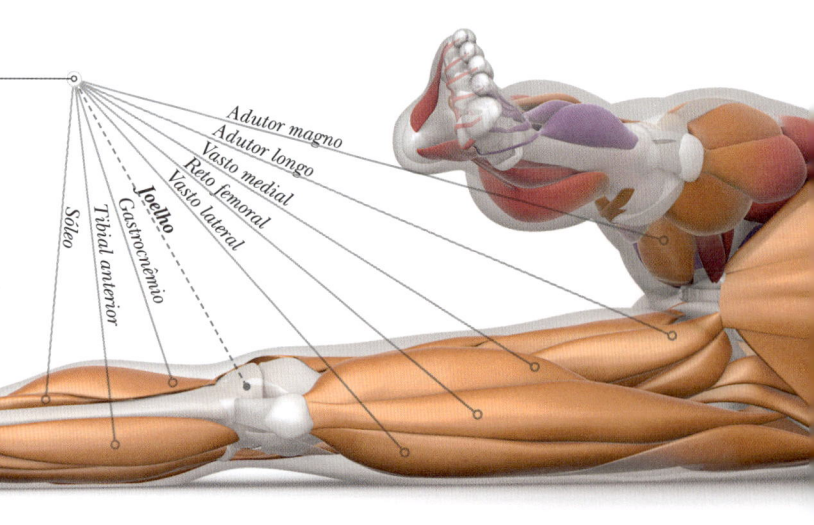

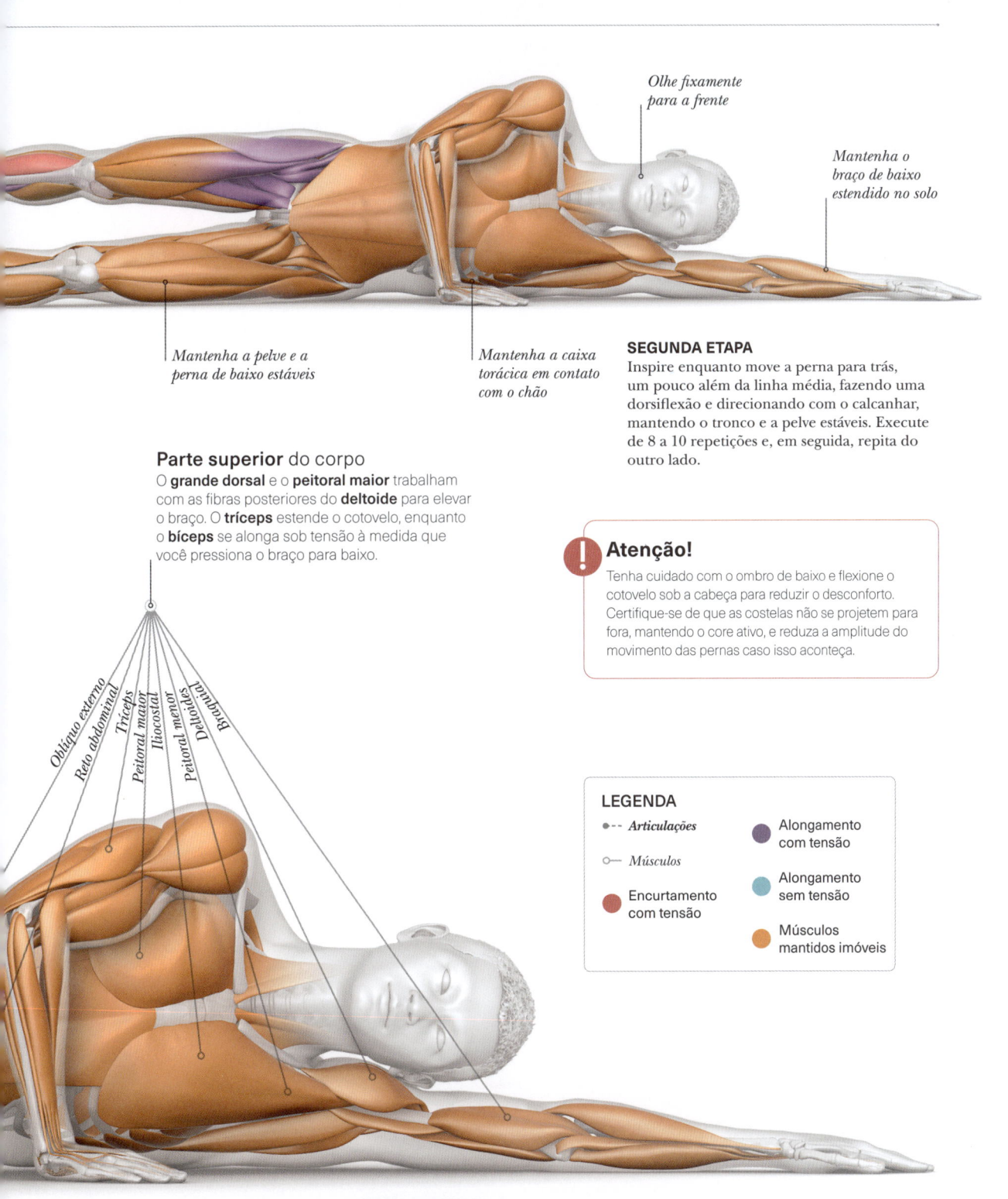

Olhe fixamente para a frente

Mantenha o braço de baixo estendido no solo

Mantenha a pelve e a perna de baixo estáveis

Mantenha a caixa torácica em contato com o chão

SEGUNDA ETAPA
Inspire enquanto move a perna para trás, um pouco além da linha média, fazendo uma dorsiflexão e direcionando com o calcanhar, mantendo o tronco e a pelve estáveis. Execute de 8 a 10 repetições e, em seguida, repita do outro lado.

Parte superior do corpo
O **grande dorsal** e o **peitoral maior** trabalham com as fibras posteriores do **deltoide** para elevar o braço. O **tríceps** estende o cotovelo, enquanto o **bíceps** se alonga sob tensão à medida que você pressiona o braço para baixo.

! Atenção!
Tenha cuidado com o ombro de baixo e flexione o cotovelo sob a cabeça para reduzir o desconforto. Certifique-se de que as costelas não se projetem para fora, mantendo o core ativo, e reduza a amplitude do movimento das pernas caso isso aconteça.

Oblíquo externo
Reto abdominal
Tríceps
Peitoral maior
Iliocostal
Peitoral menor
Deltoides
Braquial

LEGENDA
•-- *Articulações*
○— *Músculos*
● Encurtamento com tensão
● Alongamento com tensão
● Alongamento sem tensão
● Músculos mantidos imóveis

VISTA LATERAL

SIDE KICK

» VARIAÇÕES

O side kick corresponde a um movimento cotidiano feito com as pernas, de flexão e extensão do quadril, que executamos até mesmo ao caminhar. Essas variações permitem que tanto os iniciantes (variação com os joelhos flexionados) quanto os mais experientes (os dois outros exercícios) fortaleçam ainda mais os oblíquos e glúteos. A última variação é avançada, incluindo também um desafio para a parte superior do corpo.

COM OS JOELHOS FLEXIONADOS

Esta variação com alavanca curta desenvolve resistência mais facilmente. Tente manter a perna inteira na mesma altura enquanto a move para a frente e para trás. Coloque uma bola macia atrás do joelho para ativar ainda mais os glúteos e os isquiotibiais.

LEGENDA
● Músculo-alvo primário
● Músculo-alvo secundário

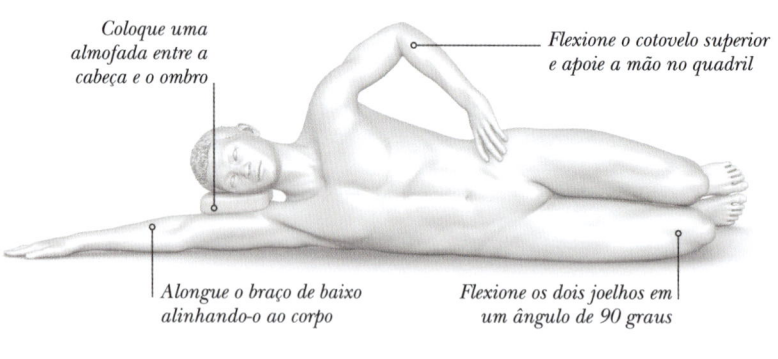

Coloque uma almofada entre a cabeça e o ombro

Flexione o cotovelo superior e apoie a mão no quadril

Alongue o braço de baixo alinhando-o ao corpo

Flexione os dois joelhos em um ângulo de 90 graus

ETAPA PREPARATÓRIA
Deite-se de lado com a coluna e a pelve em posição neutra, o quadril levemente flexionado e os joelhos flexionados a aproximadamente 90 graus. Mantenha os ombros, os dois lados do quadril e os tornozelos alinhados. Alongue o braço de baixo alinhando-o ao corpo e coloque uma almofada fina entre a orelha e o ombro.

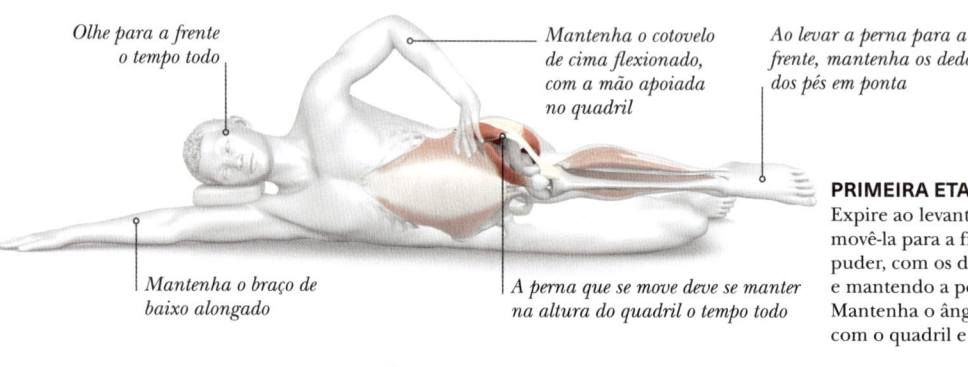

Olhe para a frente o tempo todo

Mantenha o cotovelo de cima flexionado, com a mão apoiada no quadril

Ao levar a perna para a frente, mantenha os dedos dos pés em ponta

Mantenha o braço de baixo alongado

A perna que se move deve se manter na altura do quadril o tempo todo

PRIMEIRA ETAPA
Expire ao levantar a perna de cima e movê-la para a frente o máximo que puder, com os dedos dos pés em ponta e mantendo a perna de baixo imóvel. Mantenha o ângulo de flexão do joelho, com o quadril e o joelho no mesmo nível.

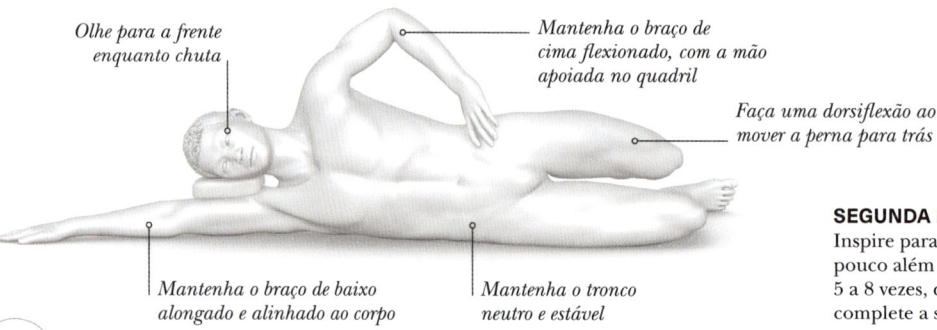

Olhe para a frente enquanto chuta

Mantenha o braço de cima flexionado, com a mão apoiada no quadril

Faça uma dorsiflexão ao mover a perna para trás

Mantenha o braço de baixo alongado e alinhado ao corpo

Mantenha o tronco neutro e estável

SEGUNDA ETAPA
Inspire para levar a perna para trás um pouco além da linha média. Repita de 5 a 8 vezes, depois troque de lado e complete a sequência com a outra perna.

EXERCÍCIOS DE PILATES | *Exercícios de rotação*

COM AS DUAS PERNAS ELEVADAS

Esse movimento dá continuidade ao side kick e adiciona a exigência de se equilibrar de lado sem o suporte das pernas no solo. Isso requer maior força dos oblíquos e dos glúteos para sustentação. Certifique-se de não sentir dor na lateral do quadril ao executar essa variação.

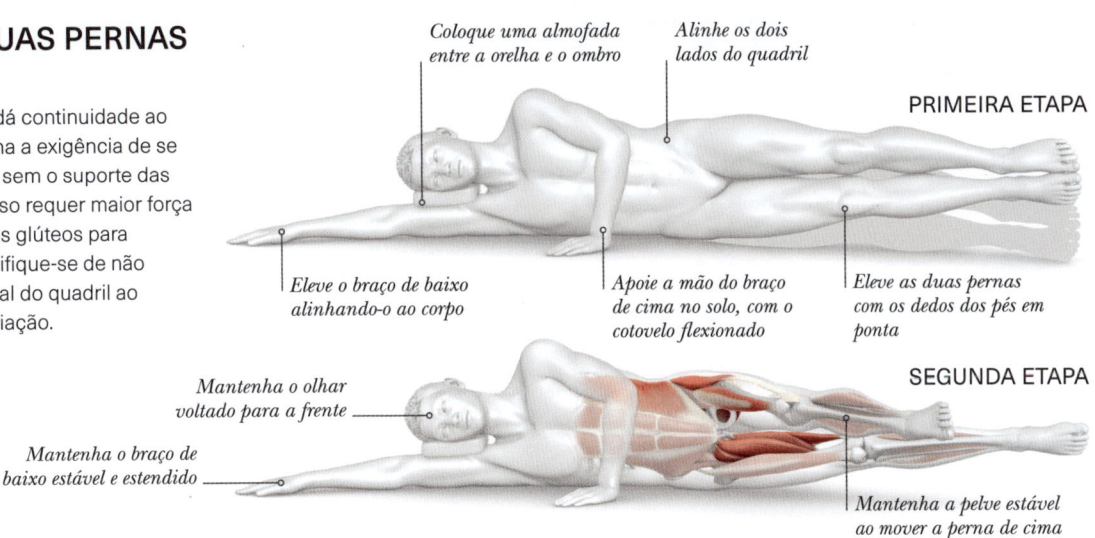

Coloque uma almofada entre a orelha e o ombro

Alinhe os dois lados do quadril

PRIMEIRA ETAPA

Eleve o braço de baixo alinhando-o ao corpo

Apoie a mão do braço de cima no solo, com o cotovelo flexionado

Eleve as duas pernas com os dedos dos pés em ponta

SEGUNDA ETAPA

Mantenha o olhar voltado para a frente

Mantenha o braço de baixo estável e estendido

Mantenha a pelve estável ao mover a perna de cima

ETAPA PREPARATÓRIA
Deite-se de lado com a coluna e a pelve em posição neutra, as pernas estendidas e ligeiramente flexionadas no quadril. Mantenha os ombros, os dois lados do quadril e os tornozelos alinhados. Estenda o braço de baixo alinhando-o ao corpo.

PRIMEIRA ETAPA
Eleve a perna de cima até a largura do quadril e depois erga a perna de baixo até as duas se encontrarem, de modo que fiquem unidas no mesmo nível. As duas pernas permanecerão no ar durante todo o exercício.

SEGUNDA ETAPA
Expire enquanto leva a perna de cima o máximo que puder para a frente, direcionando-a com o calcanhar. Inspire e deslize a perna para trás. Repita de 5 a 8 vezes e, em seguida, execute a sequência do outro lado.

COM APOIO NO COTOVELO E AS DUAS PERNAS ELEVADAS

Essa posição requer boa estabilidade dos ombros. Retraia suavemente as escápulas para ativar os músculos dessa região e manter a elevação, evitando o colapso do ombro inferior. Relaxe a cervical.

Apoie o braço de cima no quadril

Mantenha as duas pernas elevadas durante todo o exercício

PRIMEIRA ETAPA

Apoie o antebraço de baixo no solo, com o cotovelo sob o ombro

Aponte os dedos dos pés, mas realize a flexão pelo calcanhar durante o movimento

ETAPA PREPARATÓRIA
Deite-se de lado com a coluna e a pelve em posição neutra, com as pernas estendidas e ligeiramente flexionadas no quadril. Mantenha os dois lados do quadril e os tornozelos alinhados. Apoie o antebraço inferior no solo com o cotovelo sob o ombro e erga a parte inferior da cintura, alongando o tronco. Apoie a mão de cima no quadril durante todo o exercício.

PRIMEIRA ETAPA
Expire ao levantar a perna de cima até a altura do quadril e erga a perna de baixo para encontrá-la, de modo que elas fiquem unidas no ar.

SEGUNDA ETAPA
Expire enquanto leva a perna de cima para a frente o máximo que puder, mantendo o tronco e a pelve estáveis. Inspire enquanto move a perna para trás, um pouco além da linha média, fazendo uma dorsiflexão, liderando o movimento pelo calcanhar. Repita de 8 a 10 vezes e, em seguida, execute a sequência do outro lado.

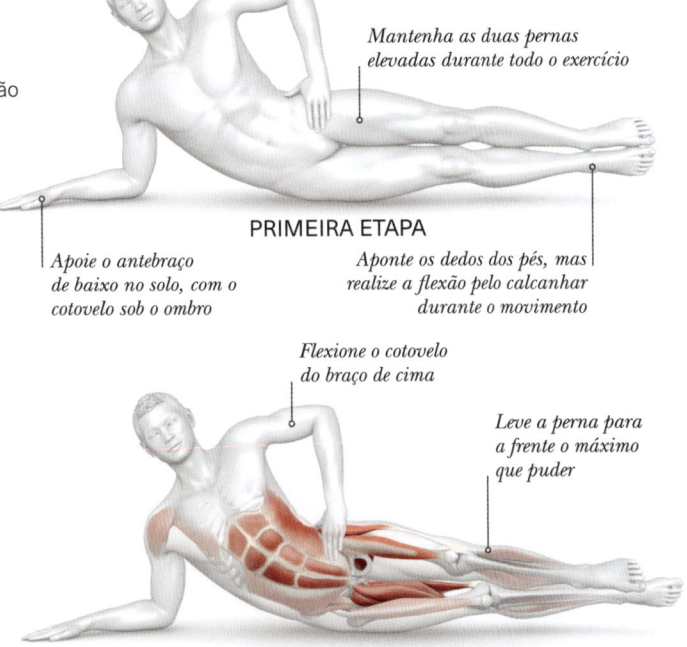

Flexione o cotovelo do braço de cima

Leve a perna para a frente o máximo que puder

SEGUNDA ETAPA

103

EXERCÍCIOS DE PILATES | *Exercícios de rotação*

HIP TWIST

Esse exercício de nível avançado desenvolve o **controle rotacional da pelve** e a força dos músculos oblíquos abdominais para controlar as pernas e a mobilidade da coluna nas variações (ver p. 106). É uma combinação de vários elementos do teaser (p. 136) e do corkscrew (p. 128).

VISÃO GERAL

Mantenha o peso sobre as mãos com o peito aberto e erguido e a caixa torácica voltada para baixo. O core deve estar ativo, e os dois lados da cintura, alinhados para firmar o tronco. O movimento das pernas deve partir do quadril e ser controlados pelo core, em ritmo coordenado com a respiração. Se precisar de mais apoio, tente flexionar os cotovelos para se firmar nos antebraços ou pratique primeiro as variações.

> **Atenção!**
> Tome cuidado com as articulações da sínfise púbica e sacroilíaca ou com dores no músculo adutor, pois os movimentos rotacionais podem gerar reações.

Estenda as pernas com os pés em ponta

Estenda os braços atrás de você

Erga as pernas em linha diagonal

ETAPA PREPARATÓRIA
Sente-se com as duas pernas estendidas e unidas à frente. Coloque os braços para trás, com a palma das mãos voltada para baixo, e expire enquanto ergue as duas pernas, formando um V.

Deltoides
Peitoral maior
Serrátil anterior
Oblíquo externo
Reto abdominal

VISTA DIAGONAL

Tronco e parte superior do corpo
Os **extensores do punho** são acionados e os **bíceps** e **tríceps** se contraem enquanto você mantém o tronco longe do solo. O **peitoral** maior se alonga para abrir o peito. Os **abdominais** e **oblíquos** controlam o tronco.

Olhe para a frente

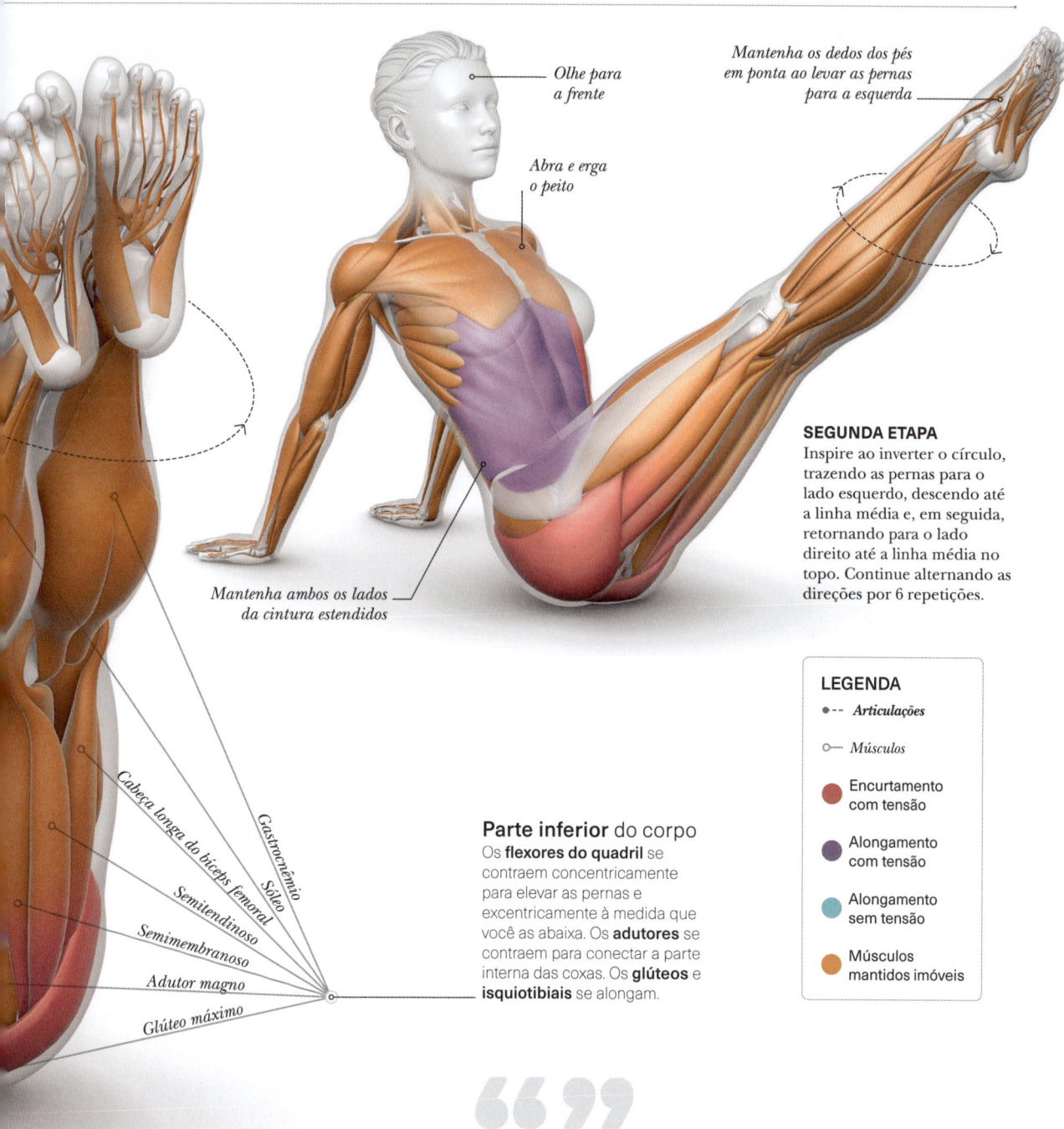

Abra e erga o peito

Mantenha os dedos dos pés em ponta ao levar as pernas para a esquerda

SEGUNDA ETAPA
Inspire ao inverter o círculo, trazendo as pernas para o lado esquerdo, descendo até a linha média e, em seguida, retornando para o lado direito até a linha média no topo. Continue alternando as direções por 6 repetições.

Mantenha ambos os lados da cintura estendidos

Cabeça longa do bíceps femoral
Gastrocnêmio
Sóleo
Semitendinoso
Semimembranoso
Adutor magno
Glúteo máximo

Parte inferior do corpo
Os **flexores do quadril** se contraem concentricamente para elevar as pernas e excentricamente à medida que você as abaixa. Os **adutores** se contraem para conectar a parte interna das coxas. Os **glúteos** e **isquiotibiais** se alongam.

LEGENDA
- - Articulações
○— Músculos
● Encurtamento com tensão
● Alongamento com tensão
● Alongamento sem tensão
● Músculos mantidos imóveis

PRIMEIRA ETAPA
Expire ao levar as pernas para o lado direito, permitindo que a pelve role junto, mantendo o tronco firme. Continue desenhando um círculo com as pernas, abaixando-as quando alcançarem a linha média e então circulando-as para o lado esquerdo e para cima até a linha média no topo, conforme a etapa preparatória.

> Os movimentos do **hip twist** devem ser **iguais em extensão** e **ritmo** em ambas as direções.

HIP TWIST

〉〉 VARIAÇÕES

Todas essas variações dispensam a necessidade de se equilibrar nos cotovelos como ocorre no hip twist original. Isso permite que você se concentre na estabilidade pélvica e na perna. As variações também mantêm os dois joelhos flexionados em vez de estendidos, reduzindo a carga no core e o risco de incômodo na região lombar.

LEGENDA
● Músculo-alvo primário
● Músculo-alvo secundário

COM UMA PERNA

Esse exercício desafia a estabilidade pélvica. Os glúteos laterais e os oblíquos são acionados à medida que você leva a perna para fora, alongando os adutores, enquanto estes também trabalham para retornar a perna à posição inicial. Relaxe a parte superior do corpo durante todo o exercício.

> *Mantenha os **ombros** relaxados, o peito aberto e as mãos leves para evitar usar a **parte superior do corpo** e a cervical.*

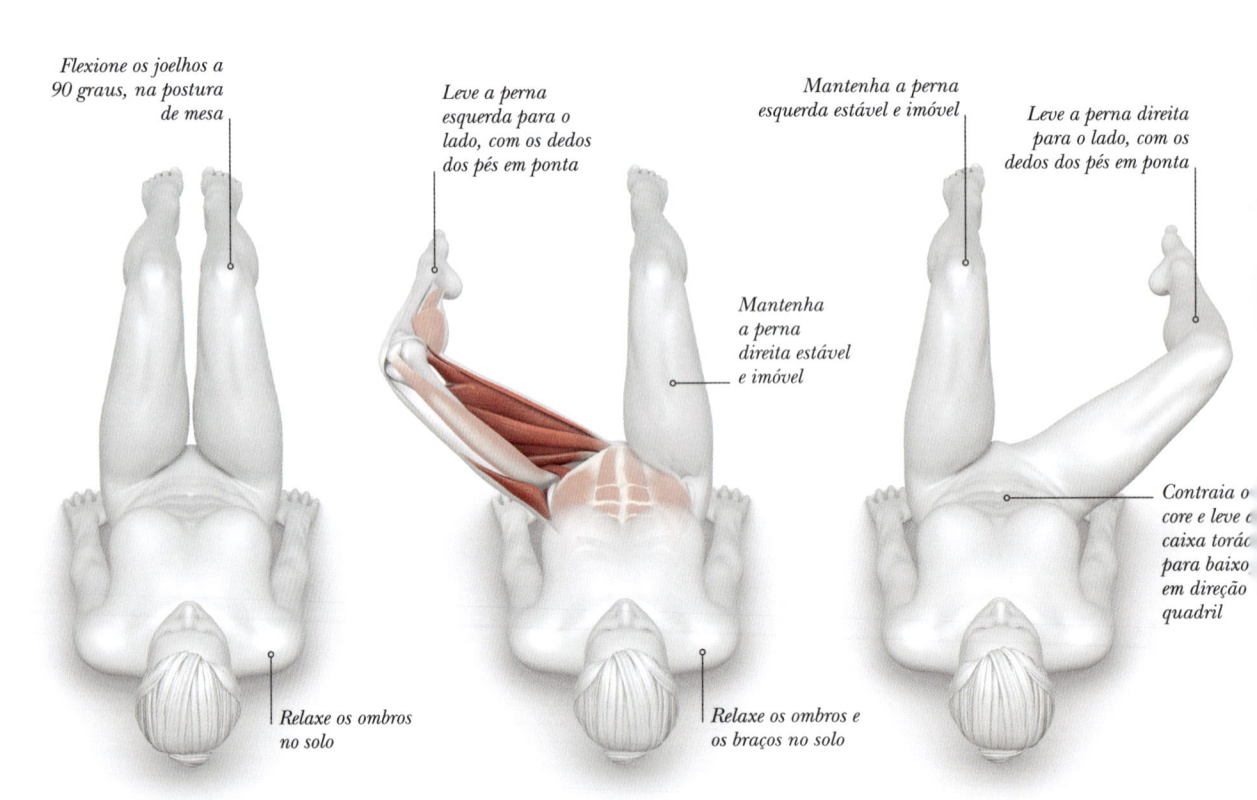

Flexione os joelhos a 90 graus, na postura de mesa

Leve a perna esquerda para o lado, com os dedos dos pés em ponta

Mantenha a perna esquerda estável e imóvel

Leve a perna direita para o lado, com os dedos dos pés em ponta

Mantenha a perna direita estável e imóvel

Contraia o core e leve a caixa torácica para baixo em direção ao quadril

Relaxe os ombros no solo

Relaxe os ombros e os braços no solo

ETAPA PREPARATÓRIA
Deite-se de costas com a coluna e a pelve em posição neutra, com o quadril e os joelhos flexionados a 90 graus, na posição de mesa. Estenda os braços ao lado do corpo com a palma das mãos voltada para baixo.

PRIMEIRA ETAPA
Expire enquanto move a perna esquerda para o lado esquerdo o máximo que puder, mantendo a coluna neutra e a pelve estável. Inspire ao retornar a perna à posição inicial.

SEGUNDA ETAPA
Expire e leve a perna direita para o lado direito o máximo que puder. Faça 6 repetições para cada perna, alternando os lados.

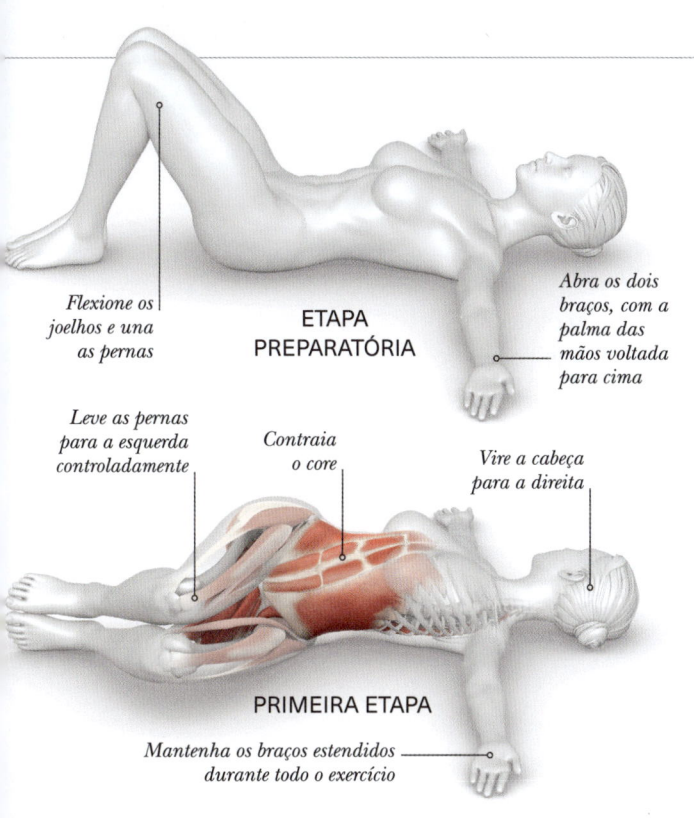

EXERCÍCIOS DE PILATES | *Exercícios de rotação*

PERNAS NO SOLO

Esse costuma ser um exercício de relaxamento ou de mobilidade da coluna, mas também exige estabilidade da pelve e dos oblíquos. Realize os movimentos sequencialmente e mantenha a parte interna das coxas, os joelhos e os tornozelos firmemente conectados o tempo todo.

ETAPA PREPARATÓRIA
Deite-se de costas com a coluna e a pelve em posição neutra, o quadril e os joelhos flexionados e os pés apoiados no chão. Abra os braços lateralmente na altura dos ombros. Una as pernas e acione o core.

PRIMEIRA ETAPA
Expire ao rolar as pernas para a esquerda, fazendo a pelve e a coluna acompanharem o movimento, e simultaneamente vire a cabeça para a direita. Inspire para fazer uma pausa e expire para voltar à posição inicial, começando pela região lombar e depois retornando a pelve e, por último, as pernas.

SEGUNDA ETAPA
Desta vez, repita para a direita e vire a cabeça para a esquerda. Continue a alternar os lados e faça um total de 6 repetições. Para terminar, volte à posição preparatória.

Flexione os joelhos e una as pernas

ETAPA PREPARATÓRIA

Abra os dois braços, com a palma das mãos voltada para cima

Leve as pernas para a esquerda controladamente

Contraia o core

Vire a cabeça para a direita

PRIMEIRA ETAPA

Mantenha os braços estendidos durante todo o exercício

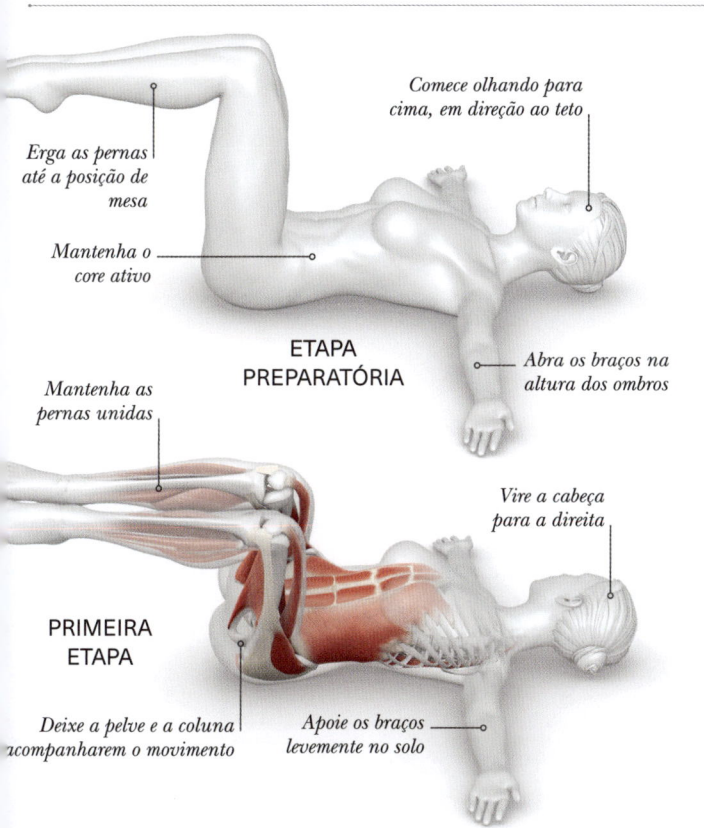

MOVIMENTO COM AS DUAS PERNAS

Esta é uma versão mais avançada da variação com as pernas no solo. Ela proporciona os mesmos benefícios, mas adiciona o desafio de não ter uma base de apoio para as pernas. Isso requer mais força abdominal para controlá-las e apoiá-las.

ETAPA PREPARATÓRIA
Deite-se de costas com a coluna e a pelve em posição neutra e o quadril e os joelhos flexionados em 90 graus, na posição de mesa. Abra os braços na altura dos ombros com a palma das mãos voltada para cima. Una as pernas.

PRIMEIRA ETAPA
Expire ao levar as pernas para o lado esquerdo o máximo que puder, permitindo que a pelve e a coluna acompanhem o movimento, e simultaneamente vire a cabeça para a direita. Inspire, fazendo uma pausa, e expire para voltar à posição preparatória, retornando a coluna vertebral, a pelve e, em seguida, as pernas.
Faça 6 repetições.

SEGUNDA ETAPA
Troque de lado, desta vez trazendo as pernas para a direita e virando a cabeça para a esquerda. Faça 6 repetições e retorne à posição de preparação.

Erga as pernas até a posição de mesa

Mantenha o core ativo

Comece olhando para cima, em direção ao teto

ETAPA PREPARATÓRIA

Abra os braços na altura dos ombros

Mantenha as pernas unidas

Vire a cabeça para a direita

PRIMEIRA ETAPA

Deixe a pelve e a coluna acompanharem o movimento

Apoie os braços levemente no solo

EXERCÍCIOS DE PILATES | *Exercícios de rotação*

SIDE KICK AJOELHADO

Fortalecendo os músculos glúteos e oblíquos com uma base de apoio reduzida, essa versão avançada do side kick (p. 100) exige uma boa estabilidade dos ombros. Também é um desafio para o tronco, por conta do braço de alavanca longa da perna, que se move para a frente e para trás.

VISÃO GERAL

Esse exercício requer isolar os movimentos superiores do quadril. O tronco deve permanecer imóvel sem girar em direção ao chão. Para isso, mantenha o peito aberto e os ombros e o quadril alinhados. Você pode colocar um bloco sob a mão de apoio para ajudar a manter a posição do quadril ou, no início, abaixar a perna para facilitar, progredindo até conseguir deixá-la perpendicular ao chão. Aumente o desafio impulsionando ou fazendo círculos com a perna de cima.

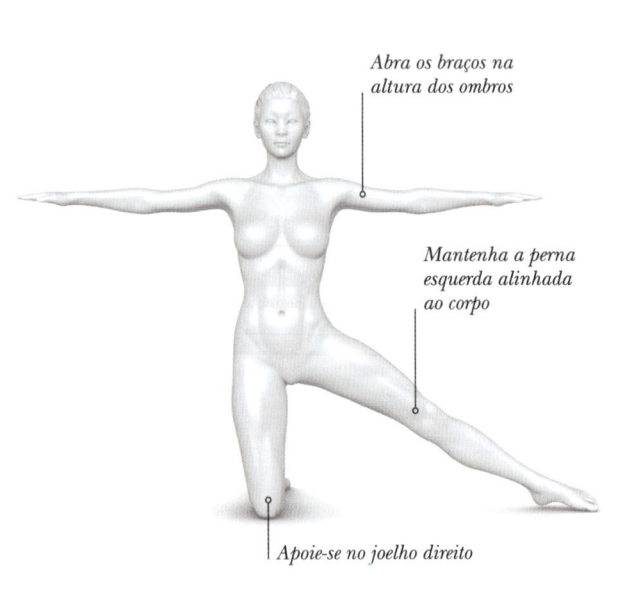

Abra os braços na altura dos ombros

Mantenha a perna esquerda alinhada ao corpo

Apoie-se no joelho direito

ETAPA PREPARATÓRIA
Ajoelhe-se sobre os dois joelhos e levante os braços lateralmente na altura dos ombros, com a palma das mãos voltada para baixo. Estenda a perna esquerda para o lado com os dedos dos pés em ponta.

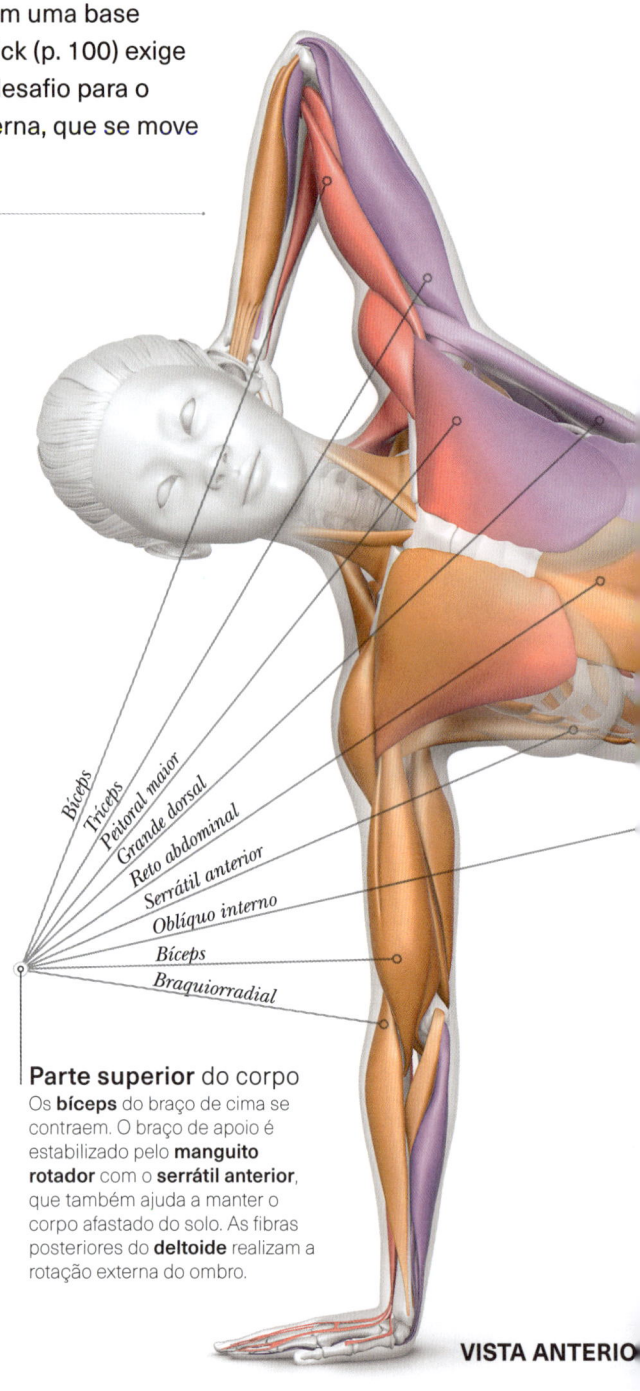

- Bíceps
- Tríceps
- Peitoral maior
- Grande dorsal
- Reto abdominal
- Serrátil anterior
- Oblíquo interno
- Bíceps
- Braquiorradial

Parte superior do corpo
Os **bíceps** do braço de cima se contraem. O braço de apoio é estabilizado pelo **manguito rotador** com o **serrátil anterior**, que também ajuda a manter o corpo afastado do solo. As fibras posteriores do **deltoide** realizam a rotação externa do ombro.

VISTA ANTERIOR

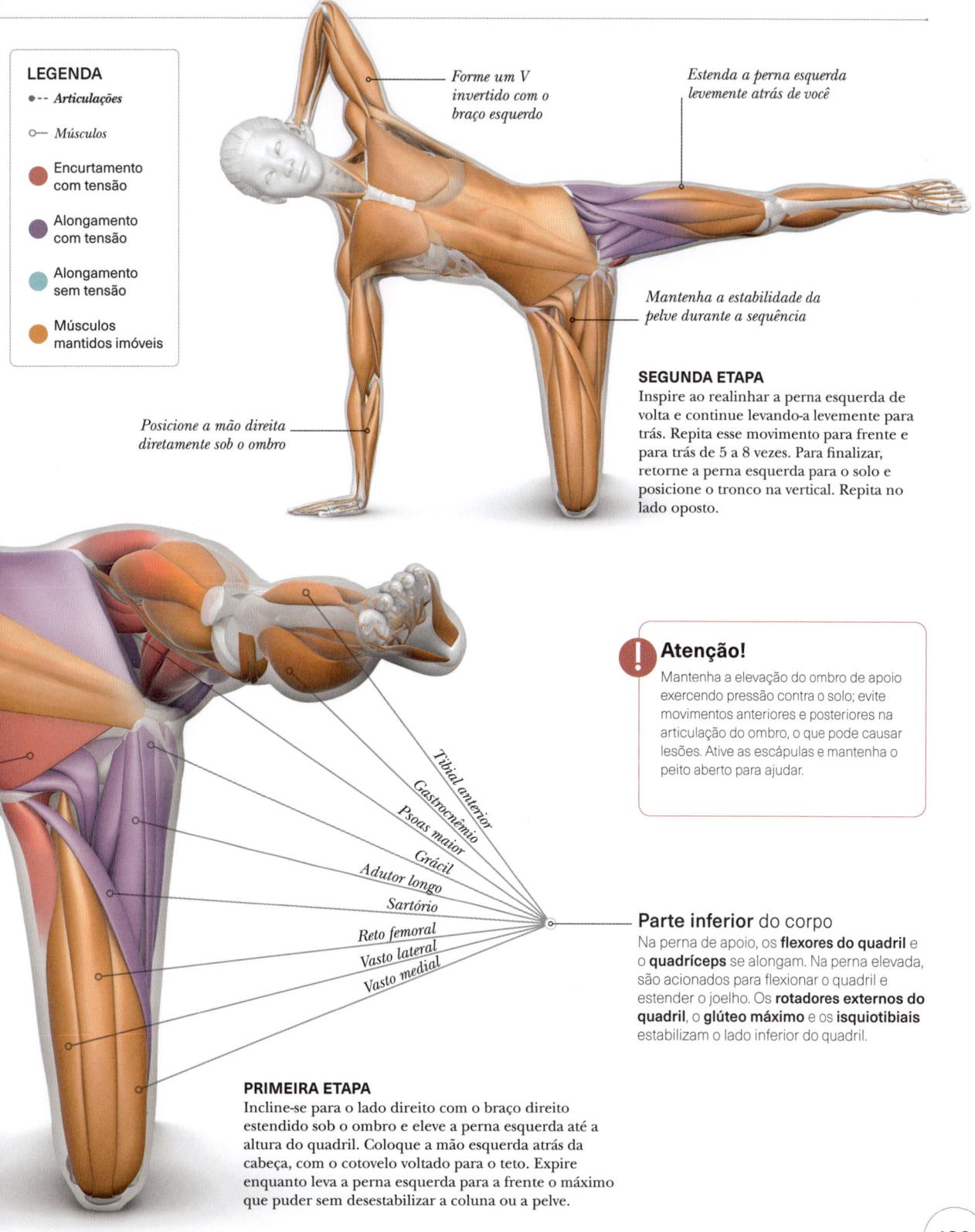

LEGENDA

- ●-- *Articulações*
- ○— *Músculos*
- ● Encurtamento com tensão
- ● Alongamento com tensão
- ● Alongamento sem tensão
- ● Músculos mantidos imóveis

Forme um V invertido com o braço esquerdo

Estenda a perna esquerda levemente atrás de você

Mantenha a estabilidade da pelve durante a sequência

Posicione a mão direita diretamente sob o ombro

SEGUNDA ETAPA
Inspire ao realinhar a perna esquerda de volta e continue levando-a levemente para trás. Repita esse movimento para frente e para trás de 5 a 8 vezes. Para finalizar, retorne a perna esquerda para o solo e posicione o tronco na vertical. Repita no lado oposto.

Tibial anterior
Gastrocnêmio
Psoas maior
Grácil
Adutor longo
Sartório
Reto femoral
Vasto lateral
Vasto medial

❗ Atenção!
Mantenha a elevação do ombro de apoio exercendo pressão contra o solo; evite movimentos anteriores e posteriores na articulação do ombro, o que pode causar lesões. Ative as escápulas e mantenha o peito aberto para ajudar.

Parte inferior do corpo
Na perna de apoio, os **flexores do quadril** e o **quadríceps** se alongam. Na perna elevada, são acionados para flexionar o quadril e estender o joelho. Os **rotadores externos do quadril**, o **glúteo máximo** e os **isquiotibiais** estabilizam o lado inferior do quadril.

PRIMEIRA ETAPA
Incline-se para o lado direito com o braço direito estendido sob o ombro e eleve a perna esquerda até a altura do quadril. Coloque a mão esquerda atrás da cabeça, com o cotovelo voltado para o teto. Expire enquanto leva a perna esquerda para a frente o máximo que puder sem desestabilizar a coluna ou a pelve.

EXERCÍCIOS DE PILATES | *Exercícios de rotação*

SIDE BEND

Esse é um exercício avançado que melhora o equilíbrio e a coordenação, além de fortalecer os músculos oblíquos. Os oblíquos superiores e o grande dorsal também são trabalhados. O exercício é desafiador para a parte superior do corpo e requer boa estabilidade dos ombros. São necessários foco total na técnica, boa resistência muscular e consciência corporal.

VISÃO GERAL

Inicie o movimento a partir do quadril e da coluna, e não do braço de cima, e mantenha as escápulas ligeiramente retraídas. Fique atento para manter estável a articulação do ombro inferior. Evite travar as articulações do cotovelo ou do joelho. Os iniciantes podem alterar esse exercício levando o joelho esquerdo para baixo até encontrar o direito, a partir da posição preparatória, levantando-se em seguida com os joelhos flexionados. Faça 3 repetições de um lado e depois inverta, recomeçando a partir do lado esquerdo do quadril.

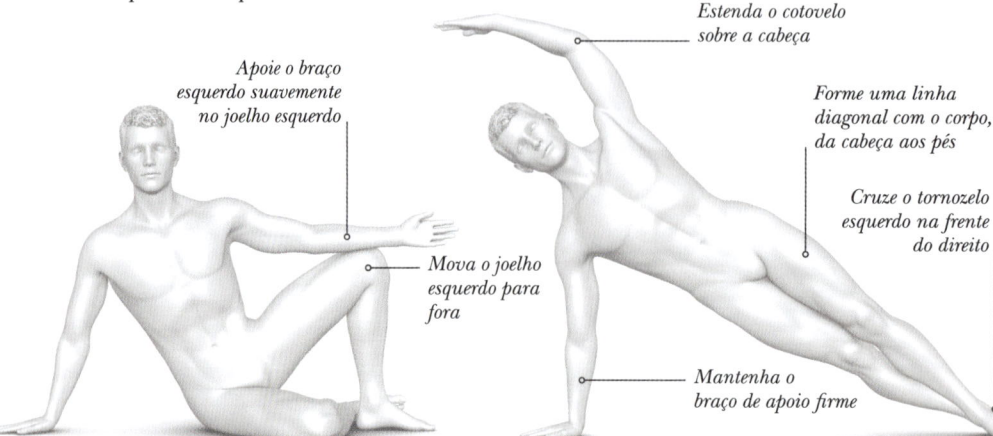

Apoie o braço esquerdo suavemente no joelho esquerdo

Mova o joelho esquerdo para fora

Estenda o cotovelo sobre a cabeça

Forme uma linha diagonal com o corpo, da cabeça aos pés

Cruze o tornozelo esquerdo na frente do direito

Mantenha o braço de apoio firme

ETAPA PREPARATÓRIA 1
Sente-se sobre o lado direito do quadril com a perna direita flexionada e os ombros e a pelve voltados para a frente. Cruze o tornozelo esquerdo na frente da perna direita, mantendo o pé esquerdo apoiado no solo. Apoie-se no braço direito. Inspire e contraia os músculos do core e dos glúteos.

ETAPA PREPARATÓRIA 2
Expire enquanto pressiona os pés contra o chão para elevar a pelve. Estenda os joelhos e conecte a parte interna das coxas para elevar o corpo horizontalmente, alinhando o ombro direito com o punho. Passe o braço livre por cima da cabeça. Inspire para manter essa posição.

Parte superior do corpo
O **peitoral maior** é ativado para dar suporte ao braço de cima. O **tríceps** estabiliza o braço. Os **abdominais** se contraem para sustentar a coluna e a região lombar.

Tríceps braquial
Bíceps braquial
Grande dorsal
Peitoral maior
Serrátil anterior
Reto abdominal
Oblíquo externo

Retorne o braço à posição de repouso

Distribua o peso igualmente pela mão e pelo punho

SEGUNDA ETAPA
Retorne à posição preparatória, flexionando o quadril e os joelhos, e volte a sentar-se no lado direito do quadril com a perna esquerda flexionada. Repita a sequência 3 vezes e, em seguida, conclua do outro lado.

VISTA ANTERIOR

LEGENDA
•--- *Articulações*
o--- *Músculos*
■ Encurtamento com tensão
■ Alongamento com tensão
■ Alongamento sem tensão
■ Músculos mantidos imóveis

Tensor da fáscia lata
Sartório
Reto femoral
Vasto lateral
Joelho
Tibial anterior

Parte inferior do corpo
O **quadríceps** é acionado para estabilizar as coxas e estender os joelhos. Os **adutores do quadril** atuam nos dois lados, com os **adutores** da perna de baixo agindo contra a gravidade para elevar o quadril.

PRIMEIRA ETAPA
Expire enquanto ergue a parte superior da caixa torácica. Aumente a "curvatura" do tronco levantando um pouco mais o quadril e curvando a caixa torácica. Inspire para sustentar a posição e, em seguida, prepare-se para retornar ao solo.

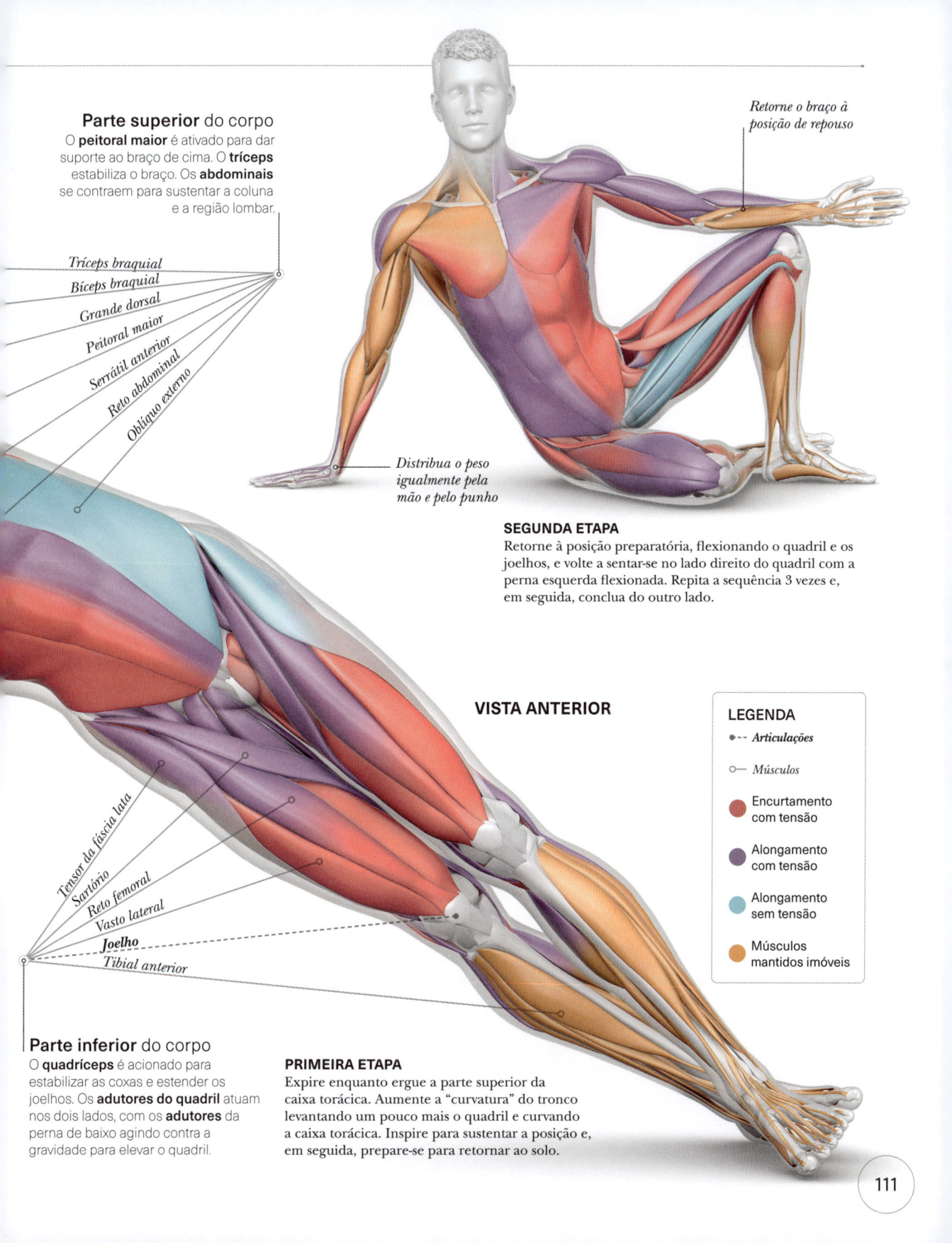

SIDE BEND

≫ VARIAÇÕES

Diferentemente do side bend clássico, essas variações diminuem o esforço da parte superior do corpo e permitem o desenvolvimento de força nos ombros e no core. A última variação aumenta a resistência do core e dos glúteos, uma vez que mantém a posição e trabalha mais o core com o acréscimo das alavancas dos braços e das pernas.

LEGENDA
● Músculo-alvo primário
● Músculo-alvo secundário

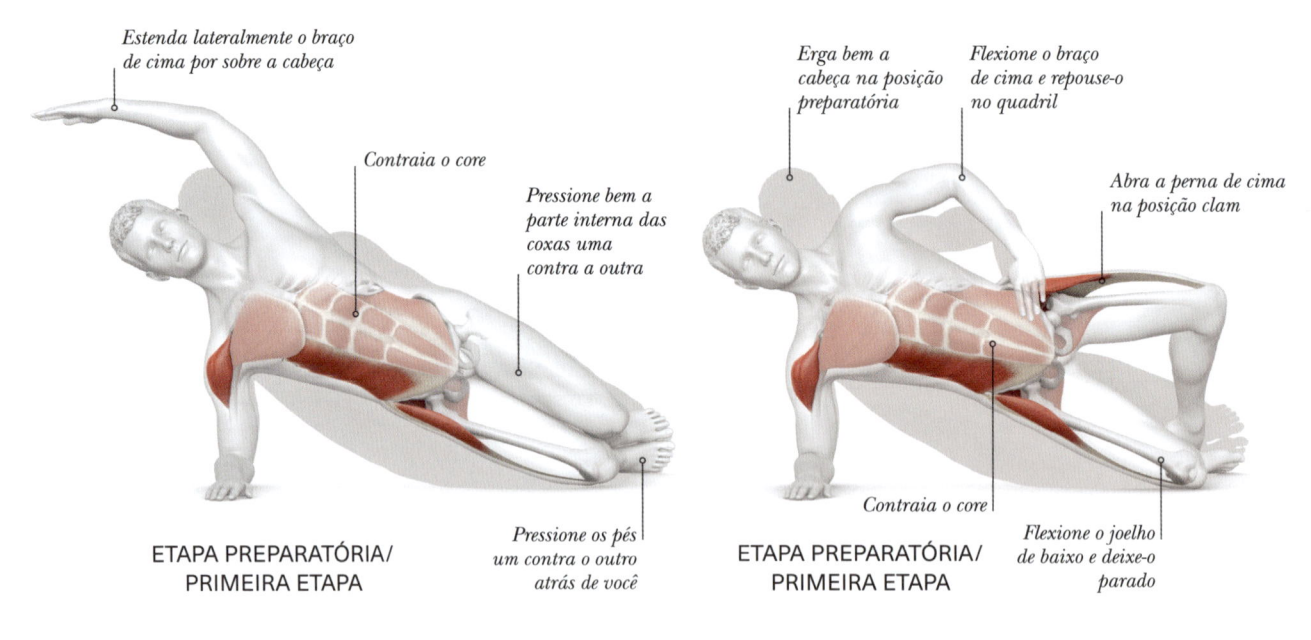

Estenda lateralmente o braço de cima por sobre a cabeça

Contraia o core

Pressione bem a parte interna das coxas uma contra a outra

Pressione os pés um contra o outro atrás de você

ETAPA PREPARATÓRIA/ PRIMEIRA ETAPA

Erga bem a cabeça na posição preparatória

Flexione o braço de cima e repouse-o no quadril

Abra a perna de cima na posição clam

Contraia o core

Flexione o joelho de baixo e deixe-o parado

ETAPA PREPARATÓRIA/ PRIMEIRA ETAPA

HALF SIDE BEND

Mantenha a parte interna das coxas e os pés unidos e concentre-se na conexão da caixa torácica com o core. Leve o osso púbico para a frente e encaixe os glúteos. Mantenha a parte superior do corpo afastada do ombro de baixo.

ETAPA PREPARATÓRIA
Comece sentando-se no quadril direito e, em seguida, apoie o antebraço direito no chão com o ombro alinhado ao cotovelo e a palma da mão voltada para baixo. Flexione os joelhos e pressione as pernas uma contra a outra.

PRIMEIRA ETAPA
Expire enquanto ergue a lateral do corpo, levando o quadril para cima e formando uma linha diagonal da cabeça aos joelhos. Ao mesmo tempo, estenda o braço de cima em uma diagonal acima da cabeça. Inspire para aumentar a curvatura, elevando ainda mais a parte superior da caixa torácica.

SEGUNDA ETAPA
Expire para voltar ao solo. Repita de 4 a 6 vezes e, em seguida, troque de lado.

HALF SIDE BEND COM CLAM

A inclusão do clam (p. 116) desafia ainda mais a estabilidade pélvica e fortalece os glúteos da perna de cima. Combinar os dois exercícios é uma ótima maneira de aumentar a intensidade. Progrida mantendo a posição e pulsando a perna de cima.

ETAPA PREPARATÓRIA
Sente-se sobre o quadril direito e apoie o antebraço direito no chão com o ombro alinhado ao cotovelo e a palma da mão voltada para baixo. Flexione os joelhos e pressione as pernas uma contra a outra. Apoie a mão de cima no quadril.

PRIMEIRA ETAPA
Eleve a lateral do corpo, afastando-a do solo, e expire projetando cuidadosamente o quadril para cima, para formar uma linha diagonal da cabeça aos joelhos. Abra a parte superior do quadril e os joelhos na posição clam.

SEGUNDA ETAPA
Inspire para voltar ao solo. Repita de 4 a 6 vezes e depois troque de lado.

EXERCÍCIOS DE PILATES | *Exercícios de rotação*

HALF SIDE BEND COM
COTOVELO NO JOELHO

Mantenha a coluna neutra e o tronco erguido enquanto afasta o braço e a perna de cima. Sinta os dois lados da cintura estendidos e tente manter essa extensão ao levar o cotovelo em direção ao joelho.

Estenda o braço de cima em uma diagonal acima da cabeça

Forme uma linha diagonal do pescoço até os joelhos

Apoie o antebraço direito no chão

Flexione os joelhos e pressione as pernas uma contra a outra

ETAPA PREPARATÓRIA
Sente-se no quadril direito, apoiando o antebraço direito no chão. Flexione os joelhos e pressione as pernas uma contra a outra. Expire ao elevar a lateral do corpo do solo, levantando o quadril e estendendo o braço de cima em uma diagonal acima da cabeça.

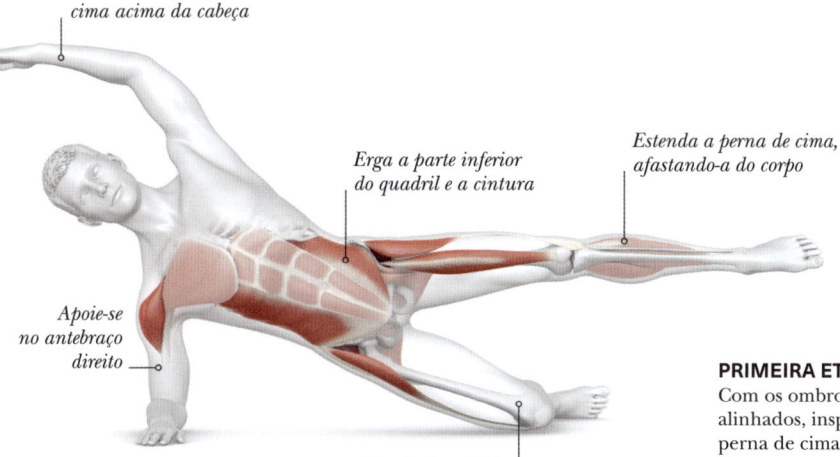

Mantenha o braço de cima acima da cabeça

Erga a parte inferior do quadril e a cintura

Estenda a perna de cima, afastando-a do corpo

Apoie-se no antebraço direito

Mantenha o joelho inferior parado e estável

PRIMEIRA ETAPA
Com os ombros e os dois lados do quadril alinhados, inspire enquanto estende a perna de cima em linha reta, afastando-a do corpo, com os dedos dos pés em ponta.

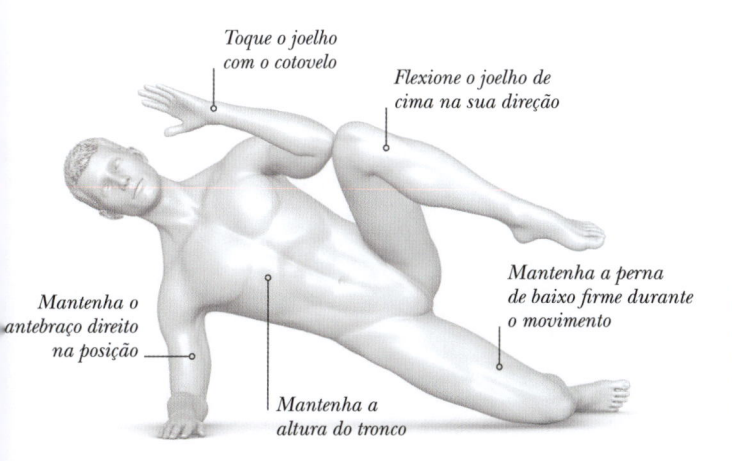

Toque o joelho com o cotovelo

Flexione o joelho de cima na sua direção

Mantenha o antebraço direito na posição

Mantenha a perna de baixo firme durante o movimento

Mantenha a altura do tronco

SEGUNDA ETAPA
Expire e flexione o joelho na sua direção enquanto flexiona o cotovelo e o leva para baixo até tocar o joelho. Inspire para retornar o braço para cima e estender a perna novamente. Repita de 4 a 6 vezes e, em seguida, troque de lado.

EXERCÍCIOS DE PILATES | *Exercícios de rotação*

SIDE TWIST

Progressão desafiadora do side bend (p. 110), o side twist mobiliza a coluna vertebral pela rotação, exigindo alto nível de estabilidade pélvica, força do core e dos ombros. É um exercício que deve ser trabalhado gradualmente pela maioria das pessoas e é especialmente útil para esportes criativos, como ginástica e artes marciais, que exigem um nível avançado de rotação e controle.

VISÃO GERAL

Partindo da posição da etapa preparatória 2, inicie o movimento pela pelve, erguendo-a e usando o core para fazer a rotação. O braço de cima deve acompanhar a coluna até passar por baixo do braço, mantendo o controle para que o braço não caia. Mantenha-se afastado do braço de apoio para garantir a estabilidade e altura dos ombros e mantenha as pernas unidas durante todo o movimento para uma transição suave.

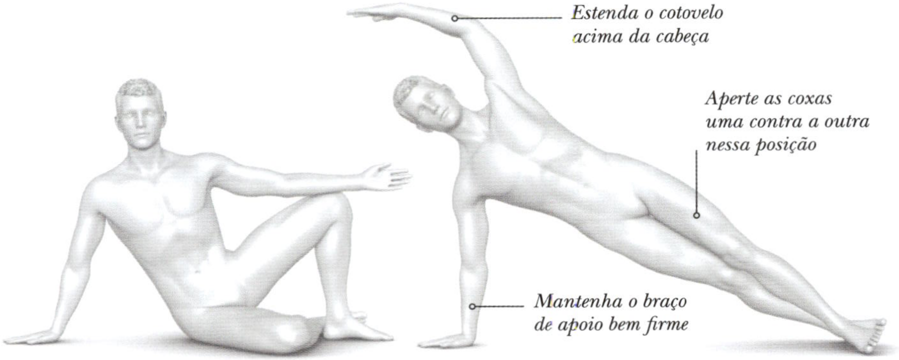

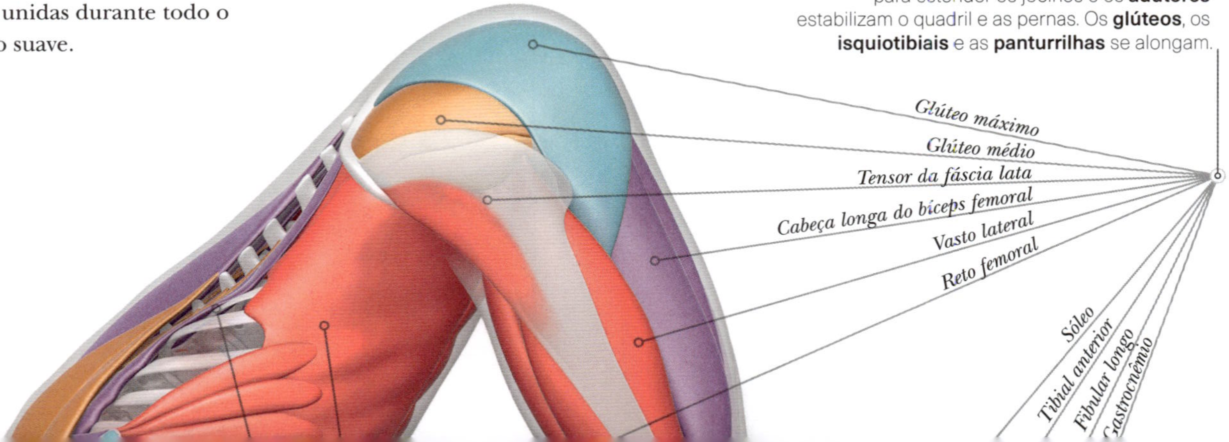

PRIMEIRA ETAPA
Expire enquanto ergue a pelve e gira o tronco em direção ao solo, passando o braço de cima por baixo do tronco, enquanto o outro braço mantém o apoio. Inspire para retornar à posição da etapa preparatória 2.

Estenda o cotovelo acima da cabeça

Aperte as coxas uma contra a outra nessa posição

Mantenha o braço de apoio bem firme

ETAPA PREPARATÓRIA 1
Sente-se no lado direito do quadril com a perna direita flexionada e os ombros e a pelve voltados para a frente. Cruze o tornozelo esquerdo na frente da perna direita e apoie-se no braço direito. Inspire e contraia o core.

ETAPA PREPARATÓRIA 2
Expire e eleve lateralmente a pelve. Estenda as pernas e una a parte interna das coxas para elevar o corpo horizontalmente, formando uma linha diagonal. Eleve o braço superior acima da cabeça e inspire.

Parte inferior do corpo
Os **flexores do quadril** se ativam para flexionar o cuadril. Os **quadríceps** trabalham para estender os joelhos e os **adutores** estabilizam o quadril e as pernas. Os **glúteos**, os **isquiotibiais** e as **panturrilhas** se alongam.

Glúteo máximo
Glúteo médio
Tensor da fáscia lata
Cabeça longa do bíceps femoral
Vasto lateral
Reto femoral
Tibial anterior
Fíbular longo
Sóleo
Gastrocnêmio

VISTA LATERAL

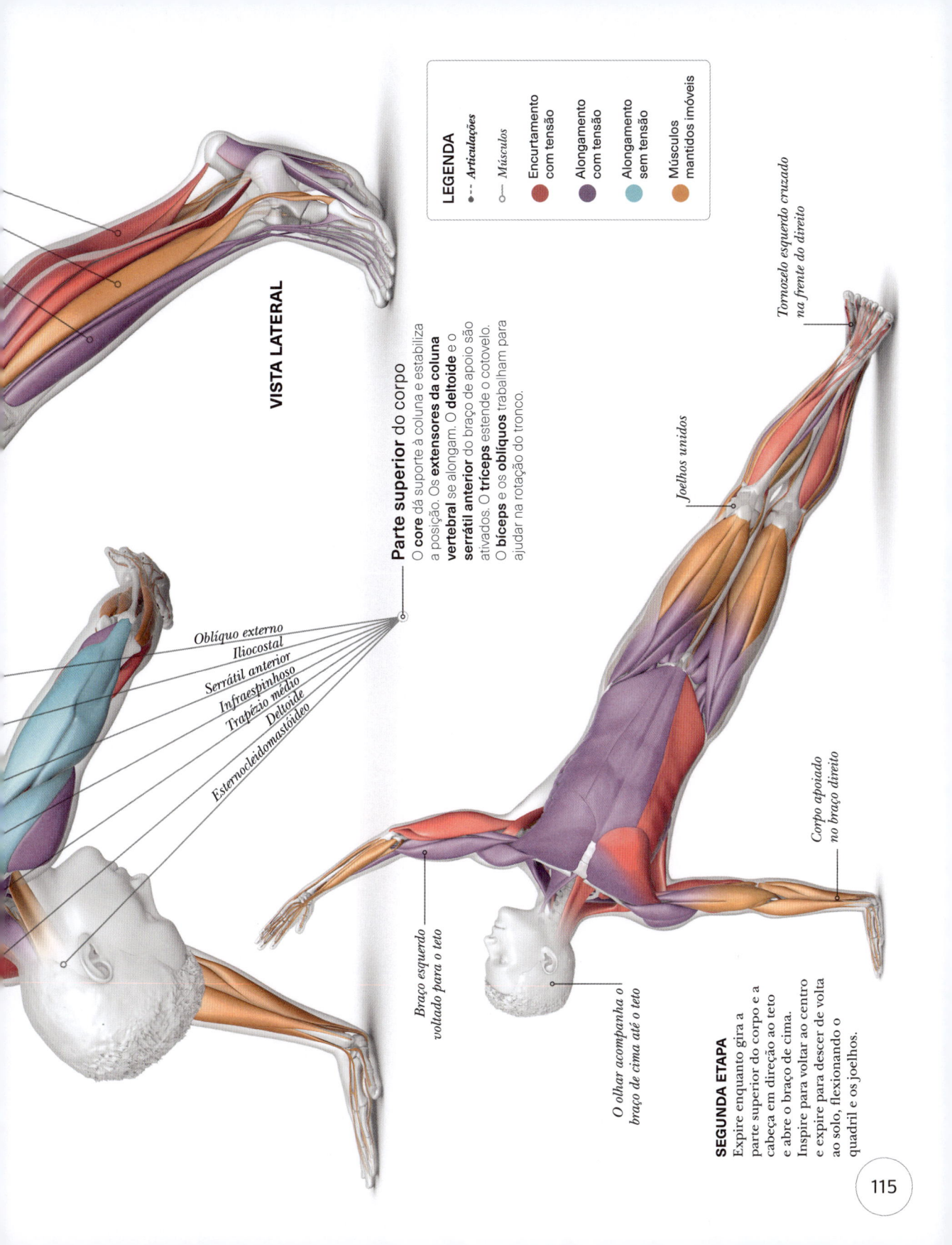

LEGENDA
- --- Articulações
- ○ Músculos
- ● Encurtamento com tensão
- ● Alongamento com tensão
- ● Alongamento sem tensão
- ● Músculos mantidos imóveis

Parte superior do corpo
O **core** dá suporte à coluna e estabiliza a posição. Os **extensores da coluna vertebral** se alongam. O **deltoide** e o **serrátil anterior** do braço de apoio são ativados. O **tríceps** estende o cotovelo. O **bíceps** e os **oblíquos** trabalham para ajudar na rotação do tronco.

Oblíquo externo
Iliocostal
Serrátil anterior
Infraespinhoso
Trapézio médio
Deltoide
Esternocleidomastóideo

Braço esquerdo voltado para o teto

O olhar acompanha o braço de cima até o teto

Tornozelo esquerdo cruzado na frente do direito

Joelhos unidos

Corpo apoiado no braço direito

SEGUNDA ETAPA
Expire enquanto gira a parte superior do corpo e a cabeça em direção ao teto e abre o braço de cima. Inspire para voltar ao centro e expire para descer de volta ao solo, flexionando o quadril e os joelhos.

115

CLAM / LEG LIFT AND LOWER

CLAM

Esse exercício ativa e fortalece os glúteos e dá estabilidade ao core por meio da rotação do quadril. Você pode optar por manter a posição final ou adicionar movimentos curtos a ela para aumentar ainda mais a resistência dos glúteos. Essa combinação de força muscular e resistência ajuda a fortalecer o quadril.

> **Atenção!**
> O clam pode não ser adequado em caso de patologias na lateral do quadril, pois a pressão exercida nessa área pode ser desconfortável. Evite-o também se houver dor no músculo piriforme (localizado na região glútea). Se a dor limitar a amplitude do quadril, tente fazer um clam isométrico com uma faixa elástica ao redor dos dois joelhos para impedir a movimentação e pressione o joelho de cima contra a faixa por 5 segundos a cada vez.

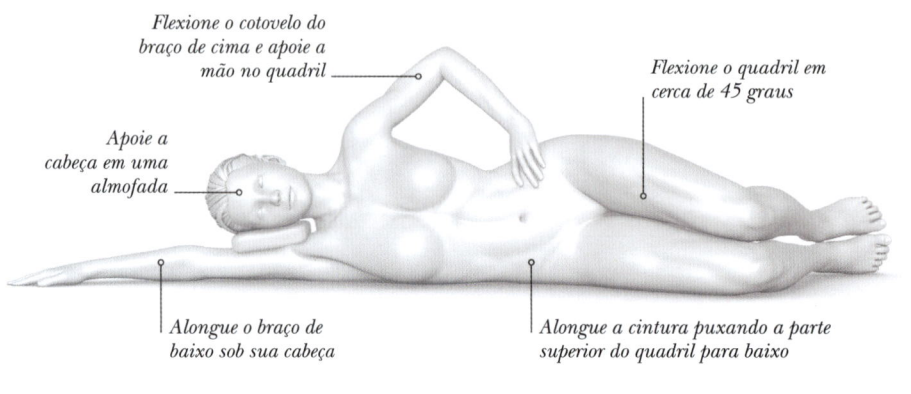

- Flexione o cotovelo do braço de cima e apoie a mão no quadril
- Apoie a cabeça em uma almofada
- Flexione o quadril em cerca de 45 graus
- Alongue o braço de baixo sob sua cabeça
- Alongue a cintura puxando a parte superior do quadril para baixo

ETAPA PREPARATÓRIA
Deite-se de lado com os dois lados do quadril e os ombros alinhados e com a coluna e a pelve em posição neutra. Flexione os joelhos de modo que os pés fiquem alinhados com a coluna e alongue o braço de baixo sob a cabeça. Coloque uma almofada entre a orelha e o ombro. Apoie a mão de cima no quadril e deixe as escápulas em posição neutra.

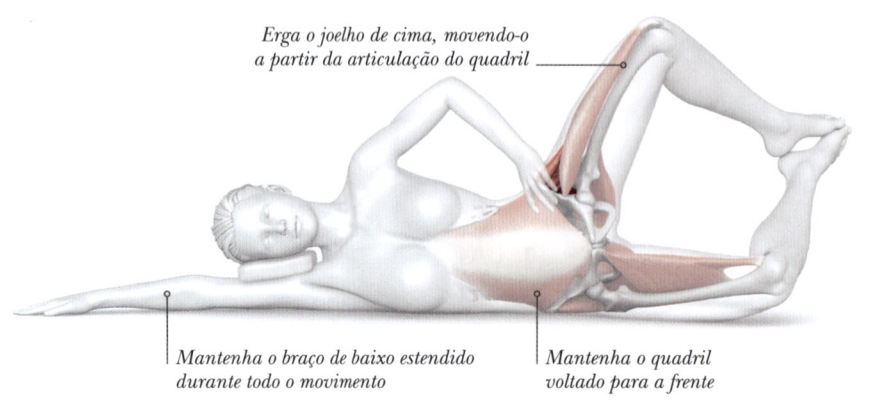

- Erga o joelho de cima, movendo-o a partir da articulação do quadril
- Mantenha o braço de baixo estendido durante todo o movimento
- Mantenha o quadril voltado para a frente

PRIMEIRA ETAPA
Eleve ambos os pés até a altura do quadril, mantendo-os conectados e o tronco neutro. Inspire para alongar o corpo. Expire enquanto levanta o joelho de cima, movendo-o a partir da articulação do quadril. Levante o mais rápido que conseguir, mantendo a pelve e a coluna neutras.

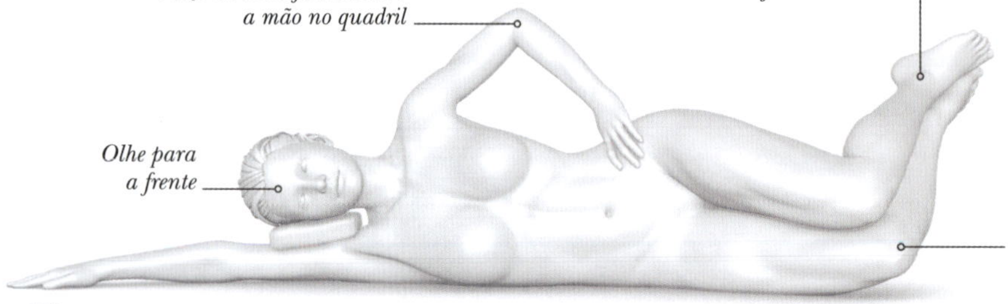

- Mantenha o cotovelo do braço de cima flexionado e a mão no quadril
- Mantenha os pés afastados do solo
- Olhe para a frente
- Una os joelhos e a parte interna das coxas

SEGUNDA ETAPA
Inspire para voltar o joelho à posição inicial, unindo os joelhos e a parte interna das coxas e mantendo os pés fora do solo. Faça de 8 a 10 repetições e, em seguida, repita a sequência do outro lado.

EXERCÍCIOS DE PILATES | *Exercícios de rotação*

LEG **LIFT** AND **LOWER**

Esse exercício simples fortalece os glúteos e estabiliza o quadril por meio de movimentos de rotação. É um exercício inicial ideal para qualquer programa de quadril, para desenvolver equilíbrio e estabilidade na posição lateral, e pode ser realizado como preparação para o side kick (p. 100) e o double leg lift (p. 118).

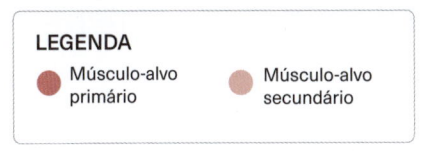

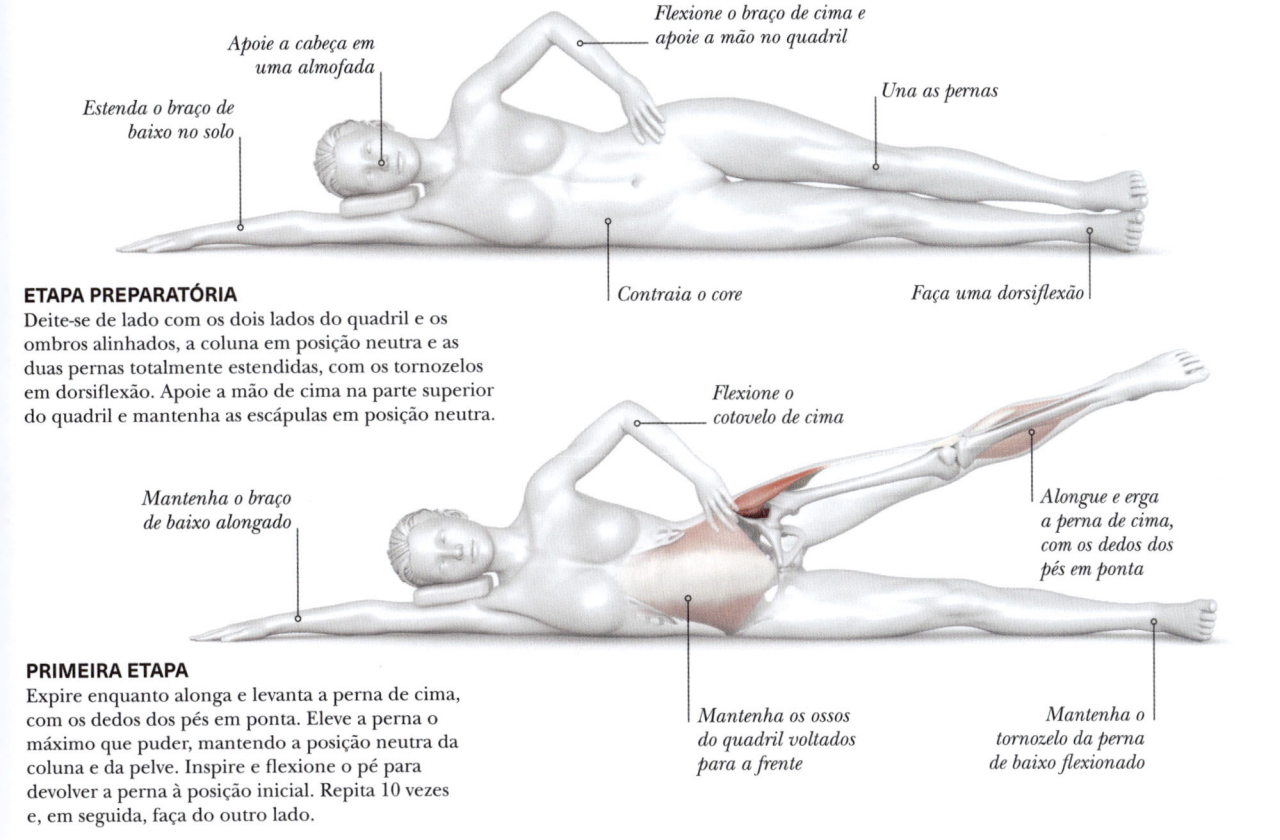

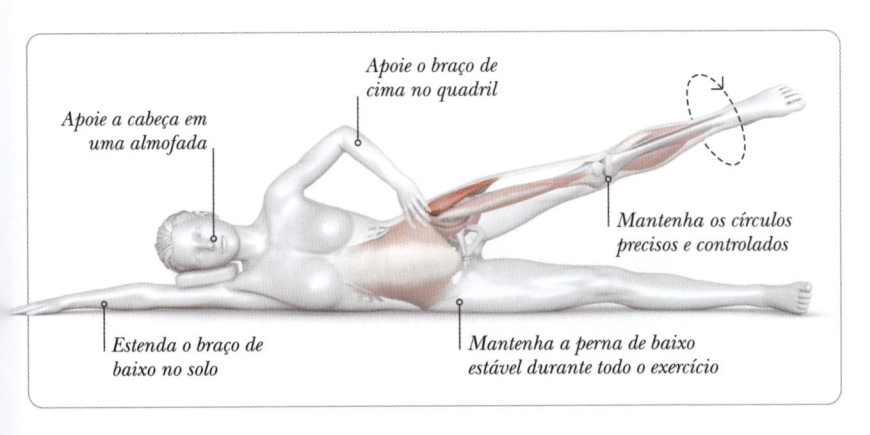

LEGENDA
● Músculo-alvo primário
● Músculo-alvo secundário

Apoie a cabeça em uma almofada
Estenda o braço de baixo no solo
Flexione o braço de cima e apoie a mão no quadril
Una as pernas
Contraia o core
Faça uma dorsiflexão

ETAPA PREPARATÓRIA
Deite-se de lado com os dois lados do quadril e os ombros alinhados, a coluna em posição neutra e as duas pernas totalmente estendidas, com os tornozelos em dorsiflexão. Apoie a mão de cima na parte superior do quadril e mantenha as escápulas em posição neutra.

Mantenha o braço de baixo alongado
Flexione o cotovelo de cima
Alongue e erga a perna de cima, com os dedos dos pés em ponta
Mantenha os ossos do quadril voltados para a frente
Mantenha o tornozelo da perna de baixo flexionado

PRIMEIRA ETAPA
Expire enquanto alonga e levanta a perna de cima, com os dedos dos pés em ponta. Eleve a perna o máximo que puder, mantendo a posição neutra da coluna e da pelve. Inspire e flexione o pé para devolver a perna à posição inicial. Repita 10 vezes e, em seguida, faça do outro lado.

Apoie a cabeça em uma almofada
Apoie o braço de cima no quadril
Estenda o braço de baixo no solo
Mantenha os círculos precisos e controlados
Mantenha a perna de baixo estável durante todo o exercício

VARIAÇÃO
Partindo da posição preparatória, eleve a perna de cima na largura do quadril, mantendo-a paralela à perna de baixo, com os dedos dos pés em ponta. Inspire para alongar a perna e o tronco. Expire ao fazer um movimento circular com a perna, movendo-a para a frente, para cima, para trás e para baixo. Inspire no próximo círculo e continue alternando a respiração a cada círculo. Repita 10 vezes antes de mudar de direção e desenhar o círculo mais 10 vezes. Troque de lado e repita a sequência com a outra perna.

DOUBLE LEG LIFT / ONE LEG LIFTED

DOUBLE LEG LIFT

Esse é um exercício desafiador em decúbito lateral que fortalece os glúteos, desenvolve a estabilidade de rotação do quadril e, ao mesmo tempo, aprimora o equilíbrio e a coordenação em posição lateral. É importante dominá-lo antes de tentar o side kick (p. 100), e ele pode ser feito como um exercício de base para ativação e reabilitação dos músculos adutores e da virilha. Você pode realizar esse exercício com os dois joelhos flexionados para reduzir a carga sobre o core e os músculos adutores, como um precursor da primeira etapa.

> **Atenção!**
> Mantenha o tronco alongado para evitar o colapso da região lombar. Caso você sofra de dores lombares agudas ou sinta dor durante o exercício, é melhor evitá-lo, pois o peso das duas pernas deve ser corretamente sustentado pelo core.

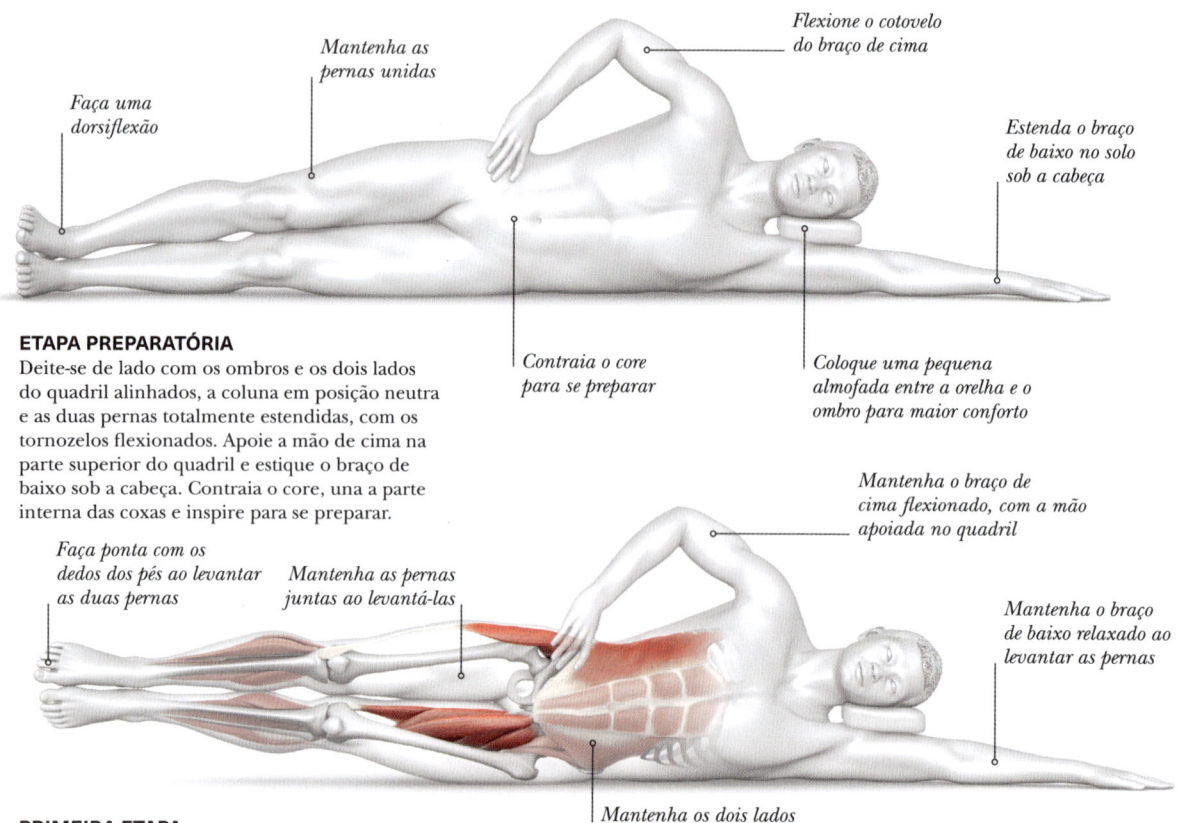

Faça uma dorsiflexão

Mantenha as pernas unidas

Flexione o cotovelo do braço de cima

Estenda o braço de baixo no solo sob a cabeça

ETAPA PREPARATÓRIA
Deite-se de lado com os ombros e os dois lados do quadril alinhados, a coluna em posição neutra e as duas pernas totalmente estendidas, com os tornozelos flexionados. Apoie a mão de cima na parte superior do quadril e estique o braço de baixo sob a cabeça. Contraia o core, una a parte interna das coxas e inspire para se preparar.

Contraia o core para se preparar

Coloque uma pequena almofada entre a orelha e o ombro para maior conforto

Faça ponta com os dedos dos pés ao levantar as duas pernas

Mantenha as pernas juntas ao levantá-las

Mantenha o braço de cima flexionado, com a mão apoiada no quadril

Mantenha o braço de baixo relaxado ao levantar as pernas

Mantenha os dois lados da cintura alongados

PRIMEIRA ETAPA
Expire enquanto alonga e levanta as duas pernas até a altura do quadril e faz ponta com os dedos dos pés. Inspire para manter a posição. Expire ao abaixar as duas pernas até o solo. Faça até 10 repetições e depois troque de lado.

LEGENDA
● Músculo-alvo primário
● Músculo-alvo secundário

*Para **desafiar** ainda mais a resistência dos glúteos e oblíquos, mantenha as **pernas** elevadas por mais tempo.*

EXERCÍCIOS DE PILATES | *Exercícios de rotação*

ONE LEG LIFTED

Esse exercício pode ser feito como preparação para o double leg lift, pois exercita o equilíbrio lateral usando a elevação das pernas em etapas. Ele também aumenta a resistência e o controle.

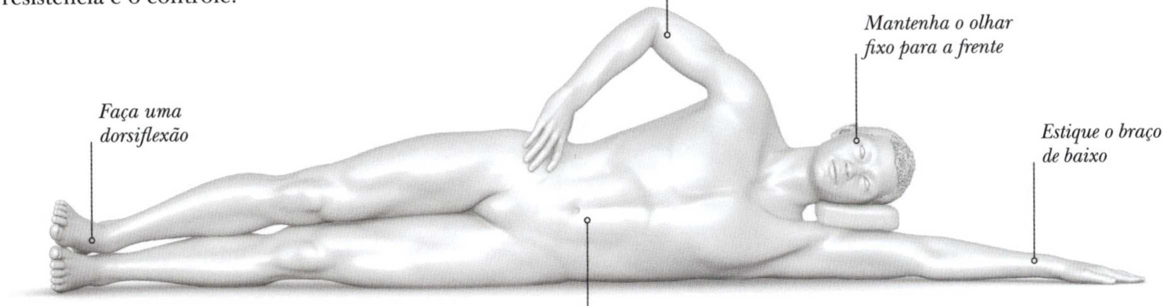

Flexione o cotovelo do braço de cima

Mantenha o olhar fixo para a frente

Estique o braço de baixo

Faça uma dorsiflexão

Contraia o core para se preparar

ETAPA PREPARATÓRIA
Fique na posição preparatória do double leg lift, deitado de lado, com os dois lados do quadril e os ombros alinhados, a coluna em posição neutra e as duas pernas totalmente estendidas. Apoie a cabeça em uma almofada pequena.

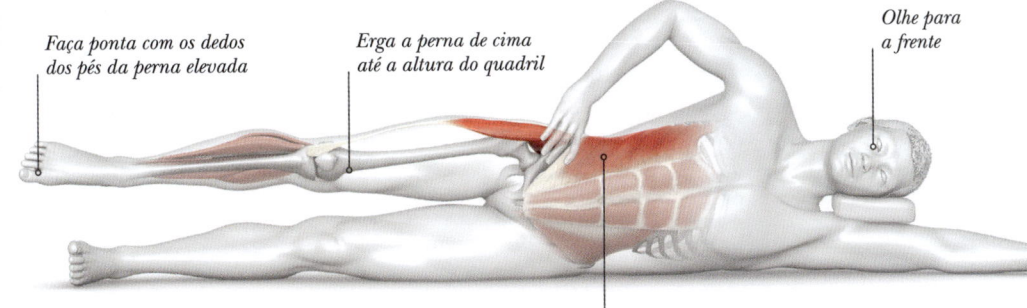

Faça ponta com os dedos dos pés da perna elevada

Erga a perna de cima até a altura do quadril

Olhe para a frente

Mantenha o braço de baixo relaxado

Mantenha os dois lados da cintura alongados

PRIMEIRA ETAPA
Expire enquanto ergue a perna de cima até a altura do quadril e faz ponta com os dedos dos pés, afastando as duas pernas do tronco.

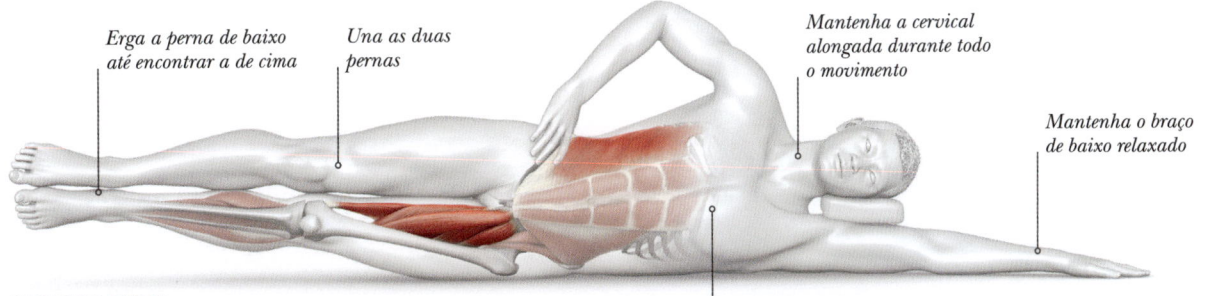

Erga a perna de baixo até encontrar a de cima

Una as duas pernas

Mantenha a cervical alongada durante todo o movimento

Mantenha o braço de baixo relaxado

Mantenha a caixa torácica neutra e alinhada ao quadril

SEGUNDA ETAPA
Inspire ao elevar a perna de baixo até a perna de cima e uni-las. Expire e mantenha essa posição. Inspire e desça as duas pernas juntas de volta ao solo. Faça até 10 repetições e depois troque de lado.

119

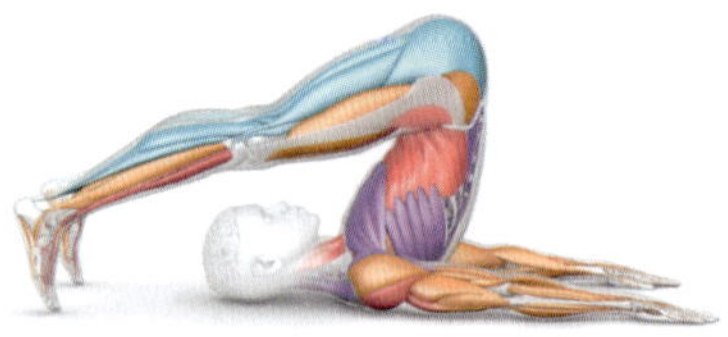

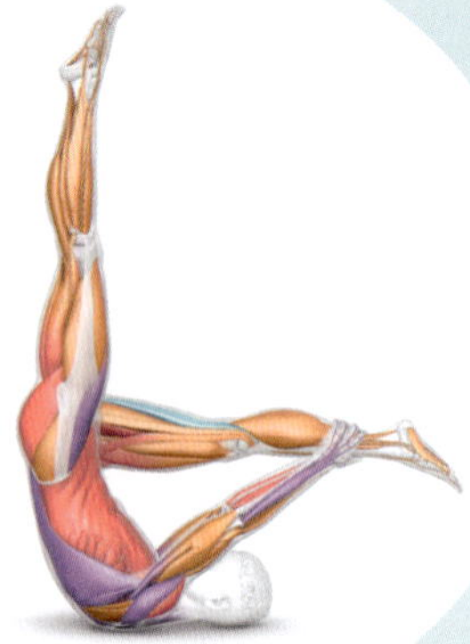

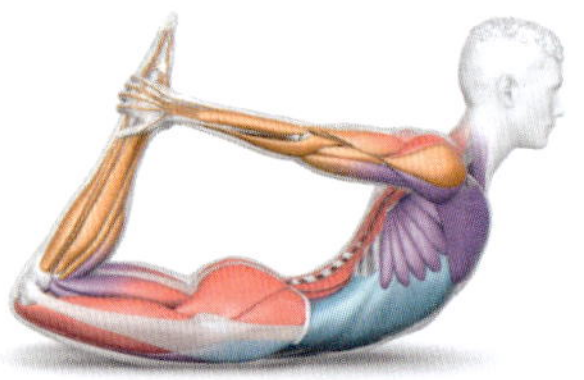

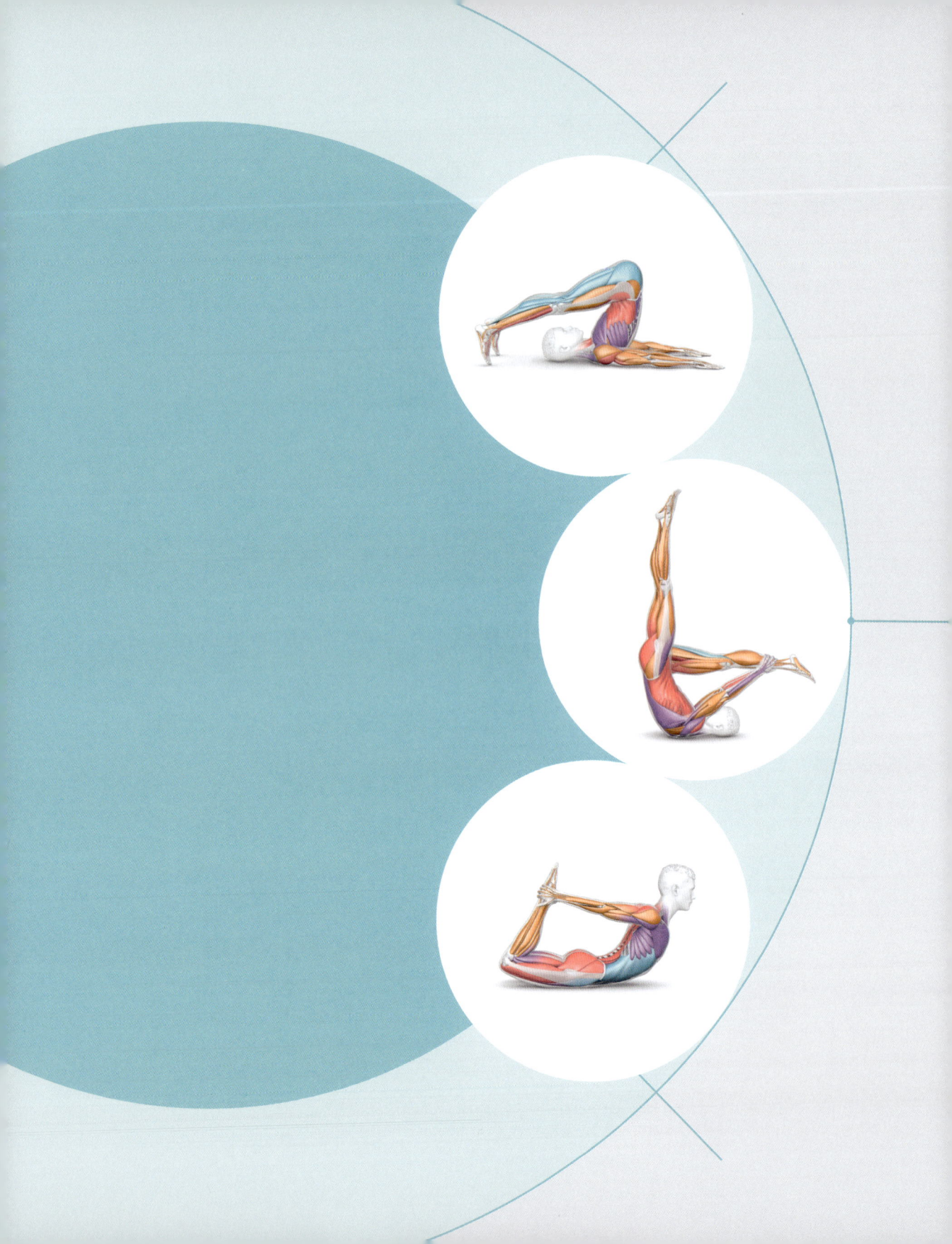

EXERCÍCIOS DE FORÇA

Os exercícios desta seção baseiam-se nos exercícios de estabilidade, utilizando a musculatura geral e outras camadas externas para aprimorar o movimento e estabelecer uma base para atividades e desempenho diários. Esses exercícios focam na geração de força adicional, recrutando grupos musculares maiores ou em maior número, além de oferecerem um novo desafio para o corpo.

EXERCÍCIOS DE PILATES | *Exercícios de força*

ROLL UP

Aperfeiçoar o roll up é uma aula magistral de como mobilizar a coluna e fortalecer os músculos abdominais com o máximo de controle do movimento. Esse exercício trabalha a coordenação entre coluna vertebral, pelve e caixa torácica e requer resistência e controle para evitar uma descida brusca.

VISÃO GERAL

Use a respiração para guiar esse movimento, inspirando ao levantar os braços e, em seguida, a cabeça e expirando enquanto continua a enrolar a coluna para cima e para a frente, ativando o core para dar suporte e alongar a coluna. Mantenha as pernas firmes no solo e pressione uma contra a outra para ancorar o corpo e isolar o movimento no core. Mantenha a elevação adequada da coluna e do tórax para evitar o colapso da parte superior do corpo.

Pressione um pé contra o outro e mantenha os dedos para cima

Leve a caixa torácica para baixo a fim de conectar o core

Estenda os braços na direção da cabeça, com a palma das mãos para cima

ETAPA PREPARATÓRIA
Deite-se de costas com as duas pernas estendidas e unidas. Mantenha a coluna neutra e os pés apontados para cima. Comece com os braços apoiados no chão.

> **Atenção!**
> O roll up não é adequado para pessoas com dores agudas na coluna, pois a ampla mobilidade desta e a carga que lhe é imposta podem agravar o quadro.

PRIMEIRA ETAPA
Inspire para elevar os dois braços na altura dos ombros, com a palma das mãos voltadas para a frente, enrolando a coluna para cima começando pela cabeça, depois o pescoço e a parte superior do corpo, trazendo o queixo em direção ao peito. Expire lentamente enquanto continua a enrolar a coluna, uma vértebra de cada vez, curvando a coluna para a frente e estendendo os braços em direção aos dedos dos pés. Mantenha a posição vertical da pelve ao formar uma curva em C.

VISTA LATERAL

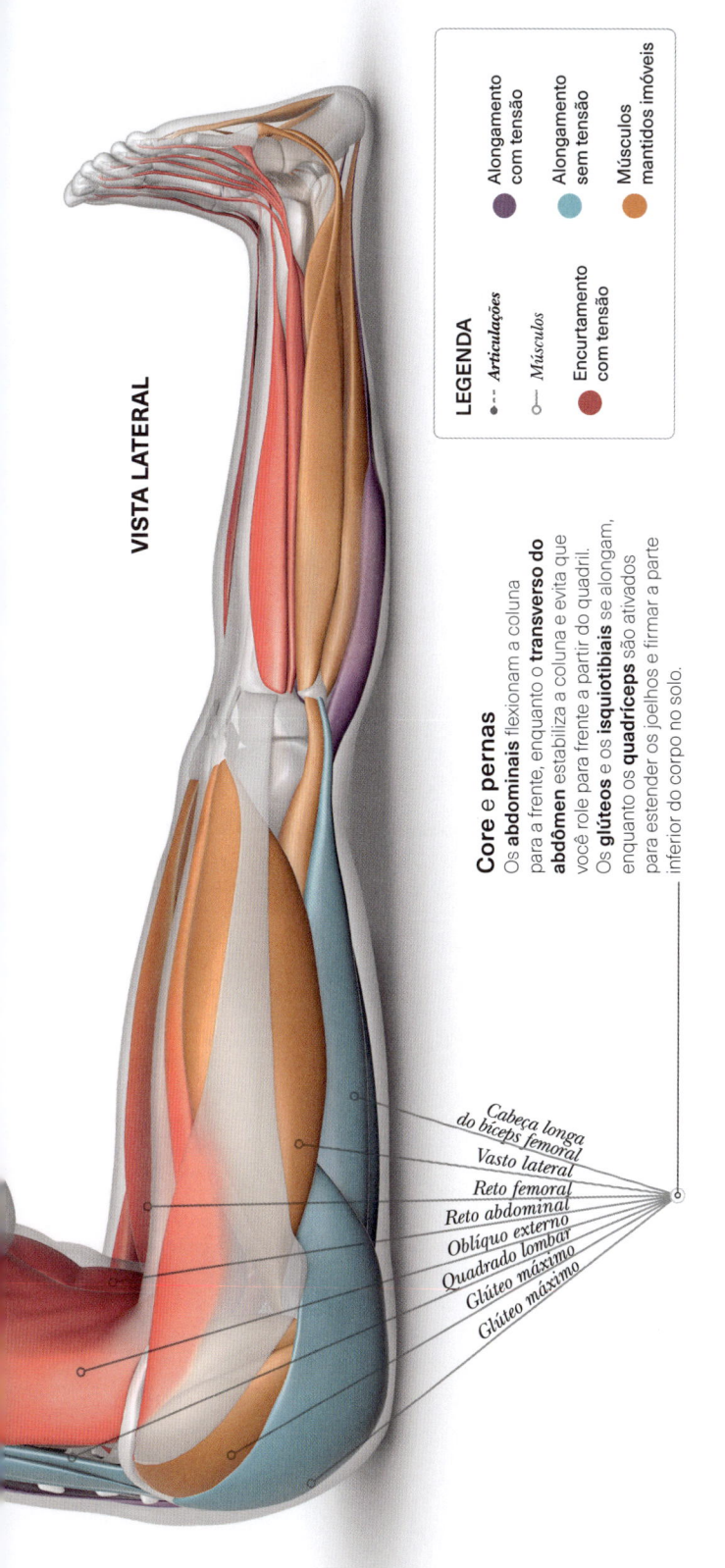

- Cabeça longa do bíceps femoral
- Vasto lateral
- Reto femoral
- Reto abdominal
- Oblíquo externo
- Quadrado lombar
- Glúteo máximo
- Glúteo máximo

LEGENDA
- ---- Articulações
- ○ Músculos
- ● Encurtamento com tensão
- ● Alongamento com tensão
- ● Alongamento sem tensão
- ● Músculos mantidos imóveis

Core e pernas
Os **abdominais** flexionam a coluna para a frente, enquanto o **transverso do abdômen** estabiliza a coluna e evita que você role para frente a partir do quadril. Os **glúteos** e os **isquiotibiais** se alongam, enquanto os **quadriceps** são ativados para estender os joelhos e firmar a parte inferior do corpo no solo.

> Articule *cada segmento da coluna sequencialmente ao envolar para cima e para baixo.*

Mantenha o olhar para a frente na descida

Forme uma linha diagonal com os braços ao rolar para baixo

Cuidado com a protrusão dos músculos abdominais

Mantenha os pés em dorsiflexão durante todo o exercício

SEGUNDA ETAPA
Inspire lentamente enquanto retorna ao solo com o mesmo controle sequencial da coluna e dos abdominais, até estar totalmente de volta à posição inicial, preparando-se para recomeçar. Repita o roll up de 3 a 5 vezes.

ROLL UP

›› VARIAÇÕES

Essas variações são bem diferentes do roll up principal, mas desenvolvem a mesma força e controle abdominal por meio do movimento. Você pode incluí-las em seu cotidiano (variação em uma cadeira), usá-las como transições no matwork (variação no solo) ou combiná-las com acessórios de pilates (variação com a faixa elástica).

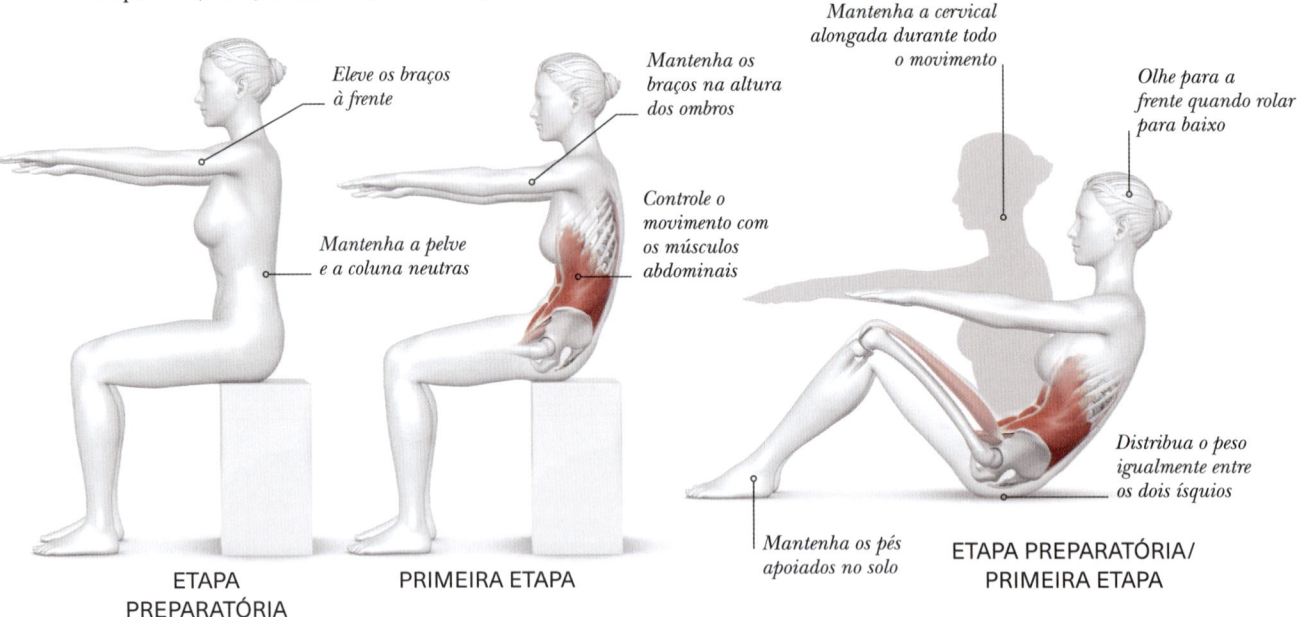

LEGENDA
- Músculo-alvo primário
- Músculo-alvo secundário

Eleve os braços à frente

Mantenha a pelve e a coluna neutras

Mantenha os braços na altura dos ombros

Controle o movimento com os músculos abdominais

Mantenha a cervical alongada durante todo o movimento

Olhe para a frente quando rolar para baixo

Distribua o peso igualmente entre os dois ísquios

Mantenha os pés apoiados no solo

ETAPA PREPARATÓRIA

PRIMEIRA ETAPA

ETAPA PREPARATÓRIA/ PRIMEIRA ETAPA

EM UMA CADEIRA

Sente-se na beirada de uma cadeira e mantenha os dois pés apoiados no chão. Tenha cuidado para não deixar a parte superior do corpo colapsar quando rolar para trás. Para evitar isso, pense no alongamento contínuo da cintura e da coluna vertebral.

ETAPA PREPARATÓRIA
Sente-se na cadeira com o peso bem distribuído entre os dois ísquios, a pelve e a coluna em posição neutra e a cervical alongada. Erga os braços até a altura dos ombros, com a palma das mãos voltada para baixo.

PRIMEIRA ETAPA
Expire enquanto rola a pelve e curva a coluna para trás formando um C, vértebra por vértebra.

SEGUNDA ETAPA
Inspire para retornar à posição sentada ereta, trazendo a parte superior do corpo levemente para a frente, seguida pela coluna torácica e depois pela lombar e pela pelve. Repita de 8 a 10 vezes.

NO SOLO

Esse exercício pode ser útil para iniciantes praticarem o roll up e ajustarem gradualmente a distância em que conseguem rolar a coluna. Assegure-se de que é possível realizar o exercício com facilidade em qualquer amplitude de movimento que tentar. Mantenha os abdominais ativos durante todo o exercício e evite que se projetem para fora.

ETAPA PREPARATÓRIA
Sente-se com o quadril e os joelhos flexionados, os pés apoiados no chão e a pelve e a coluna em posição neutra. Erga os braços na altura dos ombros, com a palma das mãos voltadas para baixo.

PRIMEIRA ETAPA
Expire enquanto rola a pelve para trás e curva a coluna formando um C, vértebra por vértebra.

SEGUNDA ETAPA
Inspire e retorne para a posição sentada ereta, trazendo a parte de cima do seu corpo ligeiramente para a frente, seguida da região torácica, e então da região lombar e da pelve. Repita de 8 a 10 vezes, aumentando gradualmente a amplitude do rolamento, até que você consiga tocar o solo e voltar.

EXERCÍCIOS DE PILATES | *Exercícios de força*

> *Usar a* **faixa** *aumenta a* **confiança** *em sua capacidade de se mover para trás, permitindo uma* **progressão** *suave, o que pode proporcionar resultados mais rápidos.*

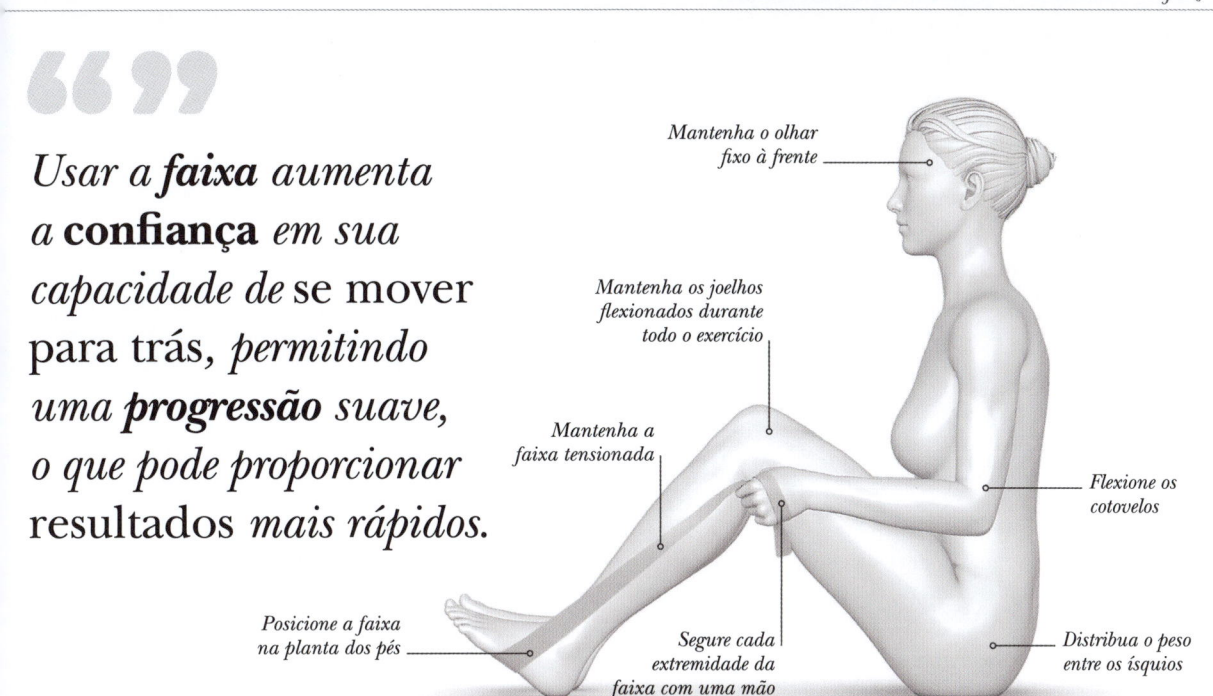

Mantenha o olhar fixo à frente

Mantenha os joelhos flexionados durante todo o exercício

Mantenha a faixa tensionada

Flexione os cotovelos

Posicione a faixa na planta dos pés

Segure cada extremidade da faixa com uma mão

Distribua o peso entre os ísquios

ETAPA PREPARATÓRIA

COM A FAIXA ELÁSTICA

A faixa elástica é um recurso útil para facilitar a mobilização da coluna e proporcionar o controle necessário. Quanto mais tensionada a faixa, maior o apoio. Certifique-se de que os ombros e braços permaneçam relaxados para focar totalmente os músculos abdominais e mantenha o esterno elevado.

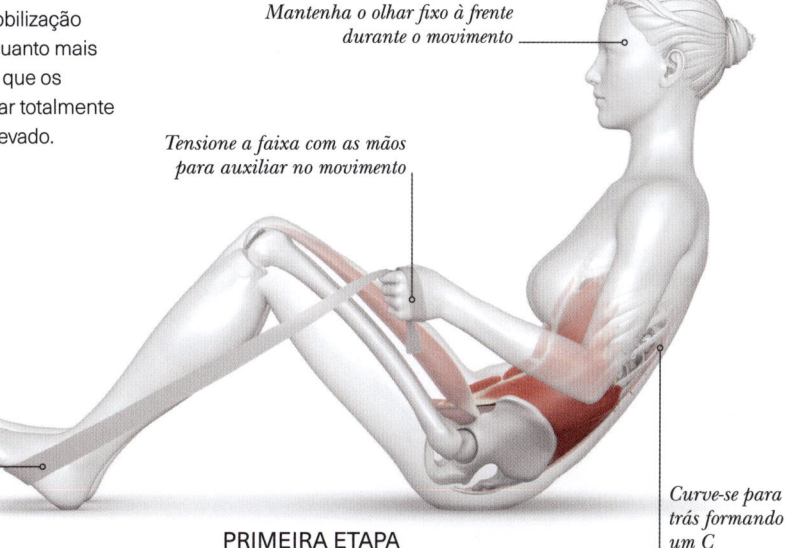

Mantenha o olhar fixo à frente durante o movimento

Tensione a faixa com as mãos para auxiliar no movimento

Use a tensão da faixa para controlar o movimento

Curve-se para trás formando um C

PRIMEIRA ETAPA

ETAPA PREPARATÓRIA
Sente-se em posição ereta. Coloque os pés no chão, com os tornozelos em dorsiflexão, a pelve e a coluna neutras e a cervical alongada. Passe a faixa ao redor dos dois pés.

PRIMEIRA ETAPA
Relaxe os ombros para baixo e, em seguida, expire enquanto rola a pelve para trás, curvando a coluna em C, vértebra por vértebra. Controle o movimento com os músculos abdominais.

SEGUNDA ETAPA
Inspire para voltar gradativamente à posição sentada ereta, trazendo a parte superior do corpo para a frente. Repita de 8 a 10 vezes, ampliando a distância que você rola para trás e afrouxando a faixa para reduzir o apoio.

EXERCÍCIOS DE PILATES | *Exercícios de força*

ROLL OVER

O roll over é um exercício avançado que é o oposto do roll up (p. 122). Ele foca na força abdominal e no controle da coluna com uma grande amplitude de movimento, em uma posição invertida (com a cabeça abaixo do nível das pernas).

VISÃO GERAL

Certifique-se de aquecer e mobilizar a coluna antes de tentar o roll over (p. 46). Inicie o movimento a partir do core e permaneça com a coluna alongada, afastando os pés do corpo, preservando a distância entre eles e o cóccix. Mantenha o peito e os ombros abertos e a cervical alongada. Você pode flexionar os joelhos inicialmente para facilitar o roll over, mas evite trazê-los em direção ao peito. Faça de 3 a 6 repetições do exercício.

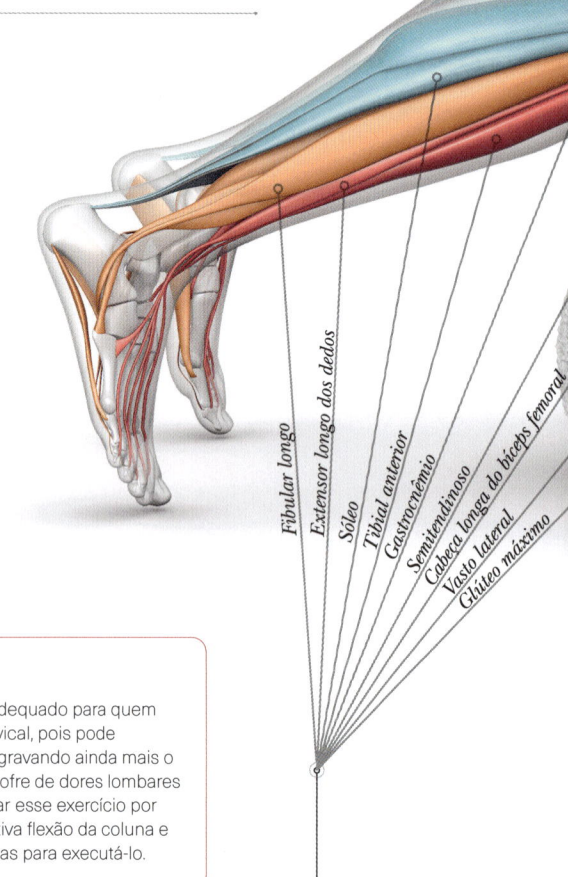

Fibular longo
Extensor longo dos dedos
Sóleo
Tibial anterior
Gastrocnêmio
Semitendinoso
Cabeça longa do bíceps femoral
Vasto lateral
Glúteo máximo

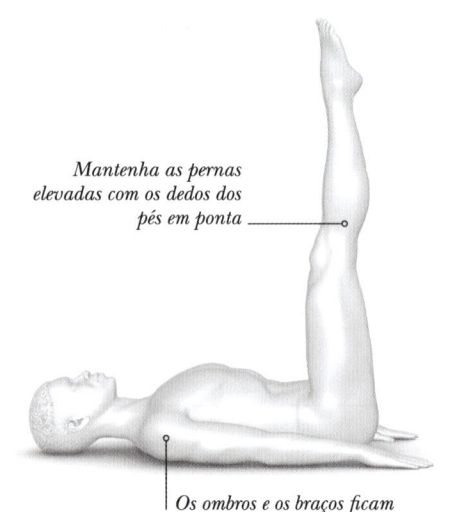

Mantenha as pernas elevadas com os dedos dos pés em ponta

! Atenção!

O roll over não é adequado para quem tem lesões na cervical, pois pode sobrecarregá-lo, agravando ainda mais o problema. Quem sofre de dores lombares também deve evitar esse exercício por causa da significativa flexão da coluna e da força necessárias para executá-lo.

Os ombros e os braços ficam apoiados no solo

ETAPA PREPARATÓRIA
Deite-se com as duas pernas estendidas, os dedos dos pés em ponta e a parte interna das coxas unidas. Inspire e eleve as duas pernas em direção ao teto, formando um ângulo de 90 graus com o quadril.

Pernas
Os **músculos isquiotibiais** se alongam e se ativam para manter a posição das pernas. Os **quadríceps** se contraem para manter a extensão do joelho e evitar que as pernas colapsem em direção ao tronco. As **panturrilhas** se alongam à medida que os **músculos dorsiflexores do tornozelo** se contraem.

Parte superior do corpo

Os **músculos do core** estabilizam a coluna enquanto os **abdominais** se contraem para flexioná-la. Os **extensores da coluna** se alongam. Os músculos **grande dorsal**, **deltoide posterior** e **tríceps** se ativam à medida que os braços exercem pressão para baixo para estabilizar o corpo.

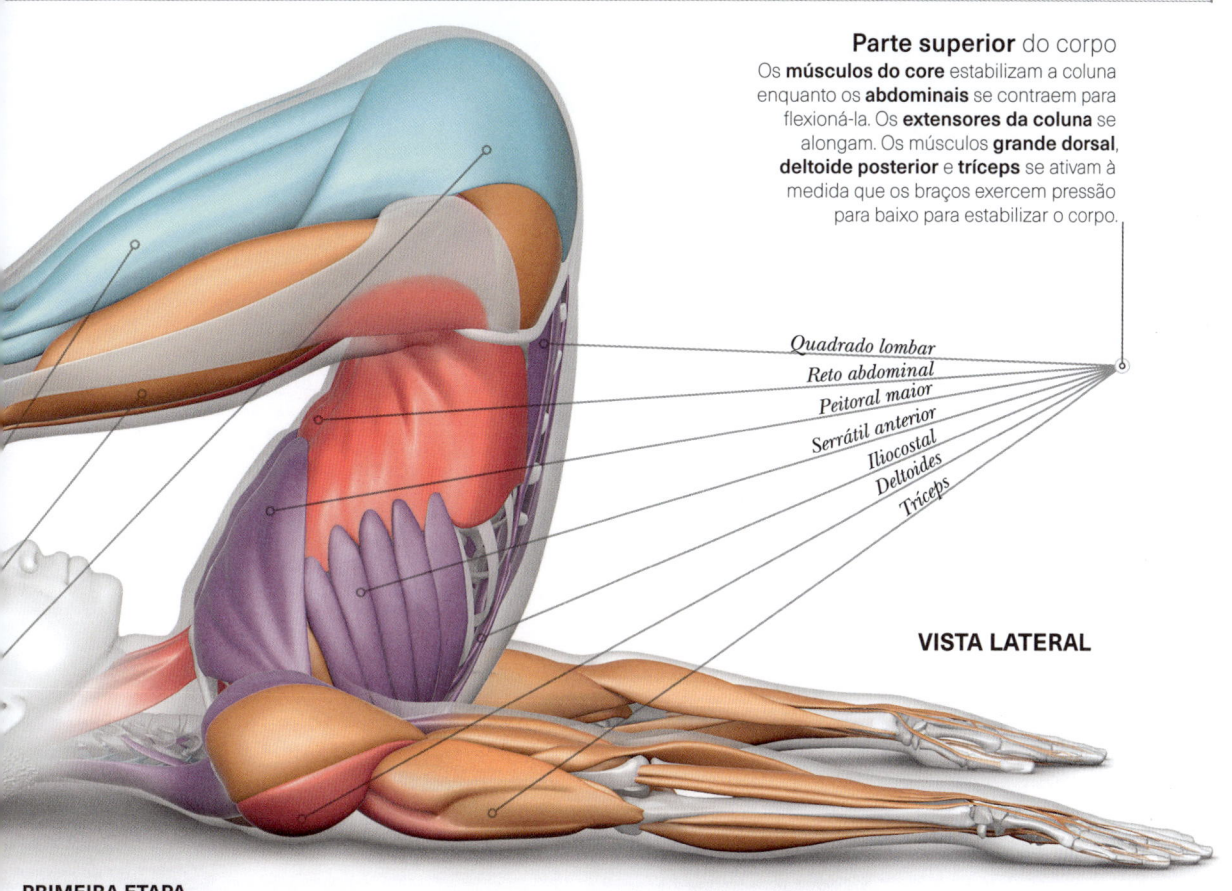

Quadrado lombar
Reto abdominal
Peitoral maior
Serrátil anterior
Iliocostal
Deltoides
Tríceps

VISTA LATERAL

PRIMEIRA ETAPA

Expire enquanto ergue sequencialmente a pelve e a coluna, deixando as pernas flutuarem sobre a cabeça até ficarem paralelas ao solo. Inspirando, afaste as pernas na largura dos ombros, flexionando os pés e tentando abaixá-los o máximo possível em direção ao chão. A coluna não se move enquanto os pés descem.

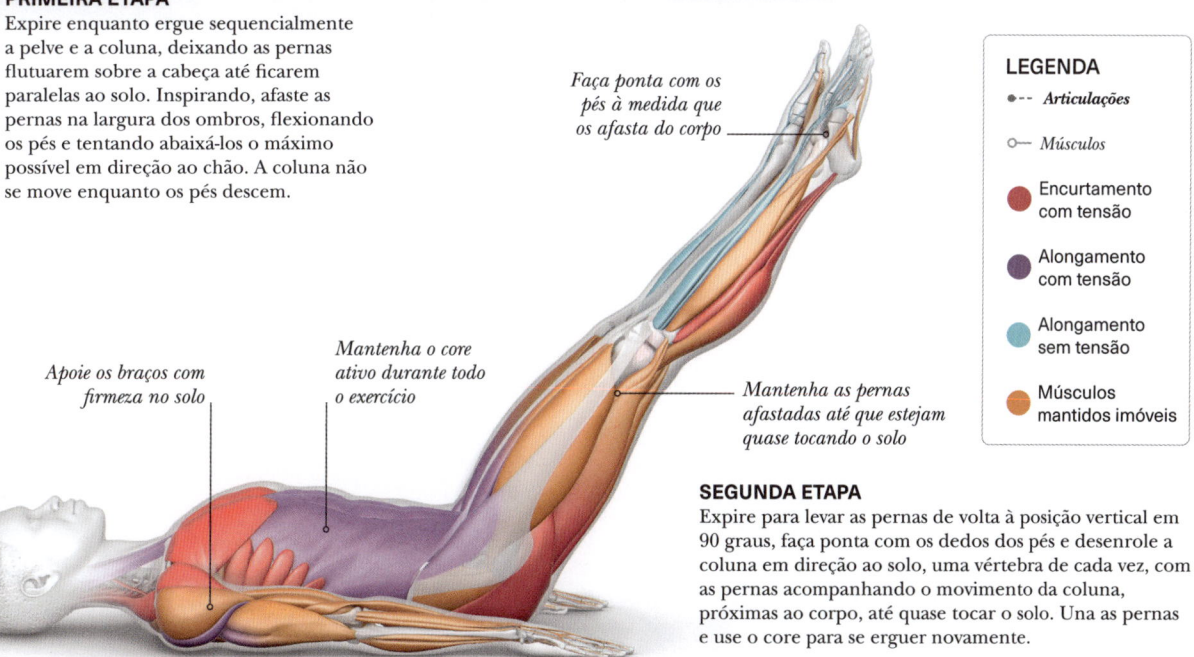

Faça ponta com os pés à medida que os afasta do corpo

Apoie os braços com firmeza no solo

Mantenha o core ativo durante todo o exercício

Mantenha as pernas afastadas até que estejam quase tocando o solo

LEGENDA

●--- Articulações
○— Músculos
● Encurtamento com tensão
● Alongamento com tensão
● Alongamento sem tensão
● Músculos mantidos imóveis

SEGUNDA ETAPA

Expire para levar as pernas de volta à posição vertical em 90 graus, faça ponta com os dedos dos pés e desenrole a coluna em direção ao solo, uma vértebra de cada vez, com as pernas acompanhando o movimento da coluna, próximas ao corpo, até quase tocar o solo. Una as pernas e use o core para se erguer novamente.

EXERCÍCIOS DE PILATES | *Exercícios de força*

CORKSCREW

Esse exercício avançado desafia a força abdominal e a estabilidade da coluna e da pelve, além de massagear os órgãos internos. Em grande parte, baseia-se nas habilidades adquiridas nos exercícios anteriores. Recomenda-se dominar o open leg rocker (p. 68) e o roll over (p. 126) antes de tentar executá-lo.

VISÃO GERAL

Mantenha a coluna vertebral alongada durante todo o exercício para evitar compressão. À medida que as pernas se elevam, imagine-se exercendo pressão no teto. Isso ativará as pernas, mantendo o quadril e os pés alinhados. As pernas giram para o lado sem que a pelve se desloque, e isso é controlado pela ativação do core e pela consciência corporal dos movimentos, assim como pela capacidade de isolar a pelve da região lombar.

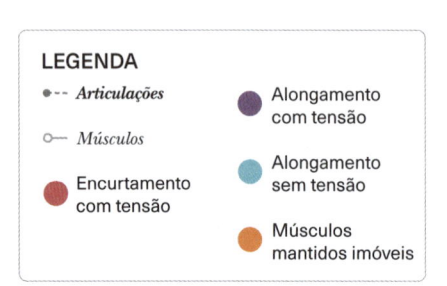

LEGENDA
- Articulações
- Músculos
- Encurtamento com tensão
- Alongamento com tensão
- Alongamento sem tensão
- Músculos mantidos imóveis

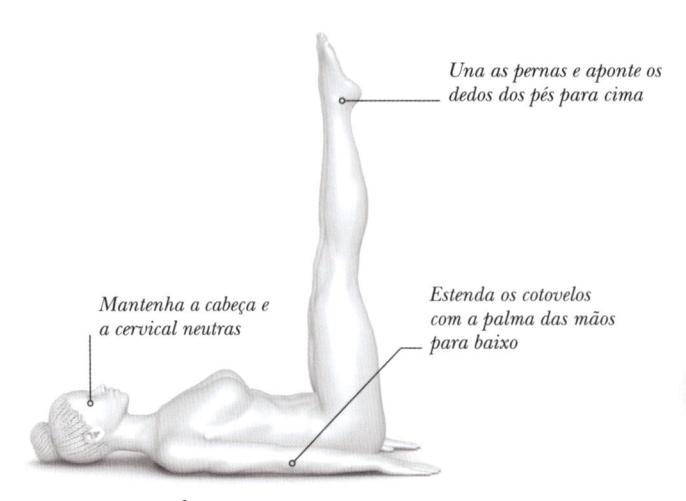

Una as pernas e aponte os dedos dos pés para cima

Mantenha a cabeça e a cervical neutras

Estenda os cotovelos com a palma das mãos para baixo

Quadril nivelado

Pernas paralelas ao chão com os dedos dos pés em ponta

Peso apoiado nas escápulas, e não na cervical

ETAPA PREPARATÓRIA
Deite-se de costas com as pernas elevadas e unidas e os braços estendidos ao lado do corpo. Contraia o core e inspire enquanto eleva as pernas em um ângulo de 90 graus com os dedos dos pés apontados para cima.

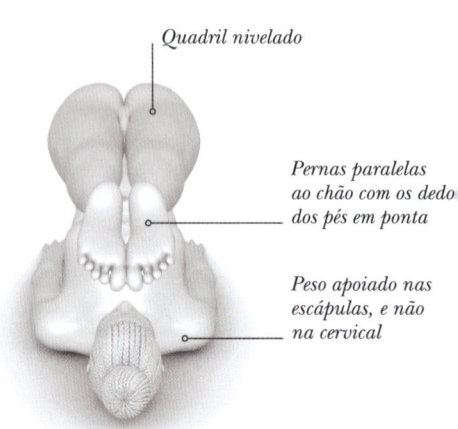

PRIMEIRA ETAPA
Expire enquanto ergue o quadril para levar as pernas na direção da cabeça até que fiquem paralelas ao chão, com os dedos dos pés em ponta e a coluna alongada.

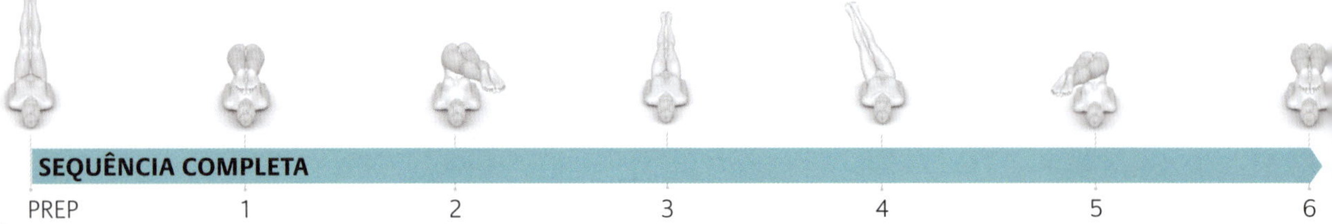

SEQUÊNCIA COMPLETA

PREP 1 2 3 4 5 6

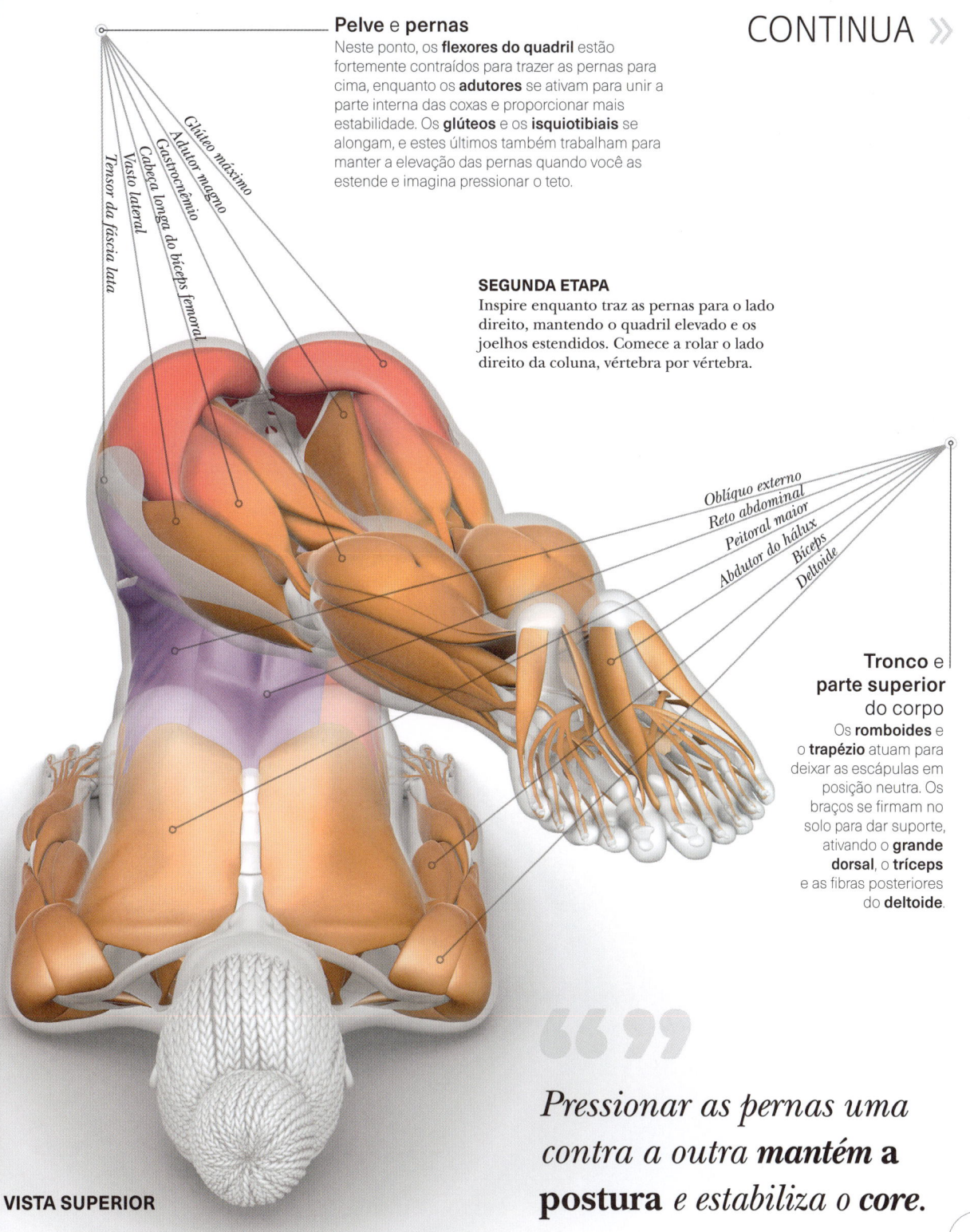

Pelve e pernas

Neste ponto, os **flexores do quadril** estão fortemente contraídos para trazer as pernas para cima, enquanto os **adutores** se ativam para unir a parte interna das coxas e proporcionar mais estabilidade. Os **glúteos** e os **isquiotibiais** se alongam, e estes últimos também trabalham para manter a elevação das pernas quando você as estende e imagina pressionar o teto.

- Glúteo máximo
- Adutor magno
- Gastrocnêmio
- Cabeça longa do bíceps femoral
- Vasto lateral
- Tensor da fáscia lata

CONTINUA »

SEGUNDA ETAPA

Inspire enquanto traz as pernas para o lado direito, mantendo o quadril elevado e os joelhos estendidos. Comece a rolar o lado direito da coluna, vértebra por vértebra.

- Oblíquo externo
- Reto abdominal
- Peitoral maior
- Abdutor do hálux
- Bíceps
- Deltoide

Tronco e parte superior do corpo

Os **romboides** e o **trapézio** atuam para deixar as escápulas em posição neutra. Os braços se firmam no solo para dar suporte, ativando o **grande dorsal**, o **tríceps** e as fibras posteriores do **deltoide**.

VISTA SUPERIOR

> ❝❞
> *Pressionar as pernas uma contra a outra **mantém a postura** e estabiliza o **core**.*

129

EXERCÍCIOS DE PILATES | *Exercícios de força*

» CORKSCREW (CONTINUAÇÃO)

LEGENDA
- ●-- *Articulações*
- ○— *Músculos*
- ● Encurtamento com tensão
- ● Alongamento com tensão
- ● Alongamento sem tensão
- ● Músculos mantidos imóveis

Mantenha os dedos dos pés em ponta durante toda a sequência

As pernas seguem a coluna até a linha média em uma diagonal

Relaxe os ombros

Controladamente, as pernas fazem um círculo para a esquerda

Mantenha a cervical alongada ao executar a sequência

TERCEIRA ETAPA
Continue a rolar a coluna controladamente para baixo até que a pelve toque o solo e o tronco esteja alinhado. As pernas seguem a coluna e fazem um círculo em direção à linha média em uma diagonal um pouco abaixo da posição vertical.

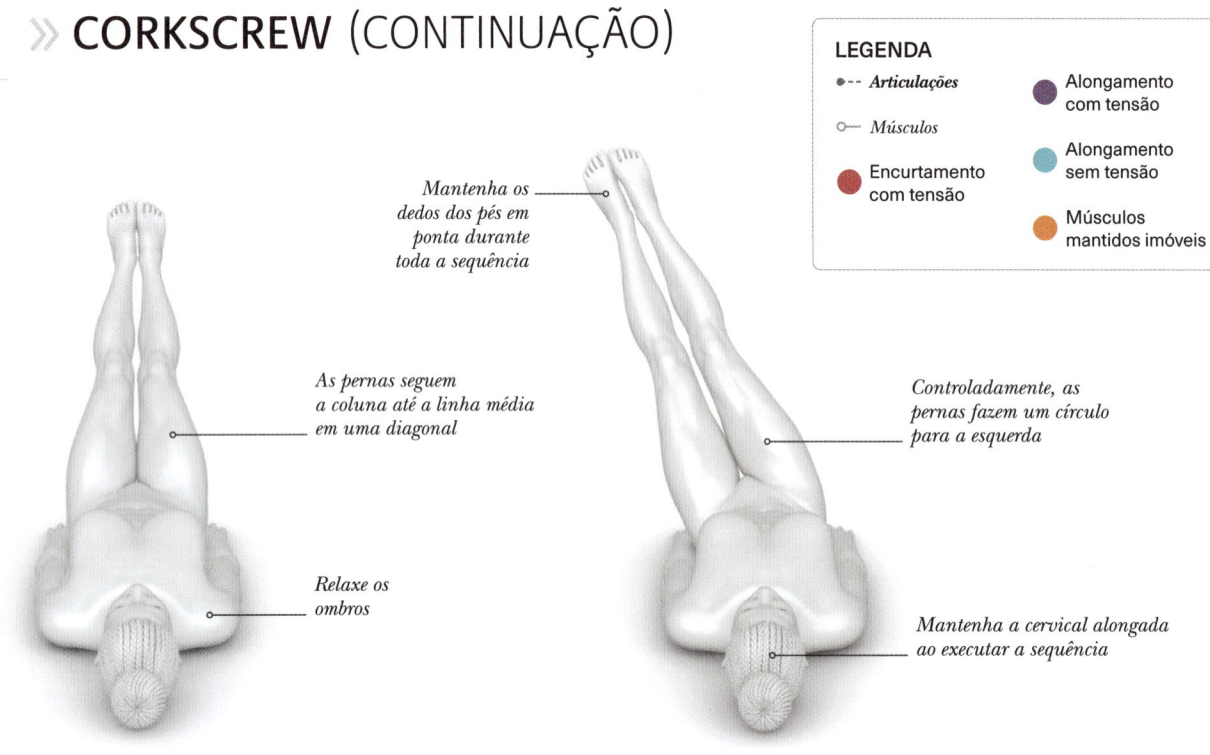

QUARTA ETAPA
Expire enquanto continua a fazer círculos com as pernas para o lado esquerdo.

Tronco e parte superior do corpo
O **peitoral maior** se alonga para abrir o tórax.
O **reto abdominal** flexiona a coluna e os **oblíquos** ajudam a girar o tronco para o lado.
Os **extensores da coluna vertebral** se alongam, enquanto os **multífidos** se ativam junto com o **core** para dar suporte à coluna.

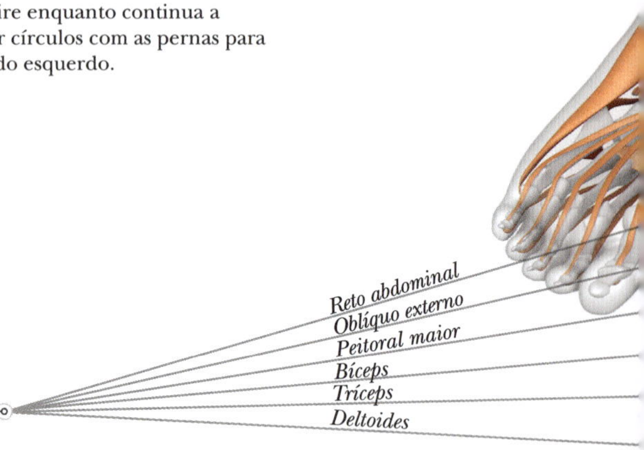

Reto abdominal
Oblíquo externo
Peitoral maior
Bíceps
Tríceps
Deltoides

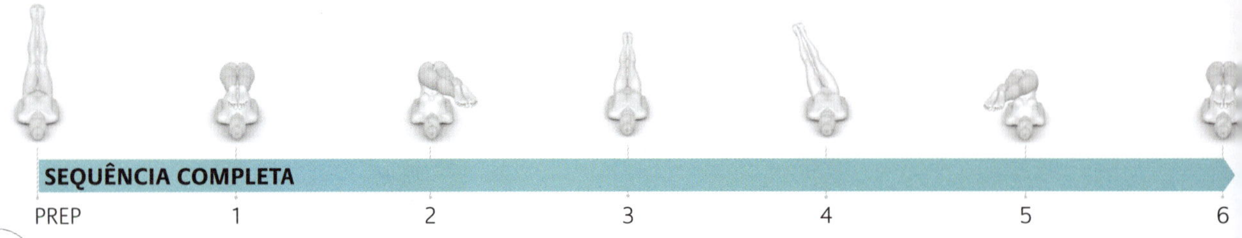

SEQUÊNCIA COMPLETA

PREP 1 2 3 4 5 6

Pelve e pernas

Os **rotadores externos do quadril** estabilizam as articulações do quadril, enquanto o **glúteo médio** e o **mínimo**, com o **tensor da fáscia lata**, mantêm o nível da pelve durante o exercício. O **quadríceps** é ativado para estender os joelhos. As **panturrilhas** trabalham para fazer a flexão plantar nos tornozelos.

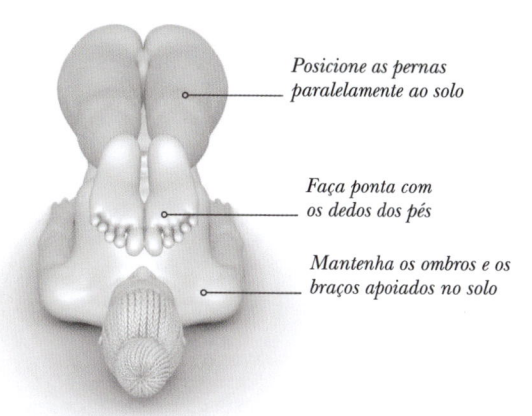

Tensor da fáscia lata
Semitendinoso
Vasto lateral
Cabeça longa do bíceps femoral
Gastrocnêmio
Glúteo máximo

Posicione as pernas paralelamente ao solo

Faça ponta com os dedos dos pés

Mantenha os ombros e os braços apoiados no solo

SEXTA ETAPA

Leve as pernas completamente acima da cabeça e paralelas ao solo, enrolando a coluna para cima até ficar apoiado nas escápulas. Repita toda a sequência, movendo as pernas para o lado esquerdo para começar. Repita 3 vezes para cada lado. Para sair da posição, flexione os dois joelhos em direção ao peito, mantendo as pernas unidas, e abaixe cuidadosamente as pernas, acompanhando a coluna, até o solo.

> *No corkscrew, use os músculos do core, e **não** o **impulso**, para movimentar as pernas.*

VISTA SUPERIOR

QUINTA ETAPA

Mantenha as pernas acima da cabeça enquanto rola pela lateral esquerda da coluna para cima até se apoiar parcialmente nos ombros, como na primeira etapa, mas desta vez levando as pernas para a esquerda.

EXERCÍCIOS DE PILATES | *Exercícios de força*

NECK PULL

Esse exercício consiste em um movimento contínuo que exige mobilização sequencial da coluna e grande força abdominal. Ele também alonga profundamente a parte posterior do corpo – os isquiotibiais, os extensores da coluna e os extensores cervicais. É preciso dominar o roll up (p. 122) antes de tentar o neck pull.

VISÃO GERAL

Preserve a postura na parte superior do corpo, mantendo a cabeça e a cervical alongadas, o peito erguido e os cotovelos afastados para evitar flexão excessiva. Imagine um cabide segurando seu peito aberto e seus cotovelos para fora, fazendo o movimento vir do seu core, e não da força dos braços. Deslize as escápulas para baixo para evitar suspender os ombros em direção às orelhas. Repita de 3 a 5 vezes.

> **! Atenção!**
> O neck pull não é indicado para pessoas com lesões cervicais, dores agudas na coluna ou tensão neural, como problemas no nervo ciático.

Deltoides
Psoas maior
Iliocostal
Reto abdominal
Peitoral maior
Esternocleidomastóideo

Mantenha os cotovelos afastados

Contraia o core para se preparar

Afaste as pernas na largura do quadril e faça uma dorsiflexão

ETAPA PREPARATÓRIA
Deite-se de costas com a coluna e a pelve em posição neutra, as pernas afastadas na largura do quadril e os tornozelos em dorsiflexão. Junte as mãos atrás da cabeça, com os cotovelos afastados e o peito aberto. Contraia o core.

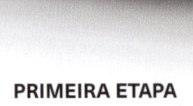

PRIMEIRA ETAPA
Inspire enquanto alonga a cervical e ergue a cabeça. Continue elevando-se do solo, uma vértebra de cada vez, arqueando a parte superior do corpo para cima. Expire enquanto continua a se curvar para a frente e levar o tronco para cima das pernas. Empurre os calcanhares para longe de você para alongar ainda mais as pernas.

Parte superior do corpo
Os **romboides** e os **trapézios médio** e **inferior** mantêm a posição neutra da escápula. O **deltoide** e o **supraespinhal** abduzem os braços. Os **extensores cervicais** se ativam quando você pressiona levemente a cabeça contra as mãos.

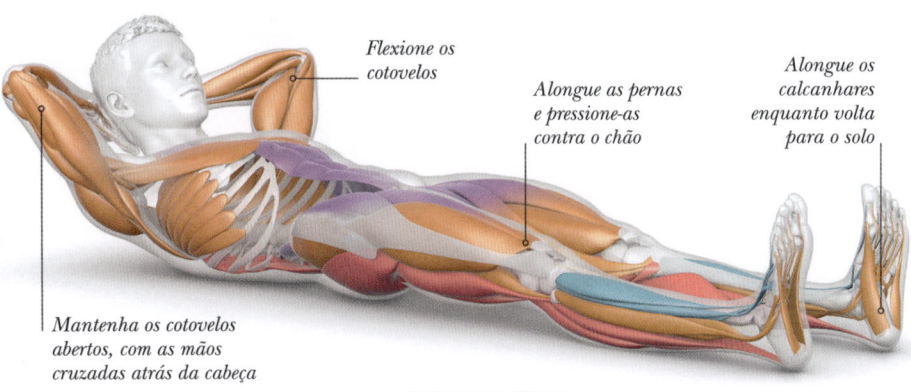

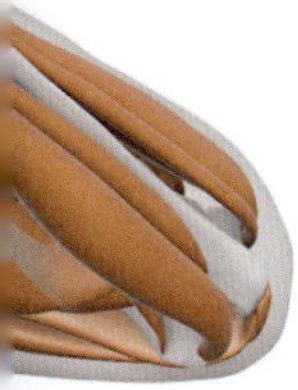

Flexione os cotovelos

Alongue as pernas e pressione-as contra o chão

Alongue os calcanhares enquanto volta para o solo

Mantenha os cotovelos abertos, com as mãos cruzadas atrás da cabeça

SEGUNDA ETAPA
Inspire ao rolar a coluna de volta para a posição sentada e ereta. Alongue o pescoço e pressione-o para trás contra a palma das mãos. Expire enquanto inclina a pelve para trás e usa os músculos abdominais para controlar o rolamento sequencial de volta ao solo, começando pela pelve, passando pela coluna lombar, região torácica, parte superior das costas e, por fim, cabeça e pescoço, até voltar à posição preparatória.

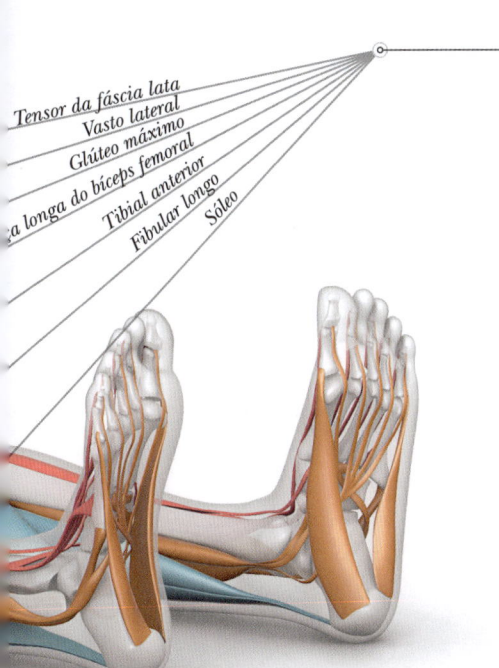

Tensor da fáscia lata
Vasto lateral
Glúteo máximo
a longa do bíceps femoral
Tibial anterior
Fibular longo
Sóleo

Parte inferior do corpo
Os **quadríceps** estendem os joelhos e fixam as pernas no chão. Os **músculos abdominais** flexionam o tronco com a ajuda dos **flexores do quadril** e do **psoas maior**. Os **dorsiflexores do tornozelo** levam os dedos dos pés para cima e permitem alongar os calcanhares.

LEGENDA
- *Articulações*
- *Músculos*
- Encurtamento com tensão
- Alongamento com tensão
- Alongamento sem tensão
- Músculos mantidos imóveis

> *O nome 'neck pull' é **enganoso**, **uma vez que**, na verdade, você segura as mãos **atrás da cabeça** e **evita** puxar o pescoço.*

VISTA DIAGONAL

EXERCÍCIOS DE PILATES | *Exercícios de força*

JACK KNIFE

Esse exercício clássico de pilates alonga e fortalece o tronco e a coluna, utilizando a força das pernas e dos glúteos para dar suporte. Requer muito controle, em razão das alavancas longas das pernas na flexão da coluna e também por ser uma posição invertida.

Faça ponta com os dedos dos pés

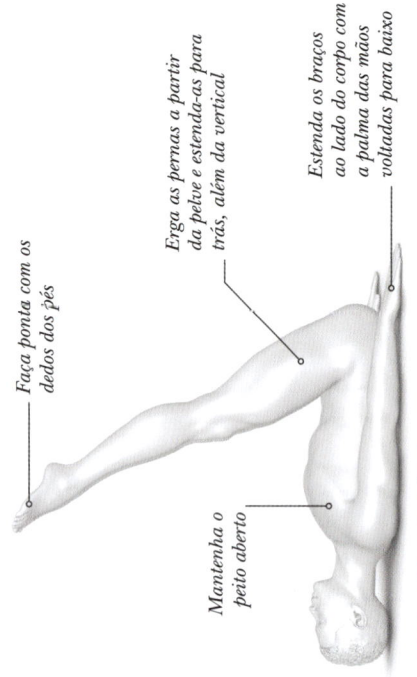

Erga as pernas a partir da pelve e estenda-as para trás, além da vertical

Estenda os braços ao lado do corpo com a palma das mãos voltadas para baixo

Mantenha o peito aberto

ETAPA PREPARATÓRIA
Deite-se de costas com a coluna e a pelve em posição neutra e as pernas estendidas no solo, com as coxas unidas. Inspirando, ative o core para levantar ambas as pernas do solo até que estejam acima da pelve e estendidas além da vertical.

VISÃO GERAL

Comece conectando a parte interna das coxas, contraindo os quadríceps e glúteos e ativando o core para criar a elevação. Leve as pernas e a pelve para longe do tronco e imagine que está alongando a cintura para evitar a compressão da coluna. Evite levar o queixo em direção ao peito. Se estiver iniciando nesse exercício, coloque as mãos na região lombar para dar suporte durante a primeira fase e facilitar a transição para a segunda fase.

Pernas
Os **flexores do quadril** se ativam; os **glúteos** e **isquiotibiais** se alongam e se contraem para estabilizar as pernas elevadas. Os **adutores** conectam a parte interna das coxas. Os **músculos da panturrilha** se acionam para apontar os tornozelos para baixo, enquanto o **tibial anterior** se alonga.

Fibular longo
Sóleo
Tibial anterior
Gastrocnêmio
Cabeça curta do bíceps femoral
Vasto lateral
Reto femoral
Tensor da fáscia lata
Glúteo médio
Glúteo máximo

LEGENDA
- - - Articulações
○— Músculos
● Encurtamento com tensão
● Alongamento com tensão
● Alongamento sem tensão
● Músculos mantidos imóveis

Tronco e parte superior do corpo

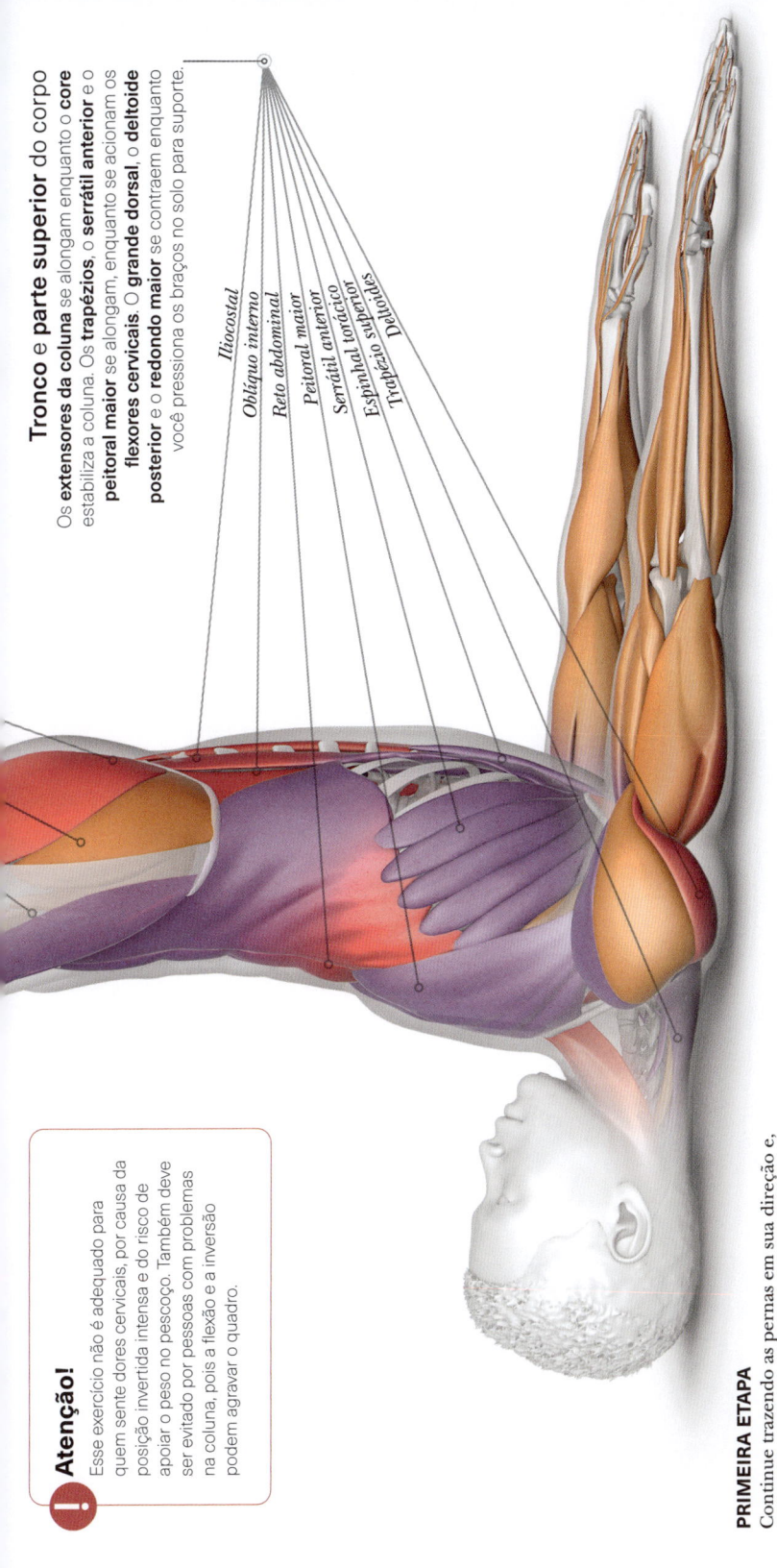

Os **extensores da coluna** se alongam enquanto o **core** estabiliza a coluna. Os **trapézios**, o **serrátil anterior** e o **peitoral maior** se alongam, enquanto se acionam os **flexores cervicais**. O **grande dorsal**, o **deltoide posterior** e o **redondo maior** se contraem enquanto você pressiona os braços no solo para suporte.

- Iliocostal
- Oblíquo interno
- Reto abdominal
- Peitoral maior
- Serrátil anterior
- Espinhal torácico
- Trapézio superior
- Deltoides

VISTA LATERAL

Atenção!

Esse exercício não é adequado para quem sente dores cervicais, por causa da posição invertida intensa e do risco de apoiar o peso no pescoço. Também deve ser evitado por pessoas com problemas na coluna, pois a flexão e a inversão podem agravar o quadro.

PRIMEIRA ETAPA

Continue trazendo as pernas em sua direção e, expirando, levante a pelve e descole a coluna do solo, até ficar apoiado nas escápulas. Alinhe as pernas verticalmente, fazendo ponta com os dedos dos pés.

SEGUNDA ETAPA

Inspirando, controle lentamente a descida da coluna, vértebra por vértebra. Prossiga a descida com a pelve e as pernas até que estas fiquem estendidas no solo. Repita até 5 vezes.

As pernas ficam juntas, com os dedos dos pés em ponta

O core está fortemente contraído para controlar a descida

Os braços permanecem estendidos ao lado do corpo

EXERCÍCIOS DE PILATES | *Exercícios de força*

TEASER

Avançado e divertido, o teaser costuma ser considerado a síntese de tudo o que é o pilates. Ele exige ampla força abdominal, controle durante o movimento e o uso de alavancas longas dos braços e pernas.

VISÃO GERAL

No teaser, mantenha as pernas conectadas, alongadas e afastadas de você. Elas permanecem soltas, sem tensão, enquanto você usa o core para impulsionar o movimento. Role suave e sequencialmente pela coluna em ambas as direções. Mantenha constante o espaço entre os ombros e as orelhas. Na postura, leve braços e pernas para longe, eleve o peito e contraia ainda mais o core para equilibrar-se antes de iniciar a descida.

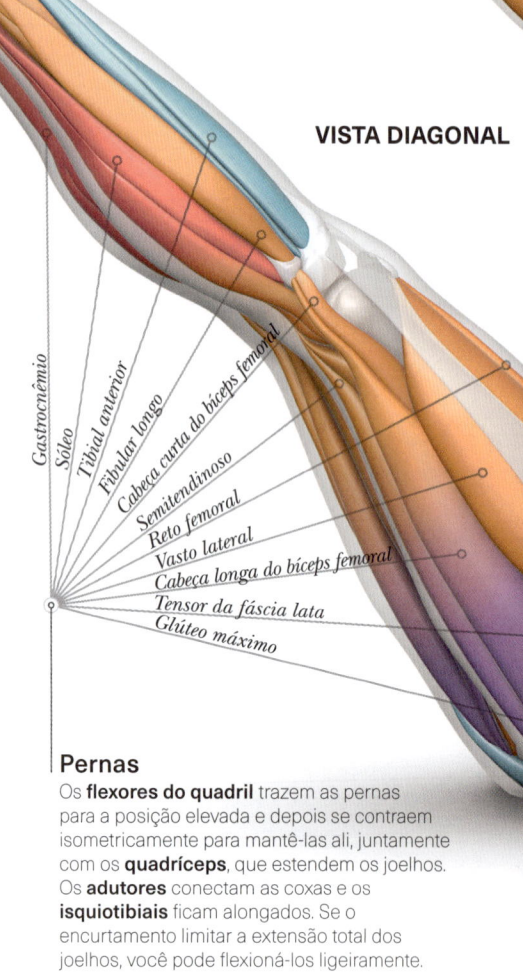

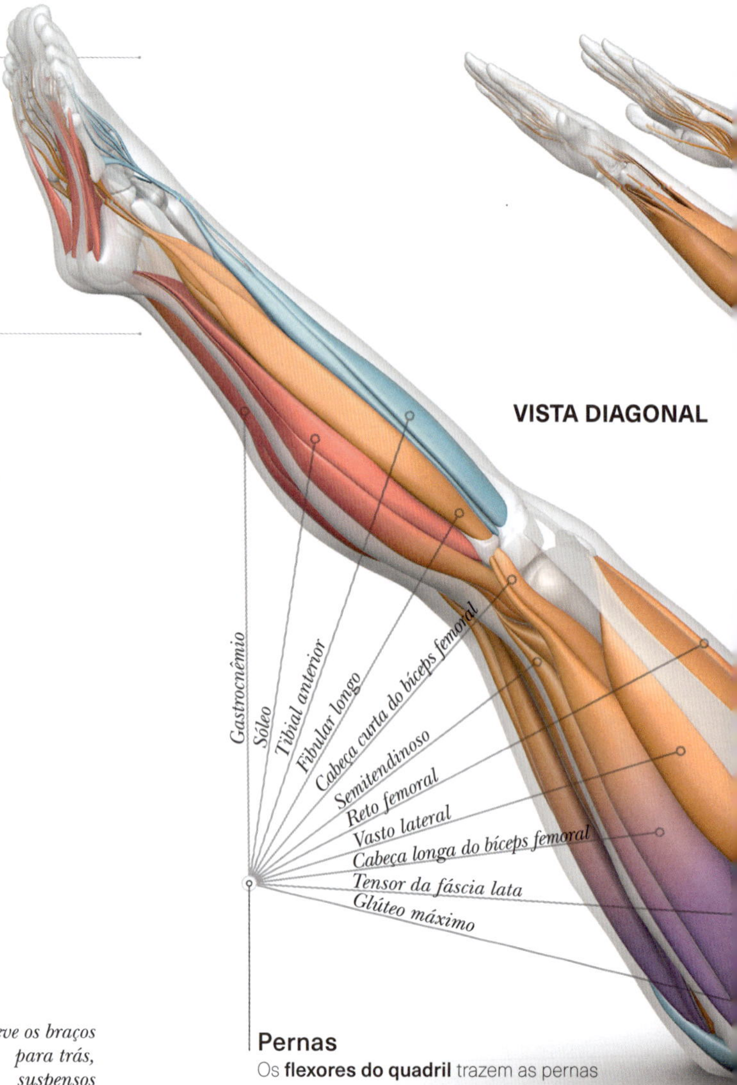

VISTA DIAGONAL

Gastrocnêmio
Sóleo
Tibial anterior
Fibular longo
Cabeça curta do bíceps femoral
Semitendinoso
Reto femoral
Vasto lateral
Cabeça longa do bíceps femoral
Tensor da fáscia lata
Glúteo máximo

Faça ponta com os dedos dos pés

Contraia o core para trazer as pernas para cima

Leve os braços para trás, suspensos do solo

Flexione o quadril formando um ângulo de 45 graus com as pernas

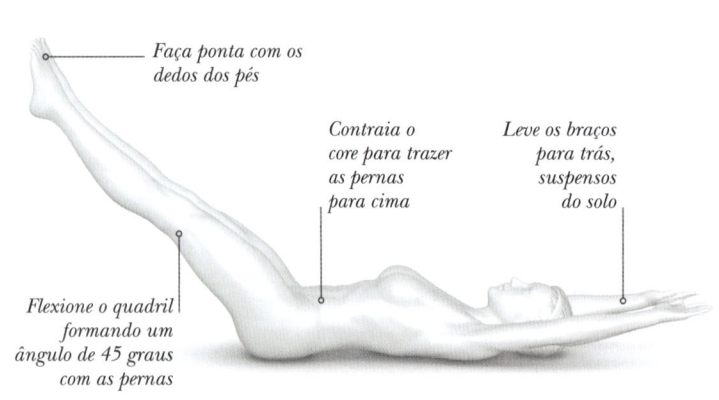

ETAPA PREPARATÓRIA
Comece deitando-se de costas com as pernas unidas e os dedos dos pés em ponta. Leve os braços para trás e use o core para levantar as pernas até uma linha diagonal alta.

Pernas
Os **flexores do quadril** trazem as pernas para a posição elevada e depois se contraem isometricamente para mantê-las ali, juntamente com os **quadríceps**, que estendem os joelhos. Os **adutores** conectam as coxas e os **isquiotibiais** ficam alongados. Se o encurtamento limitar a extensão total dos joelhos, você pode flexioná-los ligeiramente.

PRIMEIRA ETAPA
Inspirando, use o core para tirar a cabeça, o pescoço, a parte superior do corpo e a coluna do solo, enquanto leva as pernas e os braços para longe até formar a posição do teaser, em V, com o tronco e as pernas.

> **Atenção!**
> O teaser não é adequado para pessoas com problemas de coluna devido à grande amplitude de movimento em flexão da coluna e do trabalho de resistência necessário.

Parte superior do corpo e tronco

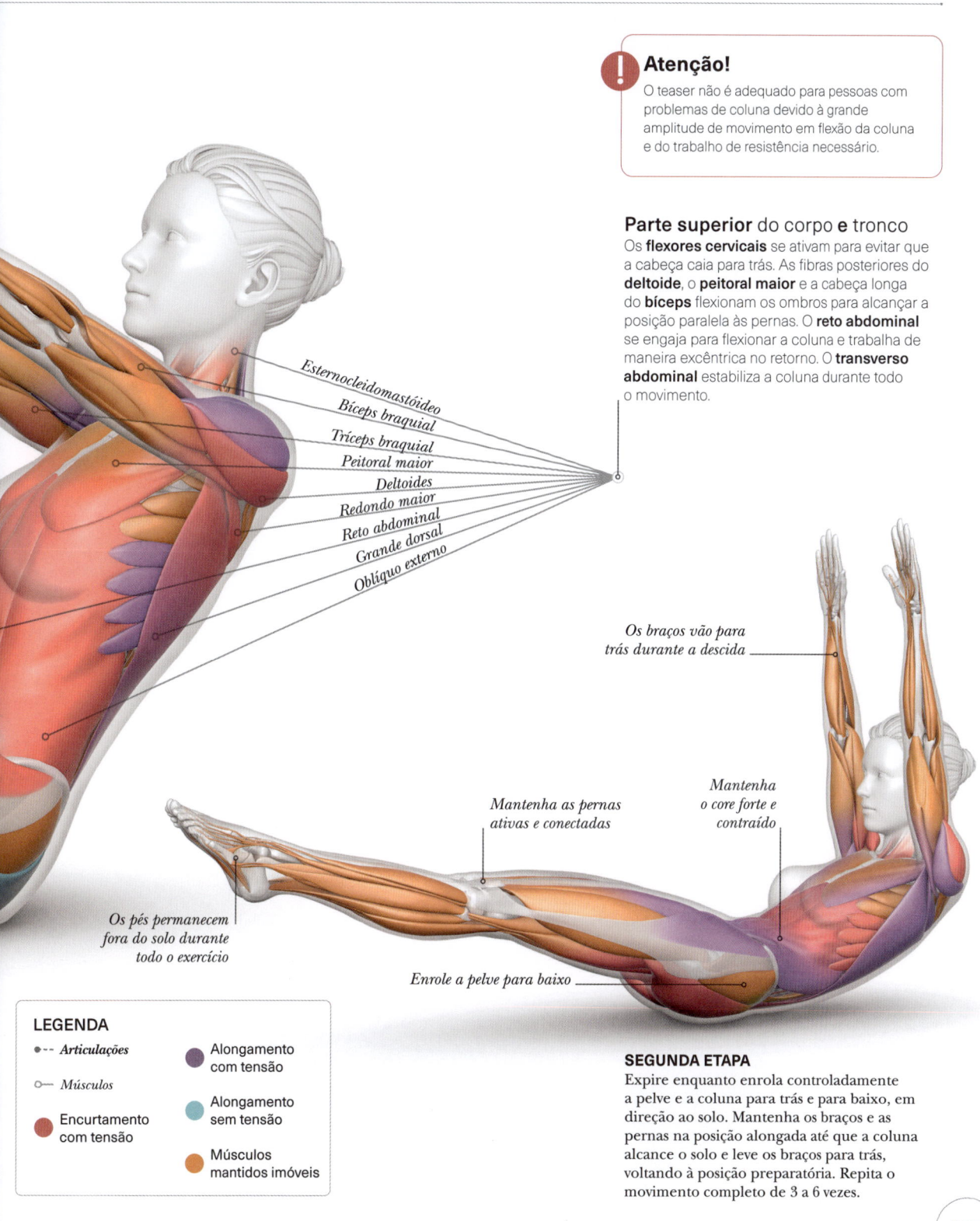

Os **flexores cervicais** se ativam para evitar que a cabeça caia para trás. As fibras posteriores do **deltoide**, o **peitoral maior** e a cabeça longa do **bíceps** flexionam os ombros para alcançar a posição paralela às pernas. O **reto abdominal** se engaja para flexionar a coluna e trabalha de maneira excêntrica no retorno. O **transverso abdominal** estabiliza a coluna durante todo o movimento.

Esternocleidomastóideo
Bíceps braquial
Tríceps braquial
Peitoral maior
Deltoides
Redondo maior
Reto abdominal
Grande dorsal
Oblíquo externo

Os braços vão para trás durante a descida

Mantenha o core forte e contraído

Mantenha as pernas ativas e conectadas

Os pés permanecem fora do solo durante todo o exercício

Enrole a pelve para baixo

LEGENDA
- Articulações
- Músculos
- Encurtamento com tensão
- Alongamento com tensão
- Alongamento sem tensão
- Músculos mantidos imóveis

SEGUNDA ETAPA

Expire enquanto enrola controladamente a pelve e a coluna para trás e para baixo, em direção ao solo. Mantenha os braços e as pernas na posição alongada até que a coluna alcance o solo e leve os braços para trás, voltando à posição preparatória. Repita o movimento completo de 3 a 6 vezes.

TEASER

›› VARIAÇÕES

Como o teaser é um exercício muito exigente, essas variações oferecem opções bem menos intensas para iniciantes. Ao passo que ainda permitem realizar a posição do teaser, elas acrescentam o apoio de uma perna ou mão e funcionam bem como exercícios tonificantes independentes.

TEASER **COM UMA PERNA**

Esta opção combina um roll up com a extensão de uma das pernas para introduzir os conceitos do teaser. Pressione as coxas para ter um apoio adicional enquanto se move entre as duas posições.

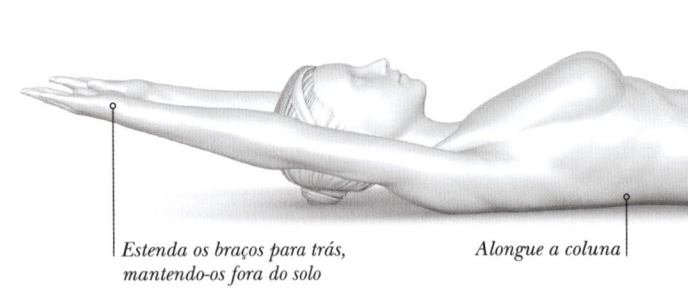

Faça ponta com os dedos do pé da perna elevada

Erga uma das pernas em diagonal

Estenda os braços para trás, mantendo-os fora do solo

Alongue a coluna

ETAPA PREPARATÓRIA

Mantenha a perna estática flexionada, com o pé apoiado no chão

Faça ponta com os dedos dos pés e mantenha as coxas paralelas

Olhe diretamente para a frente e mantenha a cervical alongada

Mantenha os braços paralelos à perna elevada

ETAPA PREPARATÓRIA
Comece deitando-se de costas com o quadril e os joelhos flexionados e os braços estendidos para trás. Eleve uma das pernas em uma linha diagonal.

PRIMEIRA ETAPA
Inspirando, enrole a coluna para cima na posição do teaser, formando um V, trazendo os braços para a frente até que fiquem paralelos à perna elevada.

SEGUNDA ETAPA
Expire para enrolar sequencialmente a coluna de volta ao solo e leve os braços para trás, conforme a posição preparatória. Repita até 5 vezes, se possível, e depois troque de perna.

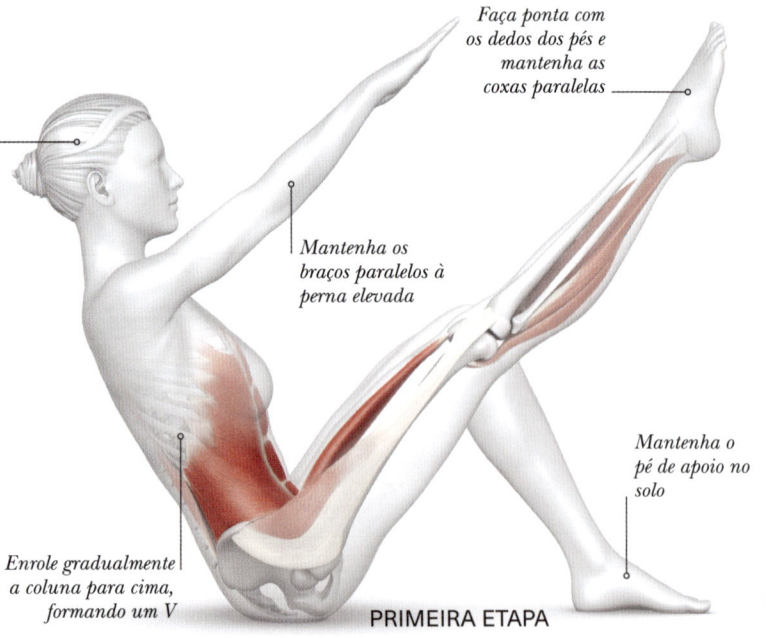

Enrole gradualmente a coluna para cima, formando um V

Mantenha o pé de apoio no solo

PRIMEIRA ETAPA

EXERCÍCIOS DE PILATES | *Exercícios de força*

LEGENDA
- Músculo-alvo primário
- Músculo-alvo secundário

> *Pratique o movimento de sentar-se sobre os **ísquios** na **posição em V** do teaser antes de tentar o exercício dinâmico completo.*

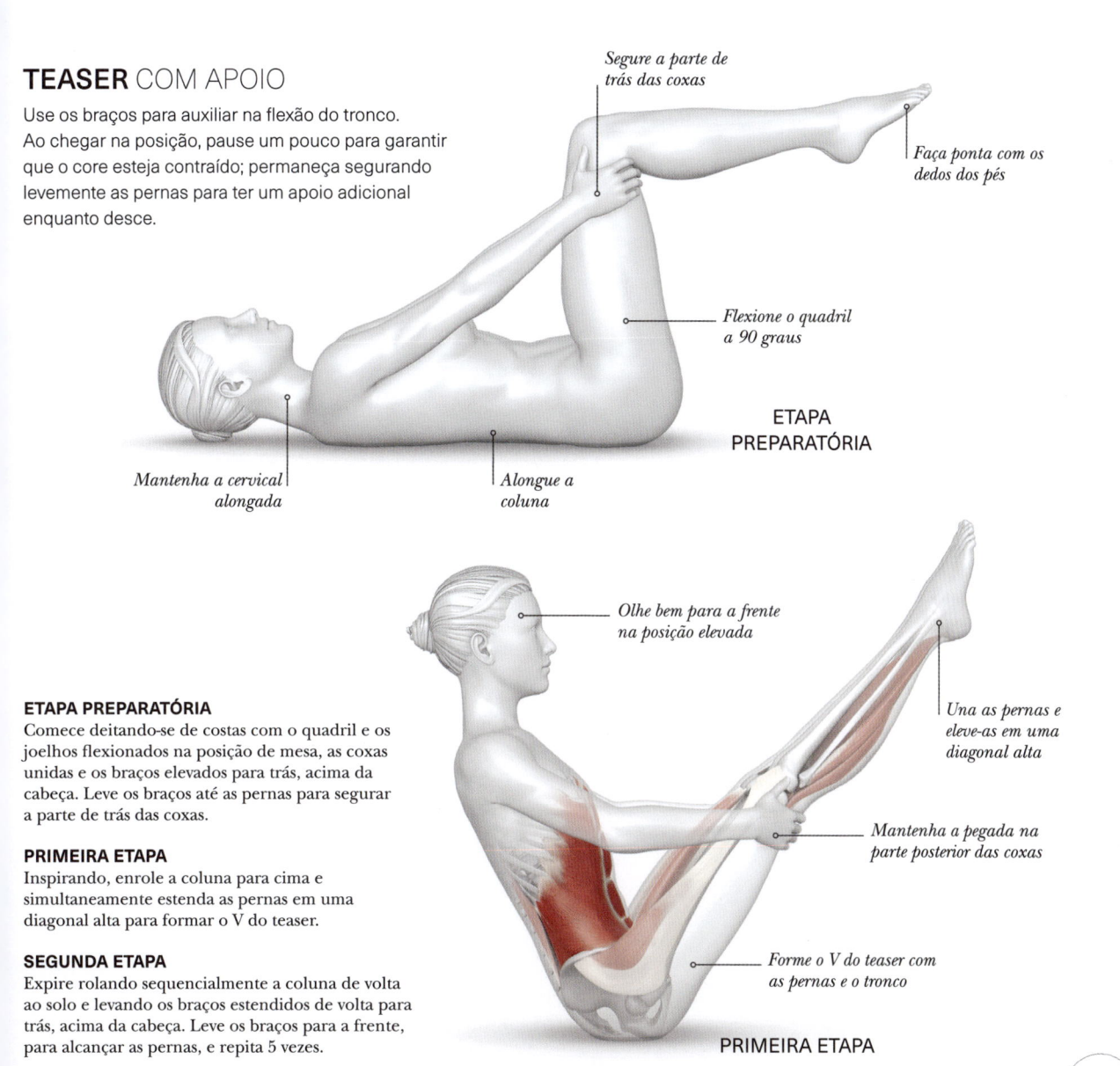

TEASER COM APOIO

Use os braços para auxiliar na flexão do tronco. Ao chegar na posição, pause um pouco para garantir que o core esteja contraído; permaneça segurando levemente as pernas para ter um apoio adicional enquanto desce.

Segure a parte de trás das coxas

Faça ponta com os dedos dos pés

Flexione o quadril a 90 graus

ETAPA PREPARATÓRIA

Mantenha a cervical alongada

Alongue a coluna

ETAPA PREPARATÓRIA
Comece deitando-se de costas com o quadril e os joelhos flexionados na posição de mesa, as coxas unidas e os braços elevados para trás, acima da cabeça. Leve os braços até as pernas para segurar a parte de trás das coxas.

PRIMEIRA ETAPA
Inspirando, enrole a coluna para cima e simultaneamente estenda as pernas em uma diagonal alta para formar o V do teaser.

SEGUNDA ETAPA
Expire rolando sequencialmente a coluna de volta ao solo e levando os braços estendidos de volta para trás, acima da cabeça. Leve os braços para a frente, para alcançar as pernas, e repita 5 vezes.

Olhe bem para a frente na posição elevada

Una as pernas e eleve-as em uma diagonal alta

Mantenha a pegada na parte posterior das coxas

Forme o V do teaser com as pernas e o tronco

PRIMEIRA ETAPA

EXERCÍCIOS DE PILATES | *Exercícios de força*

LEG PULL FRONT

Esse exercício tem como desafio o controle da força e a resistência dos músculos abdominais e da cintura escapular e se assemelha à posição da prancha. É uma excelente maneira de combinar a estabilidade dos ombros e da pelve, sendo indicado para praticantes intermediários e avançados.

VISÃO GERAL

O leg pull front consiste em manter a estabilidade do tronco e das partes superior e inferior do corpo. Mantenha o core contraído e a coluna neutra para controlar o centro. Mantenha a altura do tórax e as pernas ativas. Você pode variar o exercício pulsando a perna várias vezes durante a elevação, levando o joelho até o cotovelo ou incluindo um push up (p. 158) entre cada elevação de perna.

Parte inferior do corpo
Os **glúteos**, com os **isquiotibiais**, estendem o quadril para levantar a perna. Os **quadríceps** se contraem para manter a extensão do joelho. Os **músculos da panturrilha** se ativam enquanto os dedos dos pés fazem ponta e os **dorsiflexores do tornozelo** se alongam.

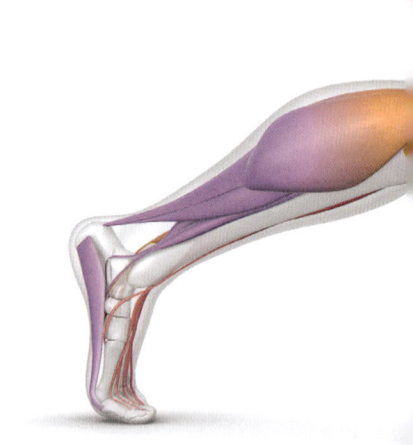

Glúteo máximo
Glúteo médio
Tensor da fáscia lata
Reto femoral
Vasto medial
Gastrocnêmio
Sóleo
Fibular longo

! Atenção!

Evite esse exercício caso tenha instabilidade nos ombros ou não sustente confortavelmente o peso nos punhos. Tente sustentar o peso nas articulações dos dedos para aliviar a pressão nos punhos ou teste as variações para reduzir a carga na parte superior do corpo (p. 142).

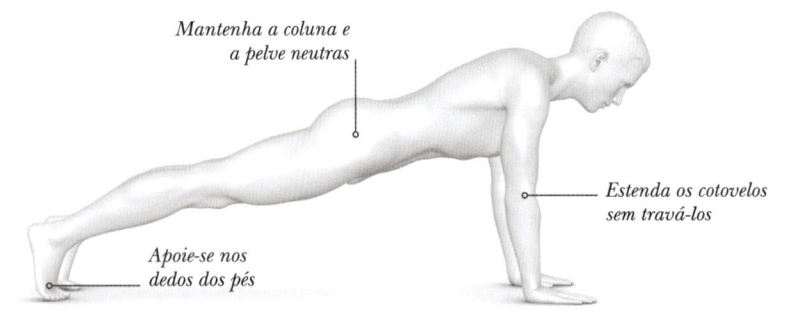

Mantenha a coluna e a pelve neutras

Estenda os cotovelos sem travá-los

Apoie-se nos dedos dos pés

ETAPA PREPARATÓRIA
Entre na posição da prancha, com os ombros alinhados aos punhos e os cotovelos estendidos. As pernas e os pés estão afastados na largura do quadril, e as pernas, totalmente estendidas e apoiadas nos dedos dos pés. A coluna e a pelve estão neutras e a cervical está alongada. Olhe para baixo e contraia o core.

Alinhe o quadril acima dos joelhos

Abaixe os joelhos até o solo para a posição de quatro apoios

Os braços formam uma linha reta dos ombros aos punhos

LEGENDA
- ●-- *Articulações*
- ○— *Músculos*
- ● Encurtamento com tensão
- ● Alongamento com tensão
- ● Alongamento sem tensão
- ● Músculos mantidos imóveis

SEGUNDA ETAPA
Ao completar as repetições necessárias, saia da posição da prancha flexionando os joelhos e abaixando-os até o solo na posição de quatro apoios.

Trapézio superior
Redondo maior
Deltoides
Iliocostal
Transverso do abdômen
Tríceps
Braquiorradial
Flexor profundo dos dedos

VISTA DIAGONAL

Parte superior do corpo e tronco
Os **extensores** e **flexores cervicais** sustentam a cabeça e evitam que ela flexione para baixo. O **trapézio** e os **romboides** mantêm as escápulas neutras. Os **deltoides** dão suporte à articulação do ombro.

PRIMEIRA ETAPA
Inspire para começar e expire enquanto alongar uma das pernas para longe do corpo, levantando-a até a altura do quadril e fazendo ponta com os dedos dos pés. Inspire para trazer a perna elevada de volta ao solo. Expire enquanto estende e levanta a perna oposta para cima. Repita a sequência 3 vezes com cada perna, alternando-as.

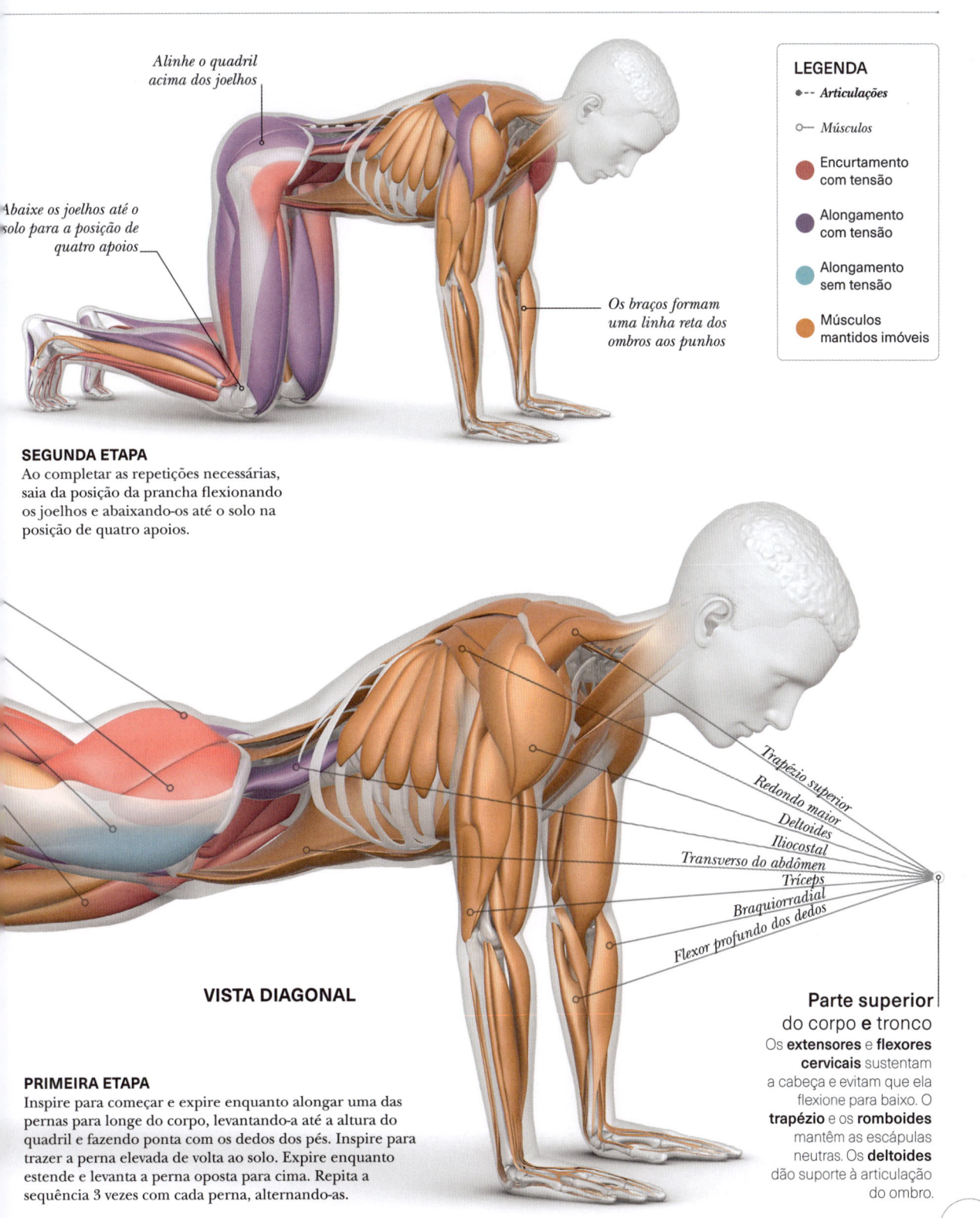

LEG PULL FRONT

» VARIAÇÕES

Essas variações podem ser usadas para criar uma rotina de leg pull front, pois cada uma delas tem um foco diferente. Tente realizar uma de cada variação em um circuito, repetindo este circuito de 3 a 5 vezes. Como alternativa, você pode repetir cada exercício 5 vezes para aumentar a resistência do core e da parte superior do corpo nessa posição.

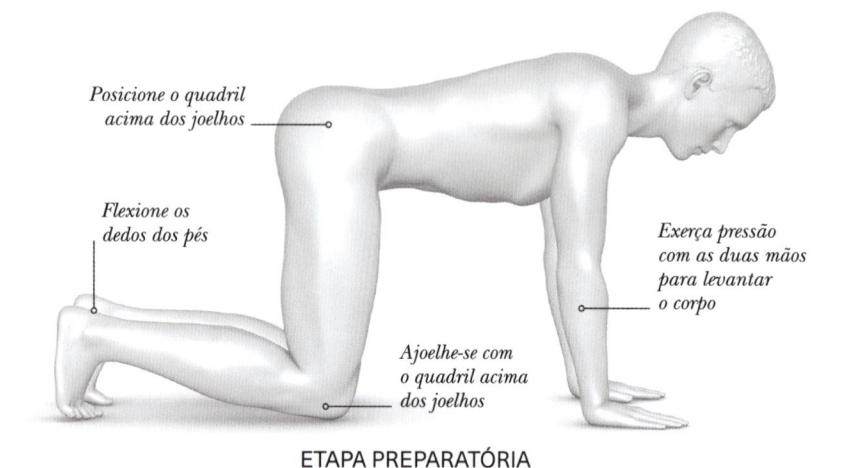

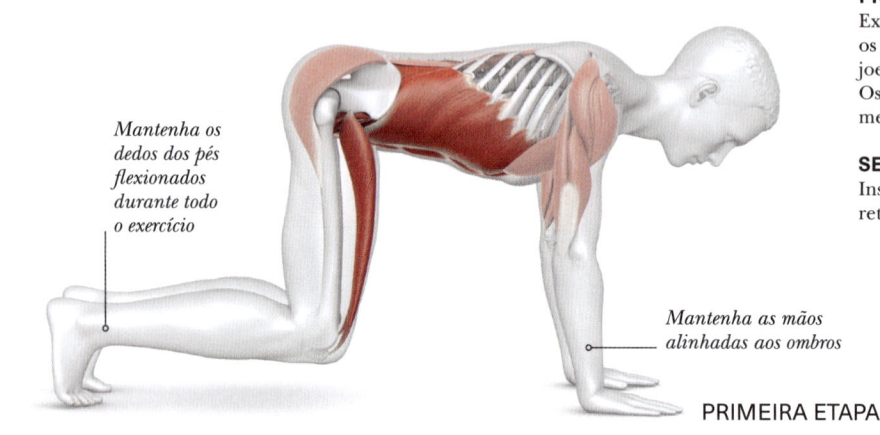

LEGENDA
- Músculo-alvo primário
- Músculo-alvo secundário

Posicione o quadril acima dos joelhos

Flexione os dedos dos pés

Exerça pressão com as duas mãos para levantar o corpo

Ajoelhe-se com o quadril acima dos joelhos

ETAPA PREPARATÓRIA

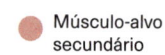

HOVER

O hover é um exercício simples que exige que você mova apenas o tronco para cima e para baixo, porém requer um bom controle abdominal e estabilidade da parte superior do corpo. Tente pressionar uma bola de pilates entre os joelhos para aumentar a ativação do core.

ETAPA PREPARATÓRIA
Comece na posição de quatro apoios com os ombros acima dos punhos e o quadril acima dos joelhos e as pernas afastadas em uma largura um pouco menor que a do quadril. Mantenha a coluna e a pelve neutras e contraia o core. Inspire.

PRIMEIRA ETAPA
Expire enquanto exerce pressão com as mãos e os pés para suspender o corpo, de modo que os joelhos "flutuem" ligeiramente acima do solo. Os dedos dos pés e as mãos permanecem na mesma posição no solo enquanto você flutua.

SEGUNDA ETAPA
Inspire mantendo essa posição, depois expire para retornar ao solo. Repita a sequência 5 vezes.

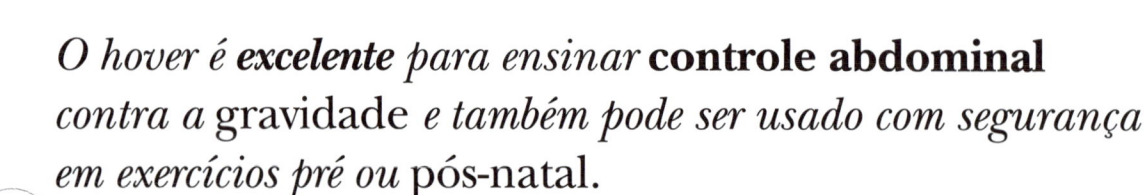

Mantenha os dedos dos pés flexionados durante todo o exercício

Mantenha as mãos alinhadas aos ombros

PRIMEIRA ETAPA

> ❝❞
> *O hover é* **excelente** *para ensinar* **controle abdominal** *contra a gravidade e também pode ser usado com segurança em exercícios pré ou* pós-natal.

EXERCÍCIOS DE PILATES | *Exercícios de força*

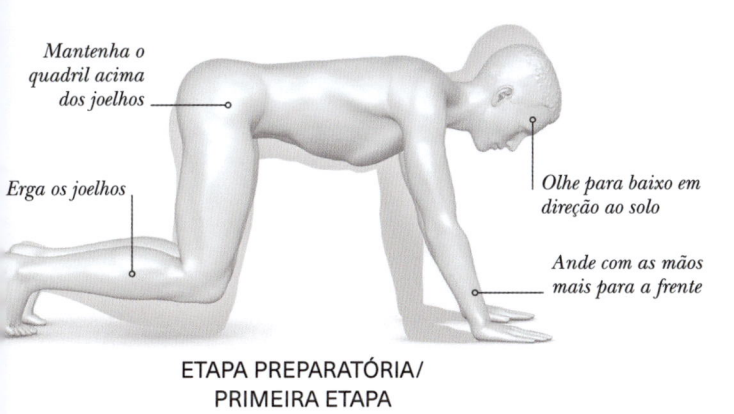

DO HOVER PARA
A PRANCHA ALTA

Movimente-se suave e repetidamente entre o hover e a prancha alta, mantendo a coluna neutra em cada estágio. O peito deve permanecer elevado durante todo o exercício, e o quadril, alinhado à coluna ou, para facilitar a execução, elevado.

ETAPA PREPARATÓRIA
Comece na posição de quatro apoios, com os ombros acima dos punhos, o quadril acima dos joelhos e as pernas afastadas na largura do quadril. Mantenha a coluna e a pelve neutras e contraia o core. Inspire para se preparar.

PRIMEIRA ETAPA
Ande com as mãos um pouco à frente dos ombros. Expire e entre na posição de hover, levantando os joelhos do solo.

SEGUNDA ETAPA
Continue movendo o corpo para a frente, alinhando os ombros sobre os punhos e estendendo os joelhos até estar na posição de prancha alta, apoiando-se nas mãos e nos dedos dos pés. Repita toda a sequência 5 vezes.

Mantenha o quadril acima dos joelhos
Erga os joelhos
Olhe para baixo em direção ao solo
Ande com as mãos mais para a frente

ETAPA PREPARATÓRIA/ PRIMEIRA ETAPA

Estenda os joelhos e mantenha as pernas afastadas na largura do quadril
Leve o corpo para a frente na posição de prancha
Mantenha os dedos dos pés flexionados
Distribua o peso nas mãos e nos dedos dos pés

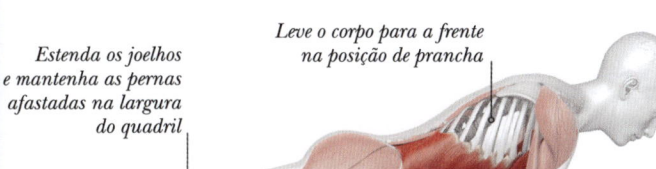

SEGUNDA ETAPA

ABDUÇÃO DE PERNAS

Nessa variação, enquanto você mantém a posição e abduz as pernas, desenvolve a resistência do core. É uma excelente maneira de trabalhar os músculos laterais do quadril e pode ser combinada com o leg pull front para uma rotina de fortalecimento multidirecional do quadril.

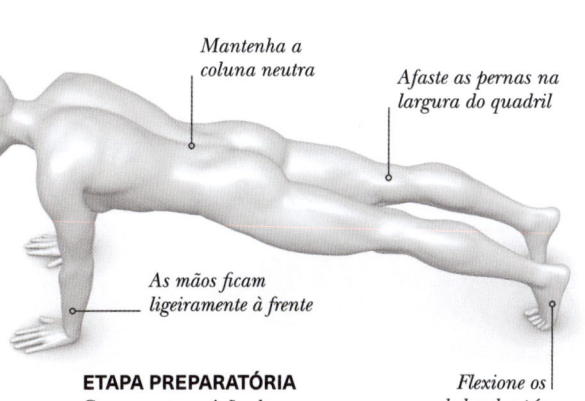

Mantenha a coluna neutra
Afaste as pernas na largura do quadril
As mãos ficam ligeiramente à frente
Flexione os dedos dos pés

ETAPA PREPARATÓRIA
Comece na posição de prancha alta, com as mãos ligeiramente à frente e os dedos dos pés flexionados.

Mantenha o tronco estável durante todo o exercício
Leve uma perna para o lado e depois retorne-a
Distribua o peso entre as mãos e os dedos dos pés

PRIMEIRA ETAPA
Mantendo o tronco estável, expire ao deslocar uma das pernas para o lado e inspire ao retornar à posição inicial. Repita do outro lado e complete 5 repetições em cada lado.

EXERCÍCIOS DE PILATES | *Exercícios de força*

LEG PULL BACK

Esse exercício é o inverso do leg pull front, mas a posição supina desafia mais a parte superior do corpo, mantendo o tronco estável enquanto o quadril se move. É um exercício de nível intermediário a avançado, para quem deseja alcançar um alto nível de controle do core e de força na parte superior do corpo.

VISÃO GERAL

Concentre-se no core durante todo o movimento para estabilizar a coluna e manter o tronco estático. Use o quadril para levantar o corpo até a posição e depois o flexione para levantar a perna, sem usar a pelve nem a coluna. Tenha cuidado para não travar as articulações dos cotovelos e mantenha o peito elevado e aberto. A cervical permanece alongada, e o olhar, para a frente.

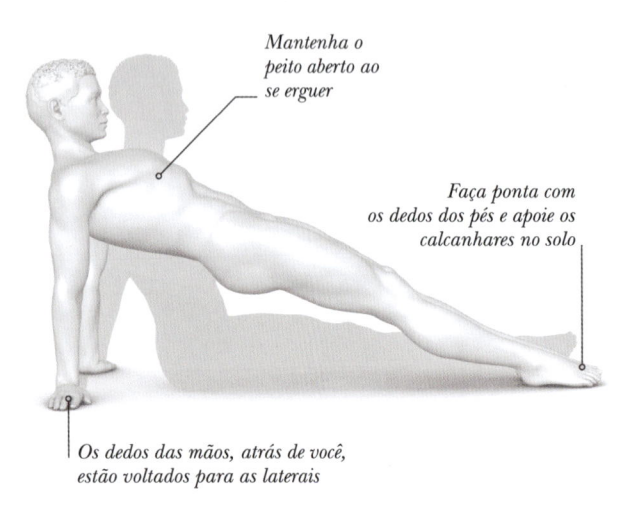

Mantenha o peito aberto ao se erguer

Faça ponta com os dedos dos pés e apoie os calcanhares no solo

Os dedos das mãos, atrás de você, estão voltados para as laterais

ETAPA PREPARATÓRIA
Sente-se com as pernas estendidas e unidas à sua frente e os dedos dos pés em ponta. Estenda os braços para trás com as mãos apoiadas no solo e os dedos voltados para as laterais. Pressione as mãos contra o chão para levantar a pelve até o corpo formar uma linha diagonal que vai do tronco aos pés.

Tronco e parte superior do corpo
O **peitoral maior** e o **serrátil anterior** se alongam. O **deltoide** posterior e o **redondo menor** rodam o ombro externamente, enquanto os **romboides** e o **trapézio médio e inferior** estabilizam as escápulas. Os **extensores do punho** se ativam para suportar o peso do corpo; os **flexores** se alongam.

Braquiorradial
Bíceps braquial
Deltoides
Peitoral maior
Serrátil anterior
Grande dorsal
Reto abdominal
Oblíquo externo

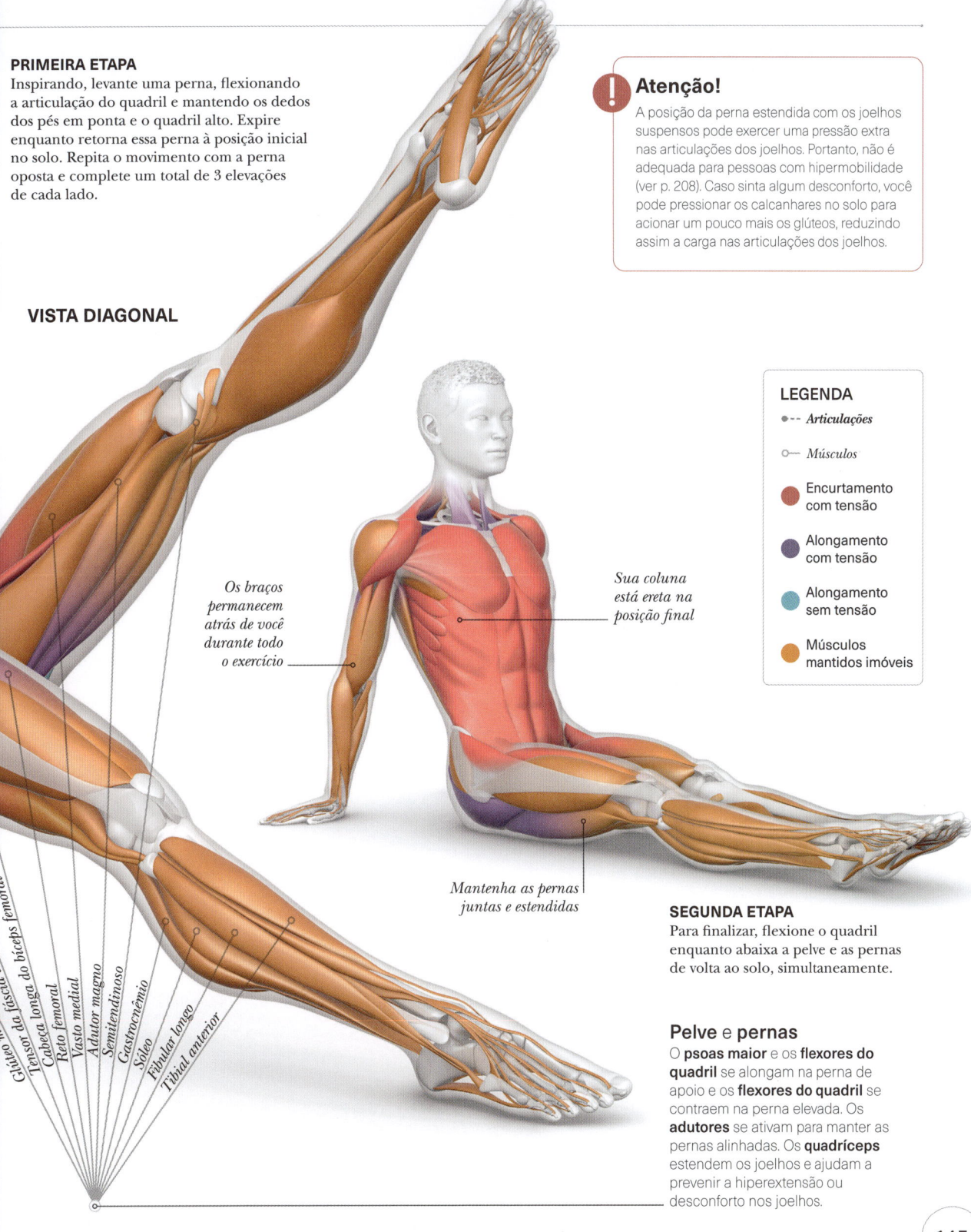

PRIMEIRA ETAPA

Inspirando, levante uma perna, flexionando a articulação do quadril e mantendo os dedos dos pés em ponta e o quadril alto. Expire enquanto retorna essa perna à posição inicial no solo. Repita o movimento com a perna oposta e complete um total de 3 elevações de cada lado.

VISTA DIAGONAL

> Os braços permanecem atrás de você durante todo o exercício

> Sua coluna está ereta na posição final

Atenção!

A posição da perna estendida com os joelhos suspensos pode exercer uma pressão extra nas articulações dos joelhos. Portanto, não é adequada para pessoas com hipermobilidade (ver p. 208). Caso sinta algum desconforto, você pode pressionar os calcanhares no solo para acionar um pouco mais os glúteos, reduzindo assim a carga nas articulações dos joelhos.

LEGENDA

- ● - - Articulações
- ○ — Músculos
- ● Encurtamento com tensão
- ● Alongamento com tensão
- ● Alongamento sem tensão
- ● Músculos mantidos imóveis

Glúteo médio
Tensor da fáscia lata
Cabeça longa do bíceps femoral
Reto femoral
Vasto medial
Adutor magno
Semitendinoso
Gastrocnêmio
Sóleo
Fibular longo
Tibial anterior

> Mantenha as pernas juntas e estendidas

SEGUNDA ETAPA

Para finalizar, flexione o quadril enquanto abaixa a pelve e as pernas de volta ao solo, simultaneamente.

Pelve e pernas

O **psoas maior** e os **flexores do quadril** se alongam na perna de apoio e os **flexores do quadril** se contraem na perna elevada. Os **adutores** se ativam para manter as pernas alinhadas. Os **quadríceps** estendem os joelhos e ajudam a prevenir a hiperextensão ou desconforto nos joelhos.

LEG PULL BACK

»VARIAÇÕES

Essas variações decompõem o exercício principal para focar na estabilidade da parte superior do tronco enquanto os pés permanecem no solo como apoio. A primeira opção flexiona os joelhos; já a final inclui o movimento de uma perna como preparação para o leg pull back principal.

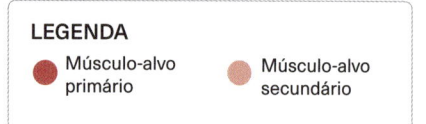

LEGENDA
- Músculo-alvo primário
- Músculo-alvo secundário

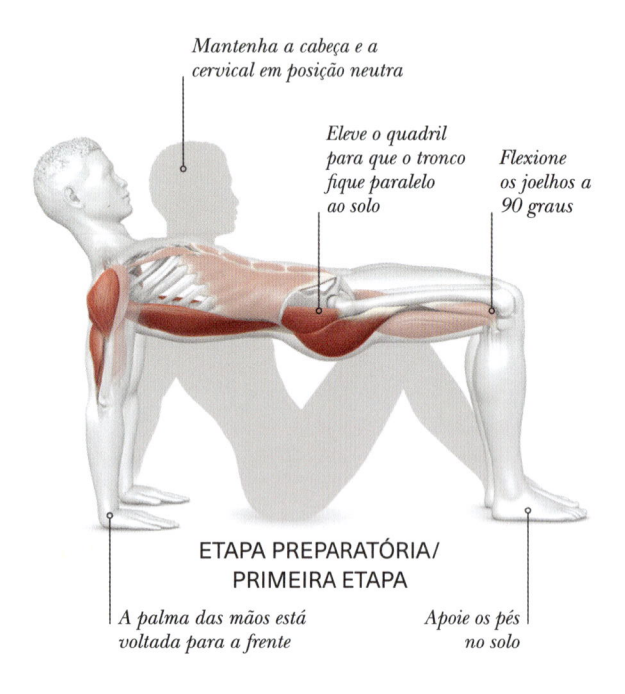

Mantenha a cabeça e a cervical em posição neutra

Eleve o quadril para que o tronco fique paralelo ao solo

Flexione os joelhos a 90 graus

ETAPA PREPARATÓRIA/ PRIMEIRA ETAPA

A palma das mãos está voltada para a frente

Apoie os pés no solo

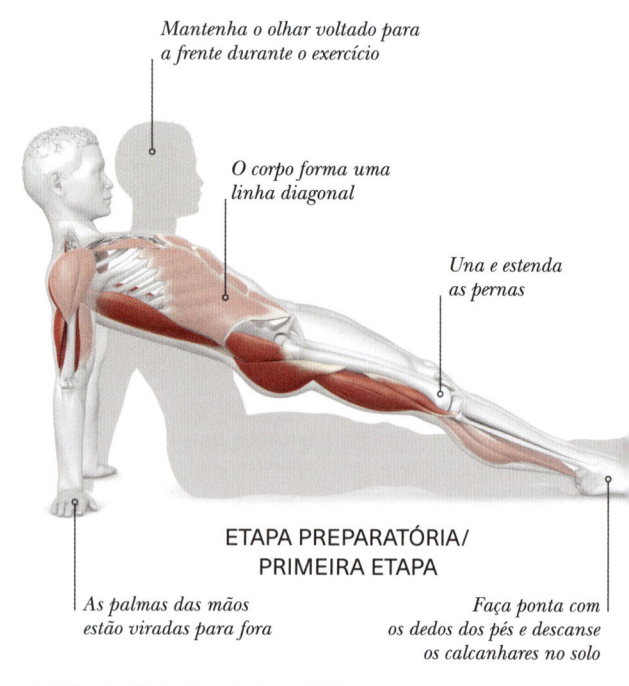

Mantenha o olhar voltado para a frente durante o exercício

O corpo forma uma linha diagonal

Una e estenda as pernas

ETAPA PREPARATÓRIA/ PRIMEIRA ETAPA

As palmas das mãos estão viradas para fora

Faça ponta com os dedos dos pés e descanse os calcanhares no solo

MESA INVERTIDA

Abra o peito e role suavemente os ombros para trás, ativando as escápulas. Mantenha o olhar para a frente e inicie o movimento pela parte superior do tronco, em vez de pensar em impulsionar o quadril.

ETAPA PREPARATÓRIA
Sente-se com o quadril e os joelhos flexionados e os pés apoiados no chão, com os braços estendidos atrás de você e as palmas das mãos no chão, voltadas para a frente.

PRIMEIRA ETAPA
Expirando, pressione as mãos e os pés contra o chão para elevar o quadril até o tronco ficar paralelo ao chão. Inspire mantendo essa posição.

SEGUNDA ETAPA
Expire para abaixar o quadril novamente. Execute até 6 repetições.

LEG PULL BACK LIFTS

Enquanto você eleva o corpo, mantenha o core contraído e a caixa torácica concentrada para baixo para evitar a expansão das costelas. Tenha cuidado para não travar os cotovelos ou os joelhos e ative os glúteos para sustentar a parte de baixo do corpo.

ETAPA PREPARATÓRIA
Sente-se com as pernas unidas e estendidas para a frente, com os dedos dos pés em ponta. Estenda os braços atrás de você, com as palmas das mãos apoiadas no solo e os dedos voltados para fora.

PRIMEIRA ETAPA
Expirando, pressione as mãos contra o chão para elevar a pelve até que o corpo forme uma linha diagonal do tronco aos pés. Inspire mantendo essa posição e expire para abaixar novamente. Complete até 6 repetições dessa sequência.

EXERCÍCIOS DE PILATES | *Exercícios de força*

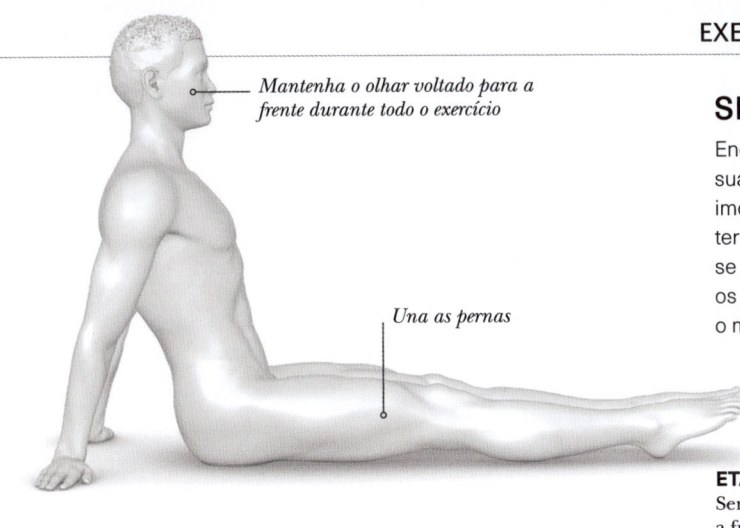

SINGLE LEG SLIDES

Encontre o equilíbrio antes de deslizar a perna na sua direção, tentando garantir que a pelve permaneça imóvel e não desvie para o lado. Junte os glúteos para ter um suporte extra e deslize os dedos dos pés como se seguisse uma linha no chão. Mantenha o quadril, os joelhos e os tornozelos alinhados durante todo o movimento.

Mantenha o olhar voltado para a frente durante todo o exercício

Una as pernas

ETAPA PREPARATÓRIA
Sente-se com as pernas unidas e estendidas para a frente e os dedos dos pés em ponta. Estenda os braços atrás de você, com as palmas das mãos apoiadas no solo e os dedos voltados para fora.

Mantenha o peito aberto quando elevado

Deslize uma das pernas em sua direção, fazendo ponta para baixo com os dedos dos pés

Sustente o corpo com os braços

Faça ponta com os dedos do pé estático

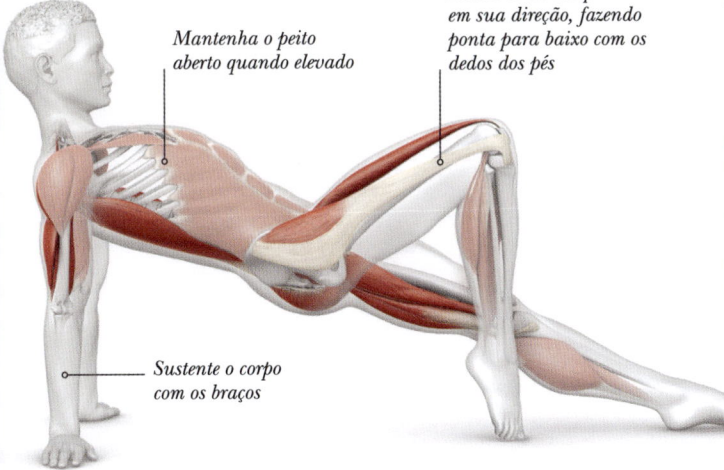

PRIMEIRA ETAPA
Expirando, pressione as mãos contra o chão para elevar a pelve até formar uma linha diagonal do tronco aos pés. Inspire enquanto desliza um dos pés em sua direção, flexionando quadril e joelhos e mantendo os dedos dos pés apontados para baixo e o quadril elevado.

Mantenha o olhar voltado para a frente durante todo o exercício

O corpo forma uma linha diagonal do tronco aos pés

SEGUNDA ETAPA
Expire retornando a perna flexionada para a posição estendida. Repita a sequência com a perna oposta e complete 3 repetições de cada lado. Flexione o quadril e abaixe as pernas ao mesmo tempo para retornar à posição preparatória.

As palmas das mãos permanecem apoiadas no solo, com os dedos voltados para fora

Una as pernas e faça ponta com os dedos dos pés

EXERCÍCIOS DE PILATES | *Exercícios de força*

BOOMERANG

Esse exercício avançado de pilates trabalha a força abdominal mobilizando e controlando a coluna em diferentes tempos. Também trabalha a estabilidade do quadril e o movimento com alavancas longas das pernas. Certifique-se de conseguir executar o roll over (p. 126) e o teaser (p. 136) antes de tentar o boomerang, pois eles são etapas-chave para este exercício.

VISÃO GERAL

Alongue completamente a coluna e estenda as duas pernas, afastando-as da pelve. Mantenha essa posição durante todo o boomerang. Passe pela primeira etapa em ritmo dinâmico e faça uma breve pausa no teaser para se reequilibrar antes de seguir adiante até a quinta etapa. Alongue a coluna ao longo das pernas e pause brevemente nesse ponto para aprofundar o alongamento. Inicialmente, pratique até a terceira etapa, para só depois progredir para o exercício completo.

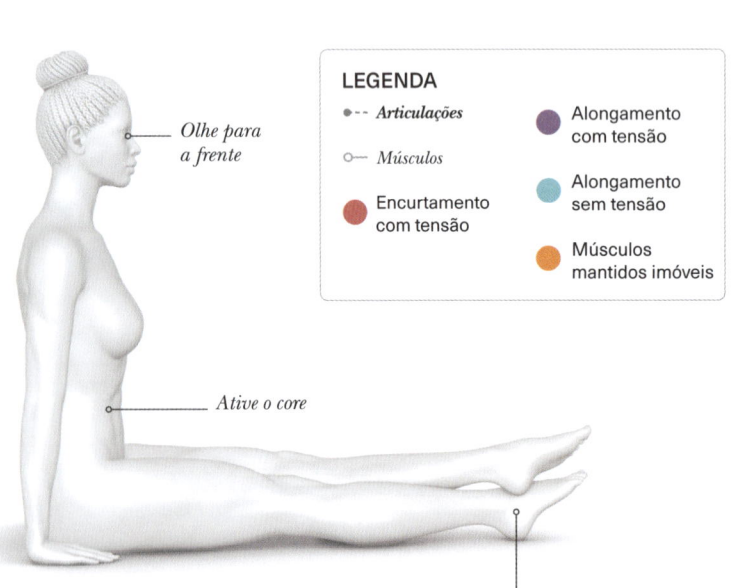

Olhe para a frente

LEGENDA
- •--- *Articulações*
- ○— *Músculos*
- ● Encurtamento com tensão
- ● Alongamento com tensão
- ● Alongamento sem tensão
- ● Músculos mantidos imóveis

Fibular longo
Extensor longo dos dedos
Sóleo
Gastrocnêmio
Cabeça curta do bíceps femoral
Cabeça longa do bíceps femoral
Glúteos máximos
Glúteos médios

VISTA LATERAL

Ative o core

Cruze um tornozelo sobre o outro

ETAPA PREPARATÓRIA
Sente-se com a coluna e a pelve em posição neutra e as pernas unidas e estendidas para a frente. Cruze os tornozelos e faça ponta com os dedos dos pés. Apoie a palma das mãos no solo, ao lado do quadril, com os dedos voltados para a frente.

Parte inferior do corpo
Os **glúteos máximos** e **isquiotibiais** se alongam enquanto estes últimos também se contraem para exercer pressão com as pernas em direção ao teto e mantê-las suspensas. Os **quadríceps** se contraem para manter os joelhos estendidos, e os **glúteos médios** e **mínimos** estabilizam a pelve de ambos os lados.

PRIMEIRA ETAPA

Expirando, ative o core para levantar as pernas do solo e rolar a coluna para trás, levando as pernas – ainda cruzadas – sobre a cabeça até ficarem paralelas ao solo e você estar apoiado sobre as escápulas.

Afaste as pernas na largura do quadril

CONTINUA »

A pelve está nivelada e estável

Pressione os braços contra o solo

SEGUNDA ETAPA

Inspire para afastar as pernas na largura do quadril e rapidamente recruzá-las, invertendo suas posições.

Tronco e parte superior do corpo

O **transverso do abdômen** estabiliza a coluna, enquanto os **retos do abodômen** e os **oblíquos** controlam a flexão. O **grande dorsal**, os **deltoides posteriores** e o **tríceps** também se contraem.

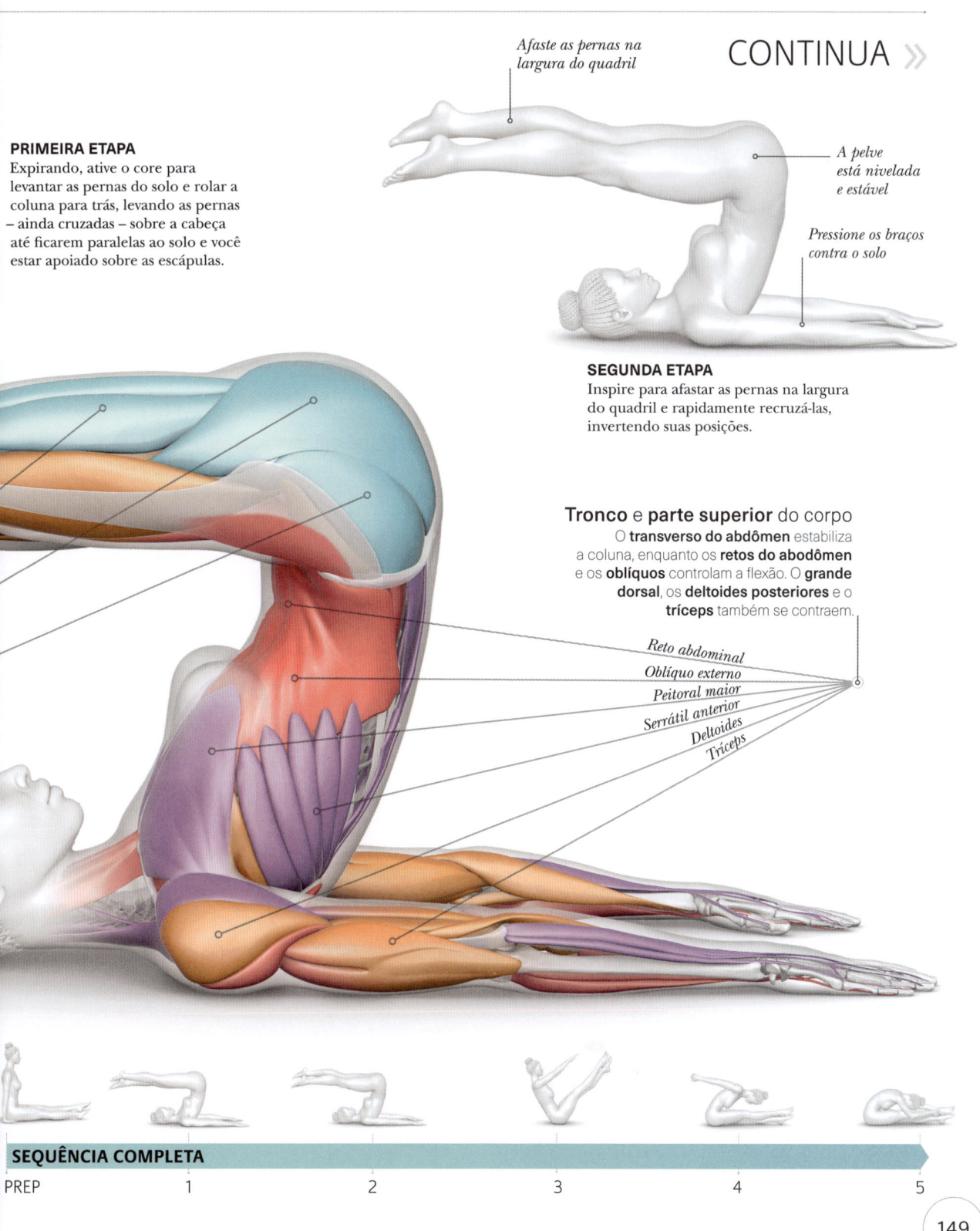

Reto abdominal
Oblíquo externo
Peitoral maior
Serrátil anterior
Deltoides
Tríceps

SEQUÊNCIA COMPLETA

PREP — 1 — 2 — 3 — 4 — 5

EXERCÍCIOS DE PILATES | *Exercícios de força*

» BOOMERANG
(CONTINUAÇÃO)

Extensor longo dos dedos
Tríceps
Deltoides
Serrátil anterior
Peitoral maior
Oblíquo externo
Transverso do abdômen

Tronco e **parte superior** do corpo
Os **flexores da coluna** trazem o tronco para a frente, e a elevação dos braços proporciona maior flexão anterior. Os **extensores da coluna** se alongam. Os **romboides** e o **trapézio** retraem as escápulas, e o **trapézio inferior** as deprime à medida que você alonga os braços para longe.

Eleve os braços em um movimento para a frente e para cima

As pernas estão cruzadas, diferentemente do teaser

Alongue as pernas

Incline levemente a pelve para baixo

QUARTA ETAPA
Abaixe as pernas de volta para a posição inicial e então inspire estendendo os braços para trás e unindo-os. Expire alongando a coluna para a frente, levando o peito em direção aos joelhos e os braços para trás e para cima.

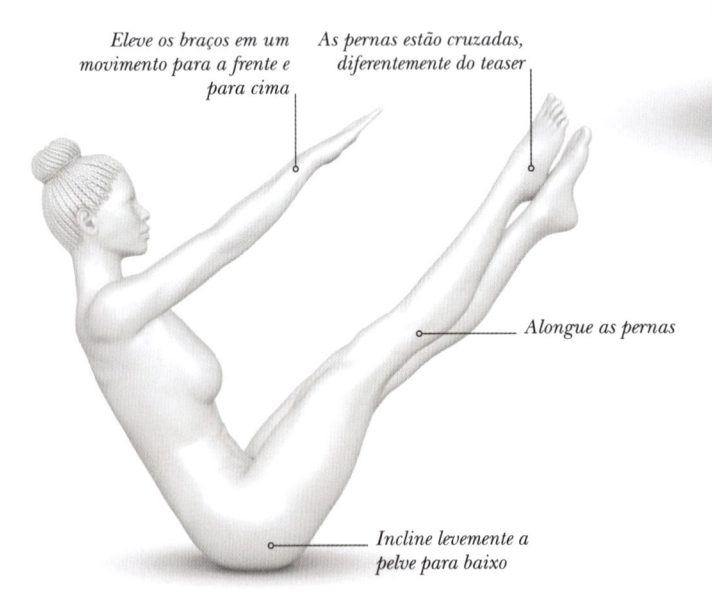

TERCEIRA ETAPA
Expire enquanto enrola a coluna para a frente e abaixa as pernas, formando uma posição diagonal alta. Eleve os braços para a frente, formando o teaser (p. 136).

LEGENDAS
- Articulações
- Músculos
- Encurtamento com tensão
- Alongamento com tensão
- Alongamento sem tensão
- Músculos mantidos imóveis

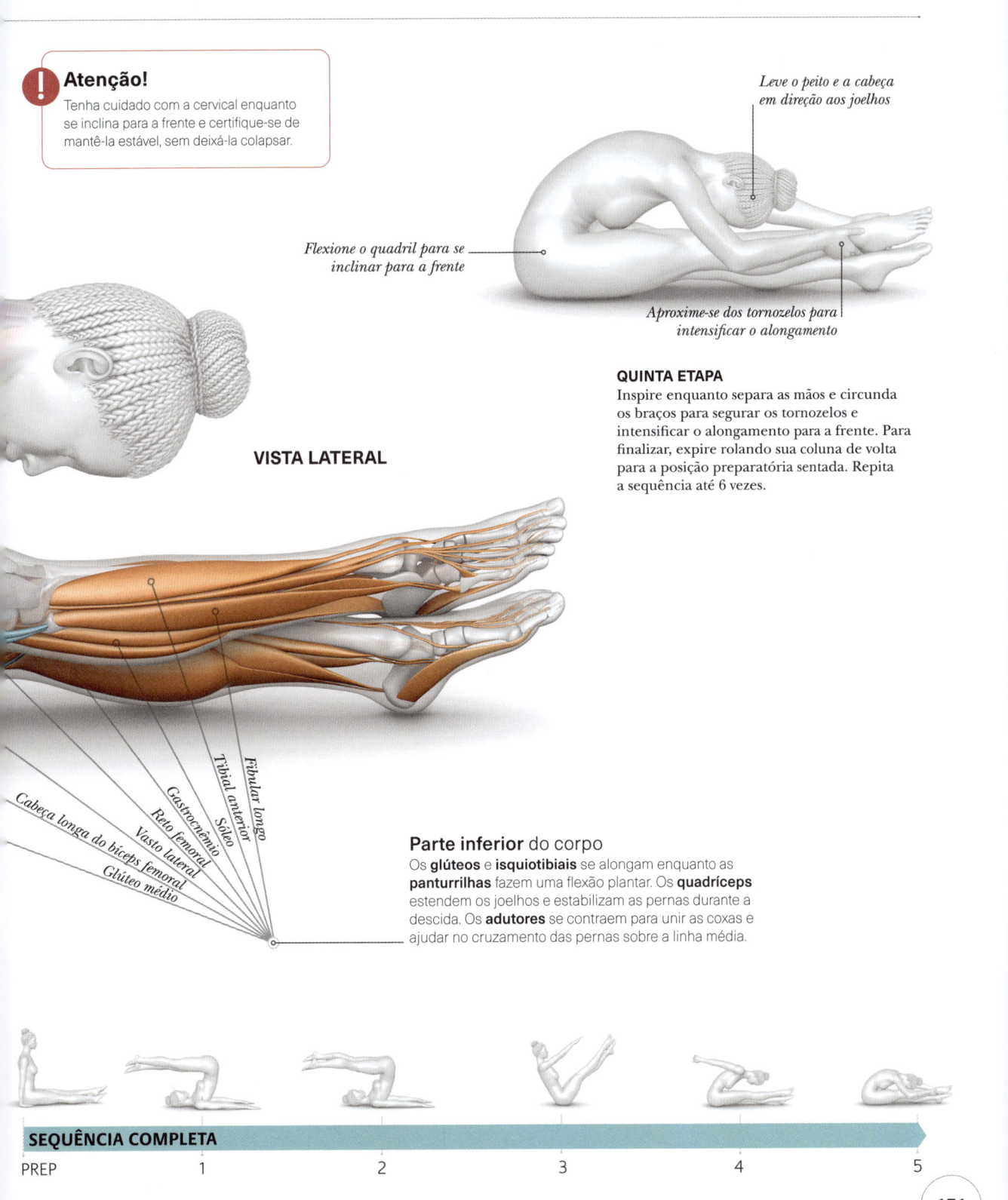

> **Atenção!**
> Tenha cuidado com a cervical enquanto se inclina para a frente e certifique-se de mantê-la estável, sem deixá-la colapsar.

Leve o peito e a cabeça em direção aos joelhos

Flexione o quadril para se inclinar para a frente

Aproxime-se dos tornozelos para intensificar o alongamento

QUINTA ETAPA
Inspire enquanto separa as mãos e circunda os braços para segurar os tornozelos e intensificar o alongamento para a frente. Para finalizar, expire rolando sua coluna de volta para a posição preparatória sentada. Repita a sequência até 6 vezes.

VISTA LATERAL

Fibular longo
Tibial anterior
Gastrocnêmio
Sóleo
Reto femoral
Vasto lateral
Cabeça longa do bíceps femoral
Glúteo médio

Parte inferior do corpo
Os **glúteos** e **isquiotibiais** se alongam enquanto as **panturrilhas** fazem uma flexão plantar. Os **quadríceps** estendem os joelhos e estabilizam as pernas durante a descida. Os **adutores** se contraem para unir as coxas e ajudar no cruzamento das pernas sobre a linha média.

SEQUÊNCIA COMPLETA

PREP 1 2 3 4 5

EXERCÍCIOS DE PILATES | *Exercícios de força*

ROCKING

Esse exercício avançado desenvolve a mobilidade da coluna em extensão e fortalece coluna, glúteos e isquiotibiais, sendo uma progressão em relação ao swan dive (p. 70). É necessária uma boa ativação do core e consciência para controlar o balanço – é importante evitar o movimento de impulso na hora de realizá-lo.

Segure os tornozelos

Apoie a testa no solo

ETAPA PREPARATÓRIA
Deite-se com a testa apoiada no solo e as pernas afastadas na largura do quadril. Flexione ambos os joelhos e leve os calcanhares em direção à pelve enquanto estende os braços para trás para segurar os tornozelos.

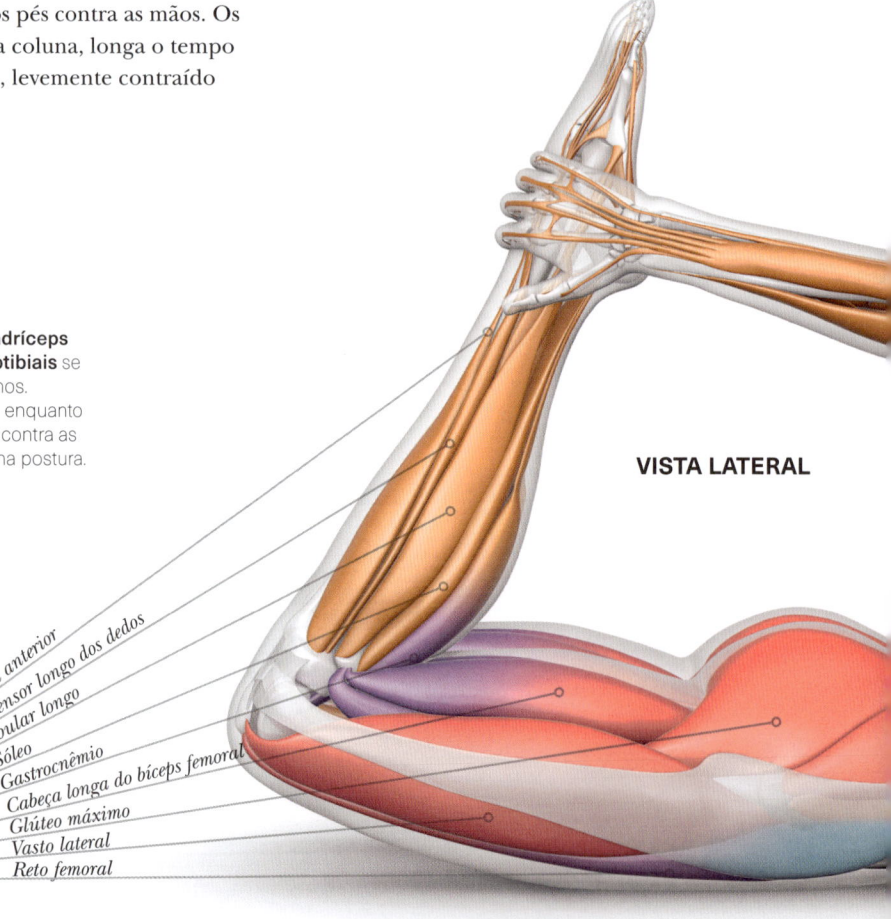

VISÃO GERAL

O essencial do rocking é manter durante todo o exercício a forma estabelecida entre as pernas e a coluna. Ao balançar para a frente, concentre-se em levantar as pernas, e, ao balançar para trás, pressione os pés contra as mãos. Os braços permanecem estendidos, a coluna, longa o tempo todo para evitar colapso, e o core, levemente contraído enquanto se alonga.

Pernas
Os **flexores do quadril** e o **quadríceps** se alongam enquanto os **isquiotibiais** se contraem para flexionar os joelhos.
O **quadríceps** também se ativa enquanto você pressiona o peito dos pés contra as mãos para preservar o espaço na postura.

VISTA LATERAL

Tibial anterior
Extensor longo dos dedos
Fibular longo
Sóleo
Gastrocnêmio
Cabeça longa do bíceps femoral
Glúteo máximo
Vasto lateral
Reto femoral

LEGENDA

- --- Articulações
- ○— Músculos
- 🔴 Encurtamento com tensão
- 🟣 Alongamento com tensão
- 🔵 Alongamento sem tensão
- 🟠 Músculos mantidos imóveis

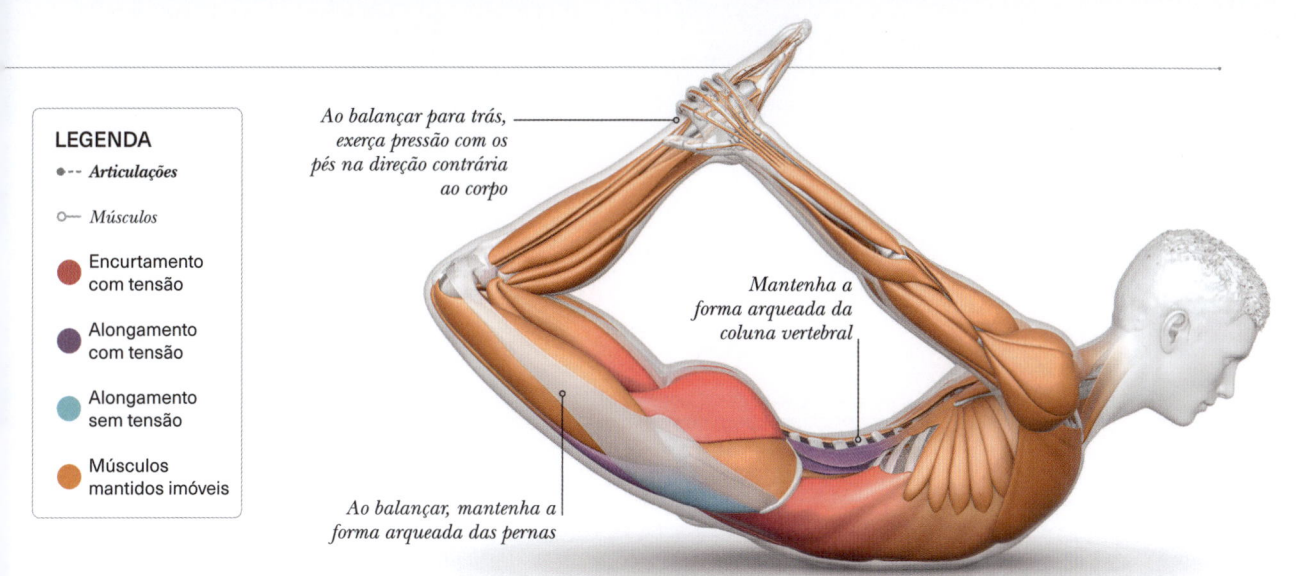

Ao balançar para trás, exerça pressão com os pés na direção contrária ao corpo

Mantenha a forma arqueada da coluna vertebral

Ao balançar, mantenha a forma arqueada das pernas

PRIMEIRA ETAPA
Inspire pressionando a pelve contra o solo e os pés contra as mãos. Imediatamente, contraia os glúteos e isquiotibiais para elevar a parte superior do tronco e a cabeça, até afastar a caixa torácica do chão.

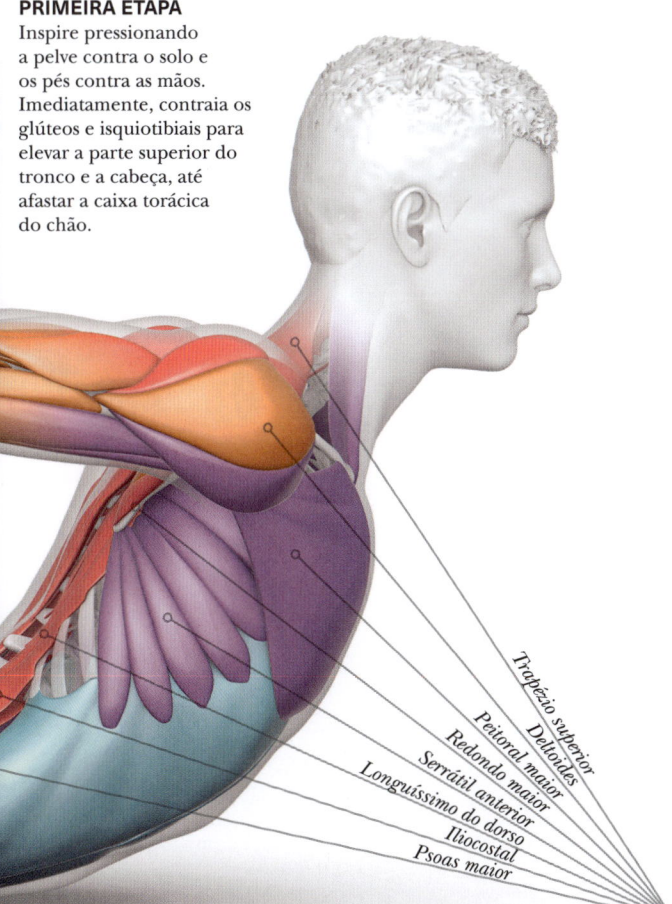

SEGUNDA ETAPA
Expire enquanto balança para a frente sobre o peito, mantendo a forma arqueada da coluna vertebral e das pernas, e inspire pressionando os pés contra as mãos e balançando para trás novamente. Continue a balançar para a frente e para trás por até 6 repetições.

> *O rocking promove uma **boa postura** e **uma** coluna **forte** e flexível.*

Trapézio superior
Deltoides
Peitoral maior
Redondo maior
Serrátil anterior
Longuíssimo do dorso
Iliocostal
Psoas maior

⚠ Atenção!
Evite esse exercício se tiver algum problema na coluna ou nos joelhos, pois as posições de extensão excessiva da coluna e de flexão dos joelhos podem causar compressão e dor nas articulações.

Tronco
Os **extensores da coluna vertebral** se contraem; os **abdominais** e o **psoas maior** se alongam. O **serrátil anterior** e o **peitoral maior** se alongam para abrir o tórax. O **grande dorsal** e os **deltoides** estendem o ombro, e o **trapézio médio** e o **inferior** retraem as escápulas.

BREASTSTROKE / CRISS CROSS

BREASTSTROKE

Esse exercício imita a braçada do nado de peito. Porém, no pilates, você isola a parte superior do corpo e evita a extensão da coluna lombar. Mantenha o core contraído durante todo o exercício para minimizar arqueamentos na coluna e mantenha o olhar voltado para baixo.

> **Atenção!**
> Como lombar, ombros e pescoço estão envolvidos neste exercício, o breaststroke pode não ser adequado se você tiver problemas nessas áreas do corpo. Se esse for o caso, tente substituir pela variação do swimming (opção mais lenta) (p. 90).

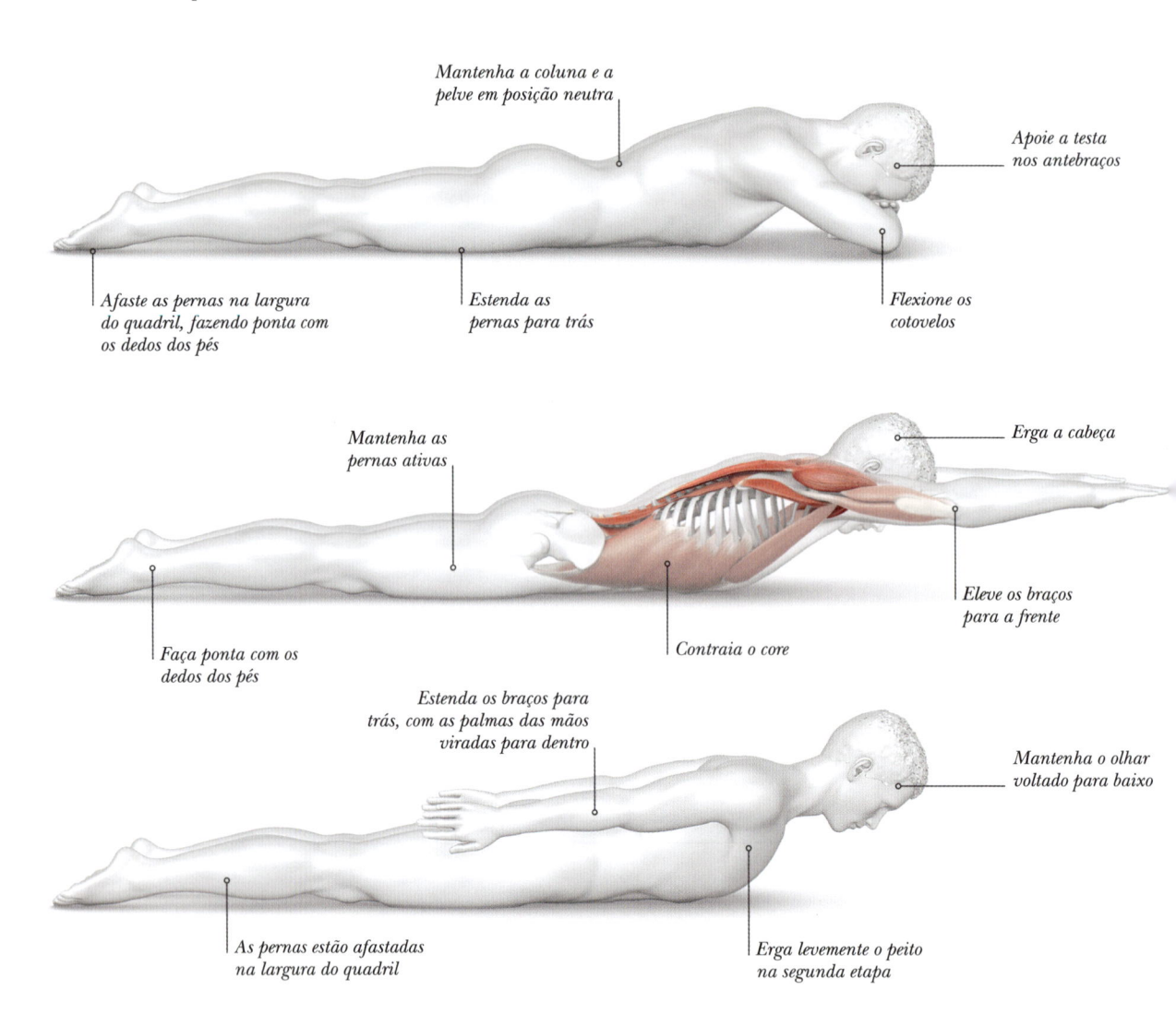

Mantenha a coluna e a pelve em posição neutra

Apoie a testa nos antebraços

Afaste as pernas na largura do quadril, fazendo ponta com os dedos dos pés

Estenda as pernas para trás

Flexione os cotovelos

Mantenha as pernas ativas

Erga a cabeça

Faça ponta com os dedos dos pés

Contraia o core

Eleve os braços para a frente

Estenda os braços para trás, com as palmas das mãos viradas para dentro

Mantenha o olhar voltado para baixo

As pernas estão afastadas na largura do quadril

Erga levemente o peito na segunda etapa

ETAPA PREPARATÓRIA
Deite-se de bruços com a coluna e a pelve em posição neutra e as pernas estendidas para trás, afastadas uma da outra na largura do quadril. Flexione os cotovelos e apoie levemente a testa nos antebraços à sua frente.

PRIMEIRA ETAPA
Expire levantando a cabeça e a parte superior do corpo do solo e então inspire elevando os braços para a frente, com as palmas das mãos voltadas para baixo.

SEGUNDA ETAPA
Expirando, circule os braços para baixo, em direção ao quadril, para retorná-los para as laterais do corpo, ao mesmo tempo que eleva um pouco mais o peito. Inspire para retornar ao solo e repita a sequência de 8 a 10 vezes.

EXERCÍCIOS DE PILATES | *Exercícios de força*

CRISS CROSS

Esse exercício baseia-se em resistência e desafia a força abdominal coordenada, a rotação da parte superior do corpo e os movimentos recíprocos das pernas. Requer alto nível de precisão e controle.

LEGENDA
- Músculo-alvo primário
- Músculo-alvo secundário

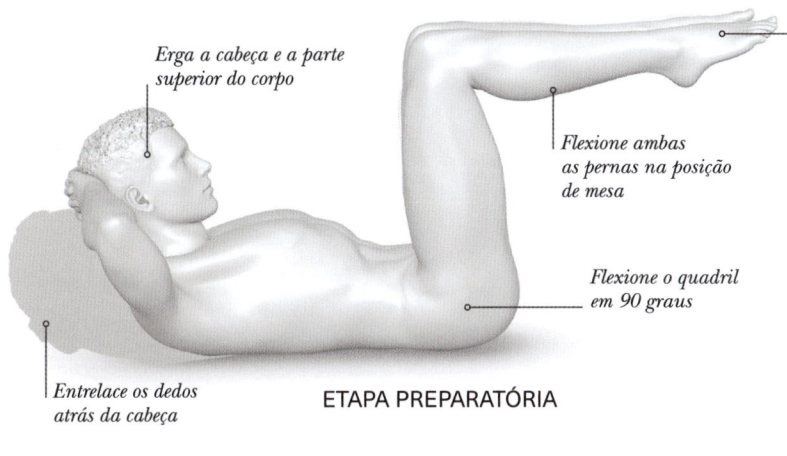

Faça ponta com os dedos dos pés

Erga a cabeça e a parte superior do corpo

Flexione ambas as pernas na posição de mesa

Flexione o quadril em 90 graus

Entrelace os dedos atrás da cabeça

ETAPA PREPARATÓRIA

ETAPA PREPARATÓRIA
Deite-se de costas com o quadril e os joelhos flexionados e a coluna em posição neutra. Eleve as pernas, uma de cada vez, até a posição de mesa. Entrelaçando os dedos, coloque as mãos atrás da cabeça, com os cotovelos afastados. Expire para elevar a cabeça e a parte superior do tronco fazendo uma flexão abdominal. Inspire para sustentar.

PRIMEIRA ETAPA
Expire ao girar a cabeça e a parte superior do corpo para o lado direito, levando a caixa torácica esquerda em direção ao quadril direito e estendendo a perna esquerda com os dedos dos pés em ponta.

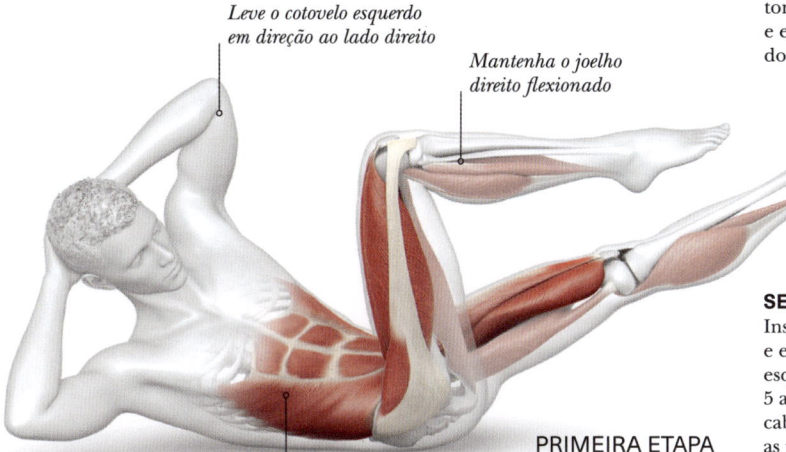

Leve o cotovelo esquerdo em direção ao lado direito

Mantenha o joelho direito flexionado

Estenda a perna esquerda em uma diagonal

PRIMEIRA ETAPA

Mantenha o comprimento do tronco de ambos os lados

SEGUNDA ETAPA
Inspire retornando à posição preparatória e expire ao repetir o movimento para o lado esquerdo. Continue alternando os lados por 5 a 10 repetições. Para finalizar, retorne a cabeça e a parte superior do corpo e, depois, as pernas.

> *Ao realizar o criss cross, em vez de usar o* **impulso** *ou a velocidade para mudar de* **direção**, **gire controladamente** *a partir dos* obliquos.

EXERCÍCIOS DE PILATES | *Exercícios de força*

CONTROL BALANCE

Esse exercício avançado reúne tudo o que você aprendeu até agora no repertório do pilates e requer uma excelente estabilidade do core e da pelve. Antes de tentar o control balance, você precisa dominar o jack knife (p. 134), o scissors (p. 78) e o open leg rocker (p. 68).

VISÃO GERAL

Afaste as pernas e a pelve do tronco para alongar a coluna e evitar compressão. Continue a afastar as pernas do corpo em ambas as posições para manter a altura e evitar o colapso do tronco. O peso deve repousar nas escápulas em vez de na cabeça e na cervical. Você tem esse controle se não rolar muito para trás e se mantiver o core contraído. Repita até 6 vezes.

LEGENDA
- -- *Articulações*
- o— *Músculos*
- ● Encurtamento com tensão
- ● Alongamento com tensão
- ● Alongamento sem tensão
- ● Músculos mantidos imóveis

Tronco e parte superior do corpo
O **serrátil anterior** se encurta enquanto você traz os braços para a frente, e os **romboides** se alongam enquanto os braços alcançam a perna de baixo. Os **glúteos médios** e o **tensor da fáscia lata** estabilizam lateralmente o quadril.

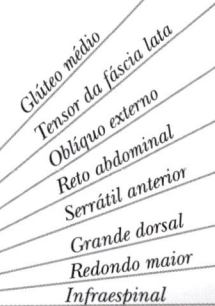

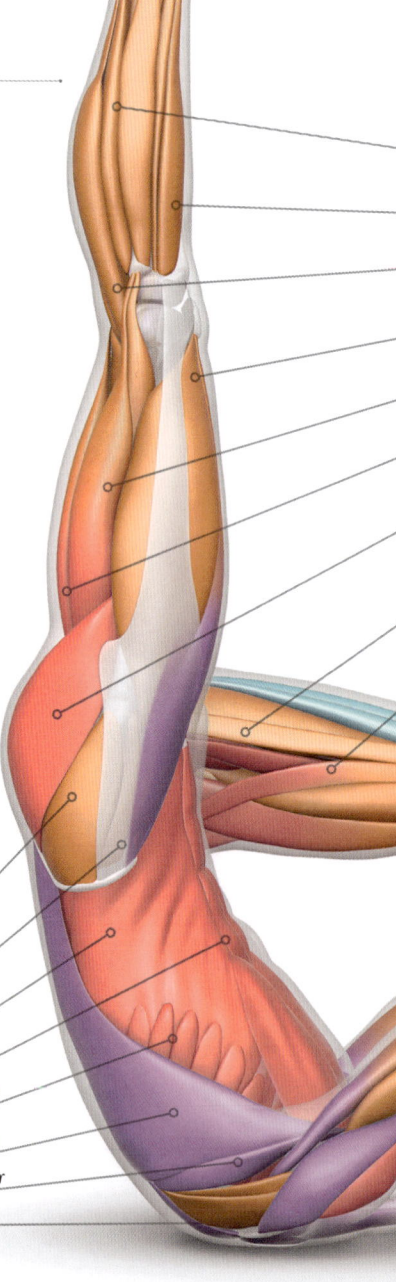

Eleve as pernas diretamente acima da pelve e faça ponta com os dedos dos pés

Apoie os braços ao lado do corpo com as palmas das mãos para baixo

ETAPA PREPARATÓRIA
Deite-se de costas com a coluna e a pelve neutras, una as pernas e eleve-as em direção ao teto, fazendo ponta com os dedos dos pés. Contraia o core.

Glúteo médio
Tensor da fáscia lata
Oblíquo externo
Reto abdominal
Serrátil anterior
Grande dorsal
Redondo maior
Infraespinal

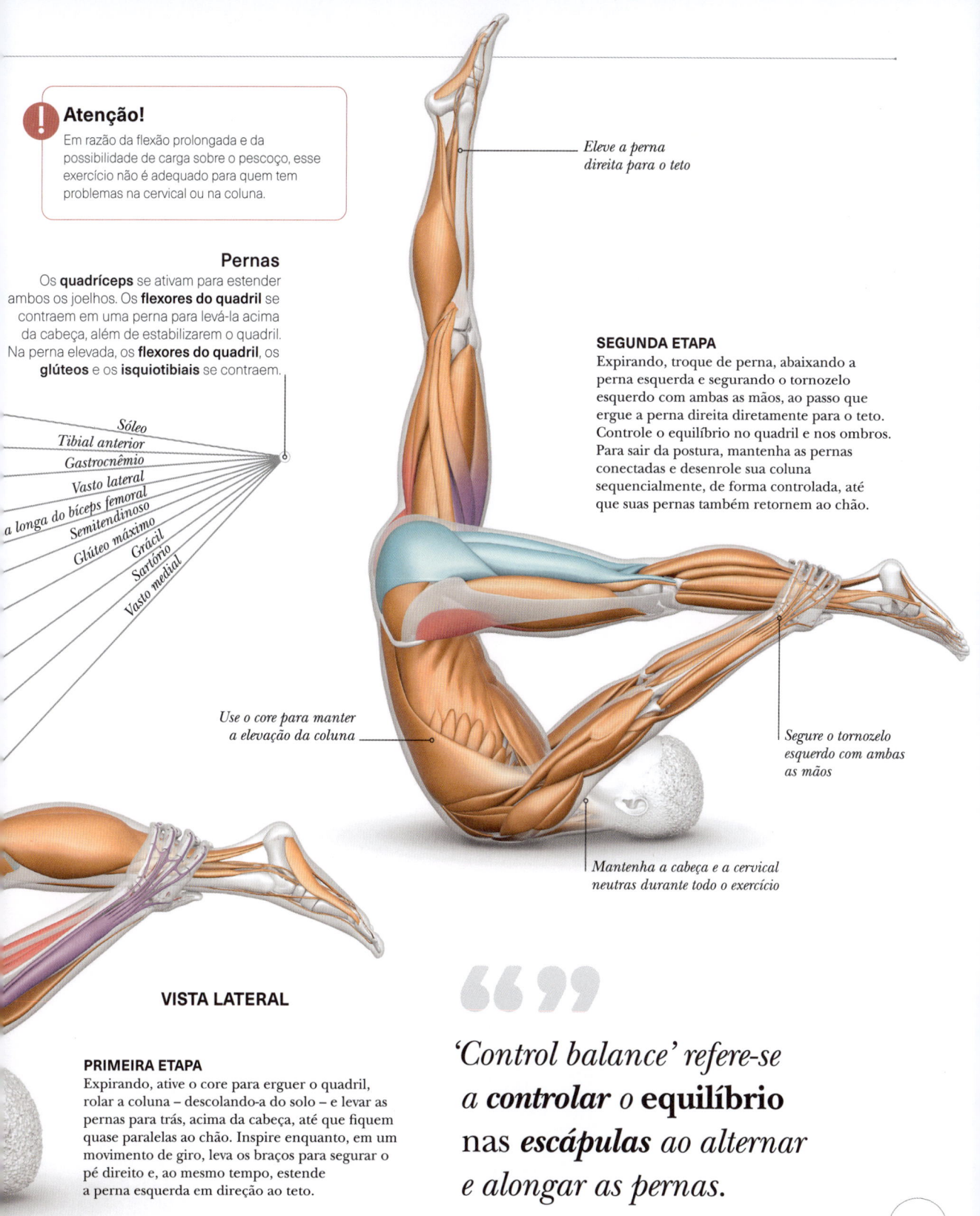

> **Atenção!**
> Em razão da flexão prolongada e da possibilidade de carga sobre o pescoço, esse exercício não é adequado para quem tem problemas na cervical ou na coluna.

Pernas

Os **quadríceps** se ativam para estender ambos os joelhos. Os **flexores do quadril** se contraem em uma perna para levá-la acima da cabeça, além de estabilizarem o quadril. Na perna elevada, os **flexores do quadril**, os **glúteos** e os **isquiotibiais** se contraem.

- Sóleo
- Tibial anterior
- Gastrocnêmio
- Vasto lateral
- Cabeça longa do bíceps femoral
- Semitendinoso
- Glúteo máximo
- Grácil
- Sartório
- Vasto medial

Eleve a perna direita para o teto

SEGUNDA ETAPA

Expirando, troque de perna, abaixando a perna esquerda e segurando o tornozelo esquerdo com ambas as mãos, ao passo que ergue a perna direita diretamente para o teto. Controle o equilíbrio no quadril e nos ombros. Para sair da postura, mantenha as pernas conectadas e desenrole sua coluna sequencialmente, de forma controlada, até que suas pernas também retornem ao chão.

Use o core para manter a elevação da coluna

Segure o tornozelo esquerdo com ambas as mãos

Mantenha a cabeça e a cervical neutras durante todo o exercício

VISTA LATERAL

PRIMEIRA ETAPA

Expirando, ative o core para erguer o quadril, rolar a coluna – descolando-a do solo – e levar as pernas para trás, acima da cabeça, até que fiquem quase paralelas ao chão. Inspire enquanto, em um movimento de giro, leva os braços para segurar o pé direito e, ao mesmo tempo, estende a perna esquerda em direção ao teto.

> 66 99
> 'Control balance' refere-se a **controlar** o **equilíbrio** nas **escápulas** ao alternar e alongar as pernas.

EXERCÍCIOS DE PILATES | *Exercícios de força*

PUSH UP

No pilates, o push up desenvolve força e estabilidade na parte superior do corpo. Descer enrolando a coluna até entrar na posição de flexão trabalha mobilização, estabilidade e controle da coluna, e essa integração torna esse exercício completo para o corpo todo.

VISÃO GERAL

Mantenha o core contraído em todo o push up para conservar o corpo em linha reta, dos calcanhares à cabeça. Seu único movimento será flexionar os cotovelos – o resto do corpo se move como um todo para acompanhar. Tanto o movimento para baixo quanto o para cima devem ser controlados mantendo uma postura blocada para evitar que os abdominais se projetem para baixo ou que a coluna colapse.

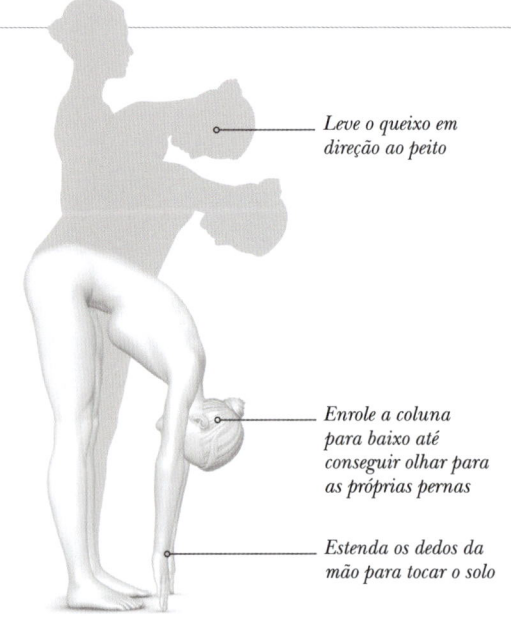

Leve o queixo em direção ao peito

Enrole a coluna para baixo até conseguir olhar para as próprias pernas

Estenda os dedos da mão para tocar o solo

ETAPA PREPARATÓRIA
Fique em pé com as pernas afastadas na largura do quadril e a coluna e a pelve em posição neutra, com os braços descansando ao lado do corpo. Leve o queixo em direção ao peito e enrole aos poucos a coluna para a frente e para baixo, em direção ao solo, vértebra por vértebra, até que as mãos alcancem o chão.

Parte inferior do corpo
O **core** trabalha para manter a sustentação do tronco e estabilizar a coluna. O **glúteo máximo** mantém o quadril em extensão. O **glúteo médio** e **mínimo**, os **isquiotibiais** e os **adutores** também estabilizam o quadril. Os **músculos da panturrilha** estabilizam a parte inferior da perna.

Glúteo máximo
Glúteo médio
Tensor da fáscia lata
Reto femoral
Vasto lateral
Gastrocnêmio
Tibial anterior
Fibular longo

! Atenção!
Quem tem problemas na coluna, tensão neural ou dificuldade de articular a coluna não deve enrolá-la para baixo. Você pode fazer um push up sem esse movimento até que seja possível realizar o exercício completo. Para reduzir a carga na parte superior do corpo, tente as variações nas p. 160 e 161 e/ou suprima a etapa de desenrolar a coluna para cima.

PRIMEIRA ETAPA
Inspire, flexione o quadril e os joelhos e caminhe com as mãos para a frente para formar uma prancha alta. Mantenha os ombros na linha dos punhos.

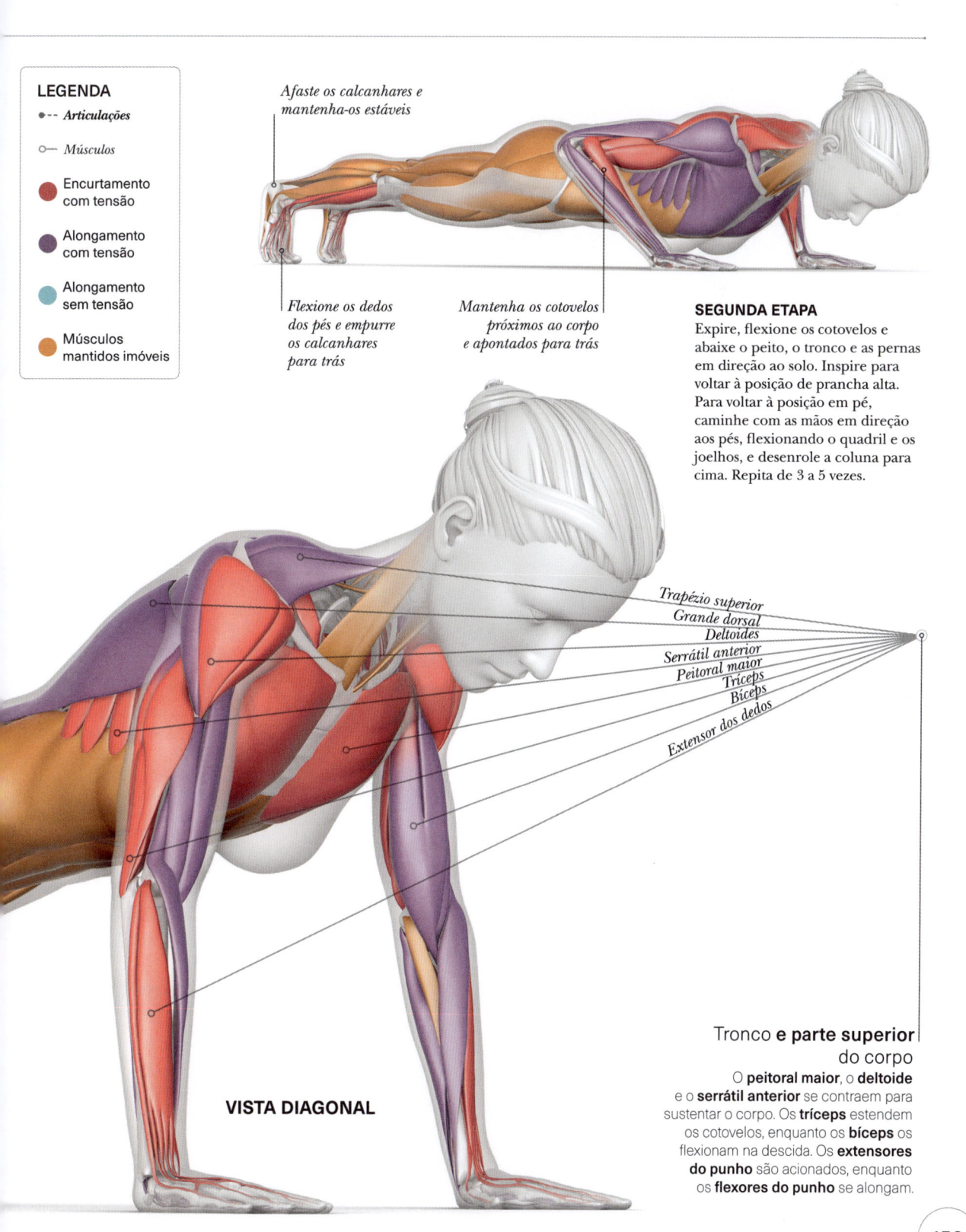

LEGENDA

● -- *Articulações*

○— *Músculos*

● Encurtamento com tensão

● Alongamento com tensão

● Alongamento sem tensão

● Músculos mantidos imóveis

Afaste os calcanhares e mantenha-os estáveis

Flexione os dedos dos pés e empurre os calcanhares para trás

Mantenha os cotovelos próximos ao corpo e apontados para trás

SEGUNDA ETAPA
Expire, flexione os cotovelos e abaixe o peito, o tronco e as pernas em direção ao solo. Inspire para voltar à posição de prancha alta. Para voltar à posição em pé, caminhe com as mãos em direção aos pés, flexionando o quadril e os joelhos, e desenrole a coluna para cima. Repita de 3 a 5 vezes.

Trapézio superior
Grande dorsal
Deltoides
Serrátil anterior
Peitoral maior
Tríceps
Bíceps
Extensor dos dedos

VISTA DIAGONAL

Tronco e parte superior do corpo
O **peitoral maior**, o **deltoide** e o **serrátil anterior** se contraem para sustentar o corpo. Os **tríceps** estendem os cotovelos, enquanto os **bíceps** os flexionam na descida. Os **extensores do punho** são acionados, enquanto os **flexores do punho** se alongam.

PUSH UP

» VARIAÇÕES

Nessas duas variações, você começa com a mesma descida a partir da posição em pé. No entanto, até que se sinta confortável com o push up, é possível omitir essa parte. Contraia o core ao caminhar com as mãos para chegar à posição do push up, flexionando os joelhos conforme necessário.

Erga o peito para neutralizar as escápulas

Alongue a coluna e contraia o core

Flexione os joelhos em 90 graus

As mãos ficam abaixo dos ombros

Relaxe os pés afastados na largura do quadril

BOX PUSH UP

O box push up distribui o peso por igual pelos braços e pernas e ajuda a sustentar a parte superior do corpo sem muito esforço. Flexione os cotovelos e mantenha o quadril levantado no ar.

ETAPA PREPARATÓRIA

A partir da posição em pé, desça até o solo seguindo as ilustrações abaixo. Flexione os joelhos e fique na posição de quatro apoios, com os ombros na linha dos punhos e a coluna ereta. Olhe para o solo.

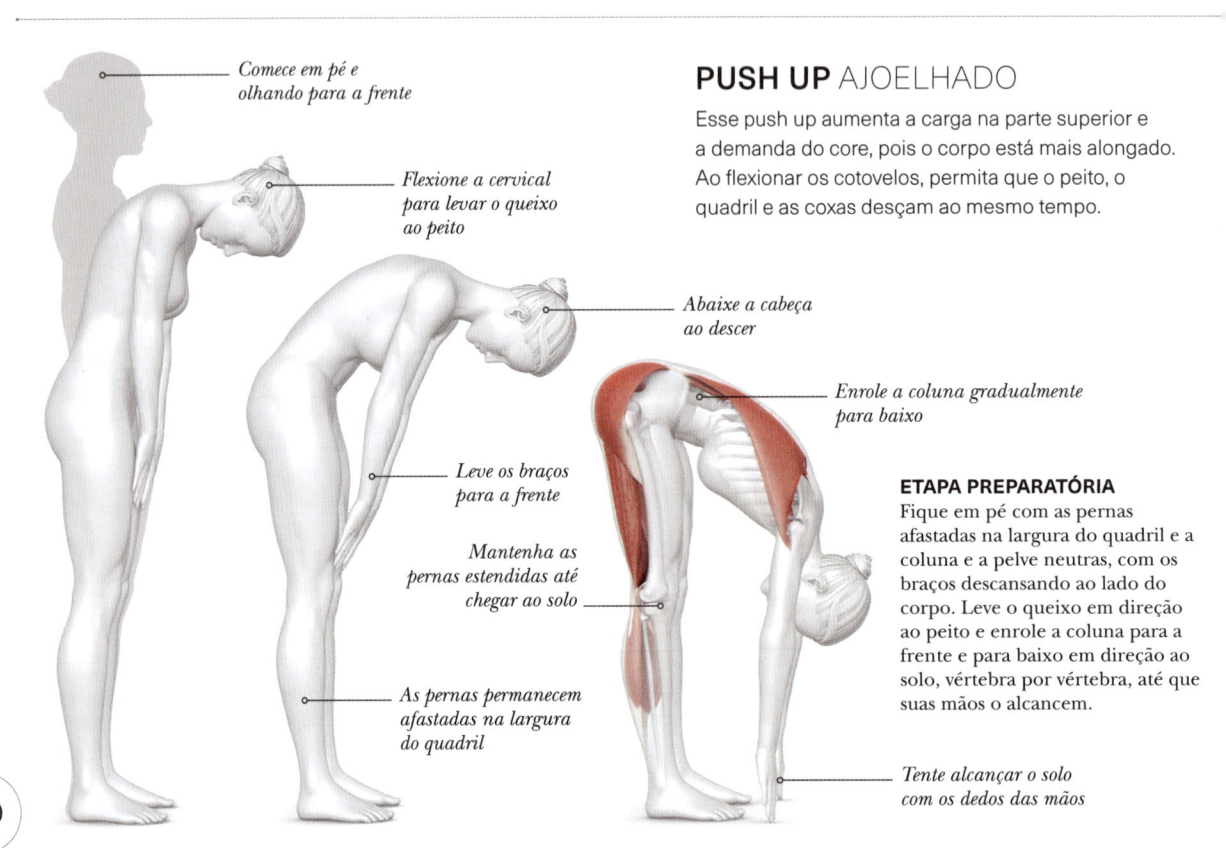

LEGENDA
- Músculo-alvo primário
- Músculo-alvo secundário

Comece em pé e olhando para a frente

Flexione a cervical para levar o queixo ao peito

Leve os braços para a frente

Mantenha as pernas estendidas até chegar ao solo

As pernas permanecem afastadas na largura do quadril

Abaixe a cabeça ao descer

Enrole a coluna gradualmente para baixo

Tente alcançar o solo com os dedos das mãos

PUSH UP AJOELHADO

Esse push up aumenta a carga na parte superior e a demanda do core, pois o corpo está mais alongado. Ao flexionar os cotovelos, permita que o peito, o quadril e as coxas desçam ao mesmo tempo.

ETAPA PREPARATÓRIA

Fique em pé com as pernas afastadas na largura do quadril e a coluna e a pelve neutras, com os braços descansando ao lado do corpo. Leve o queixo em direção ao peito e enrole a coluna para a frente e para baixo em direção ao solo, vértebra por vértebra, até que suas mãos o alcancem.

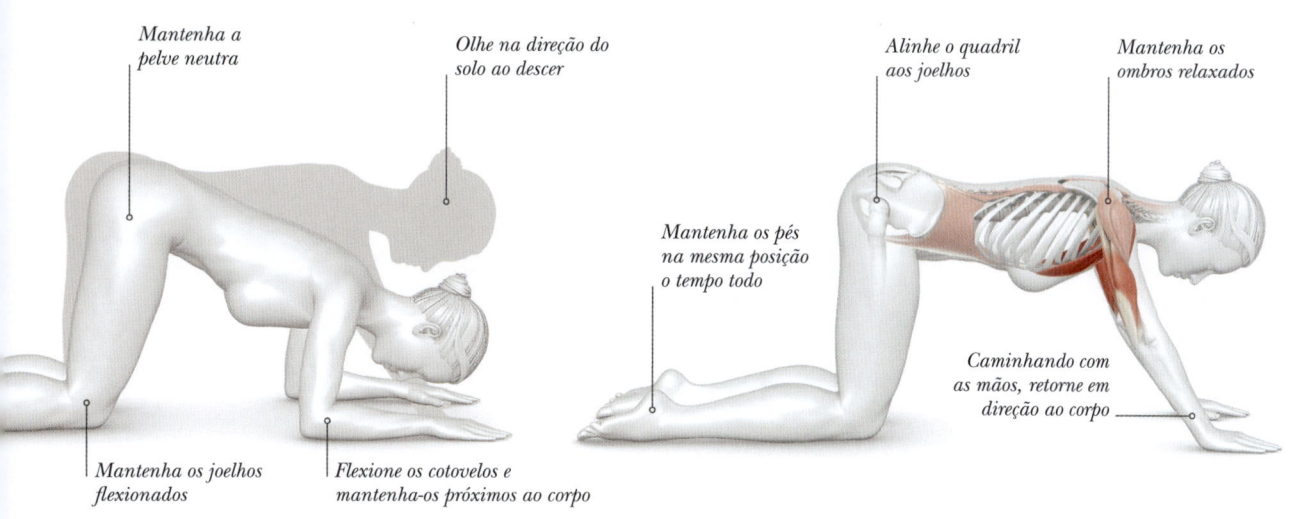

EXERCÍCIOS DE PILATES | *Exercícios de força*

Mantenha a pelve neutra

Olhe na direção do solo ao descer

Alinhe o quadril aos joelhos

Mantenha os ombros relaxados

Mantenha os pés na mesma posição o tempo todo

Caminhando com as mãos, retorne em direção ao corpo

Mantenha os joelhos flexionados

Flexione os cotovelos e mantenha-os próximos ao corpo

PRIMEIRA ETAPA
Caminhe um pouco para a frente com as mãos e expire ao flexionar os cotovelos e descer o peito em direção ao solo. Mantenha os cotovelos próximos ao corpo durante todo o movimento.

SEGUNDA ETAPA
Inspire pressionando o chão para subir e caminhe para trás com as mãos, retornando em direção aos pés, enrolando a coluna de volta até ficar em pé. Repita de 3 a 6 vezes.

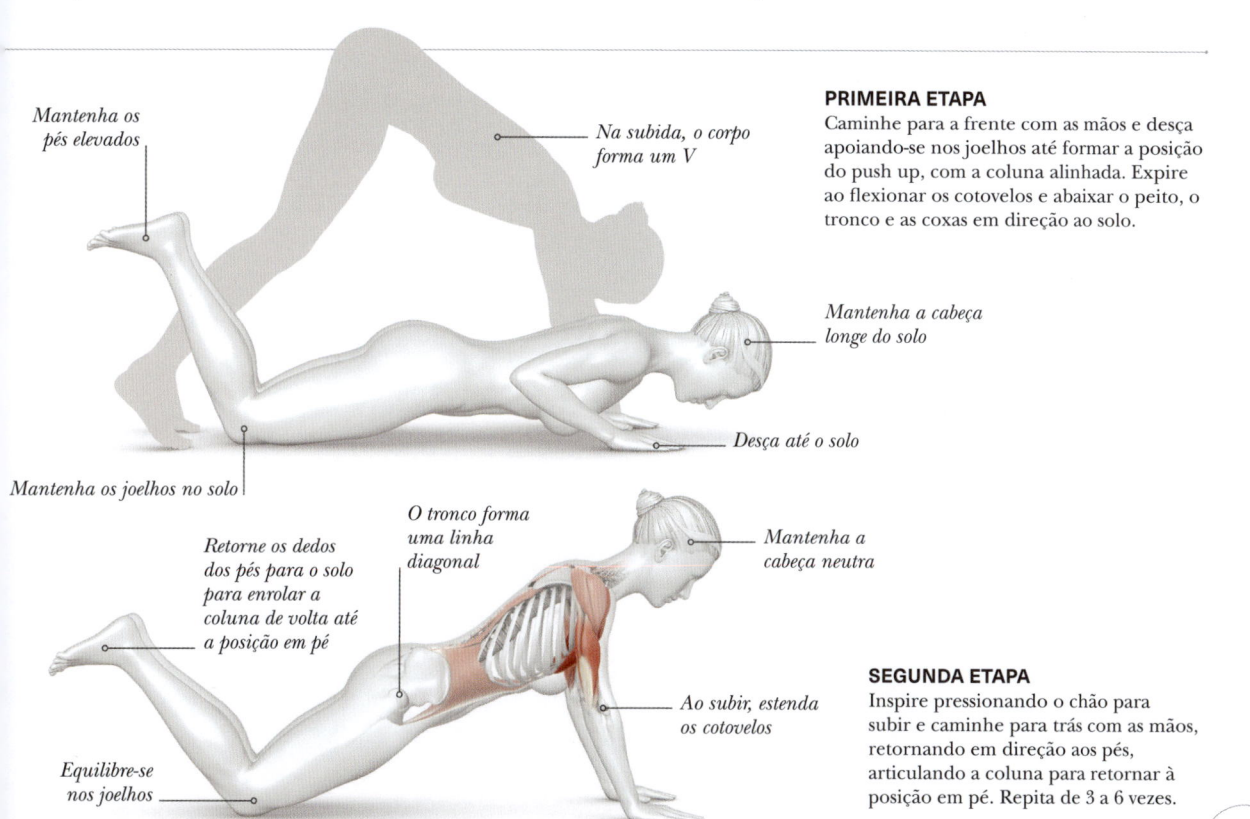

Mantenha os pés elevados

Na subida, o corpo forma um V

PRIMEIRA ETAPA
Caminhe para a frente com as mãos e desça apoiando-se nos joelhos até formar a posição do push up, com a coluna alinhada. Expire ao flexionar os cotovelos e abaixar o peito, o tronco e as coxas em direção ao solo.

Mantenha a cabeça longe do solo

Desça até o solo

Mantenha os joelhos no solo

Retorne os dedos dos pés para o solo para enrolar a coluna de volta até a posição em pé

O tronco forma uma linha diagonal

Mantenha a cabeça neutra

Equilibre-se nos joelhos

Ao subir, estenda os cotovelos

SEGUNDA ETAPA
Inspire pressionando o chão para subir e caminhe para trás com as mãos, retornando em direção aos pés, articulando a coluna para retornar à posição em pé. Repita de 3 a 6 vezes.

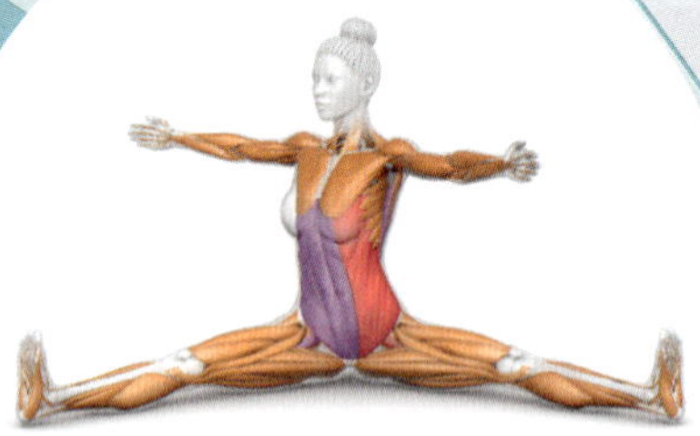

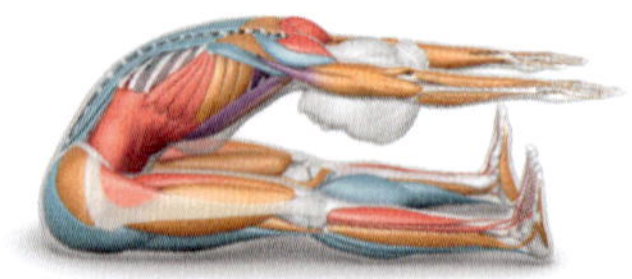

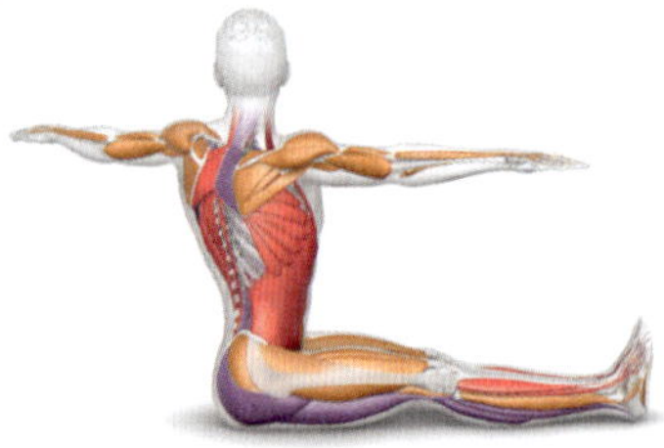

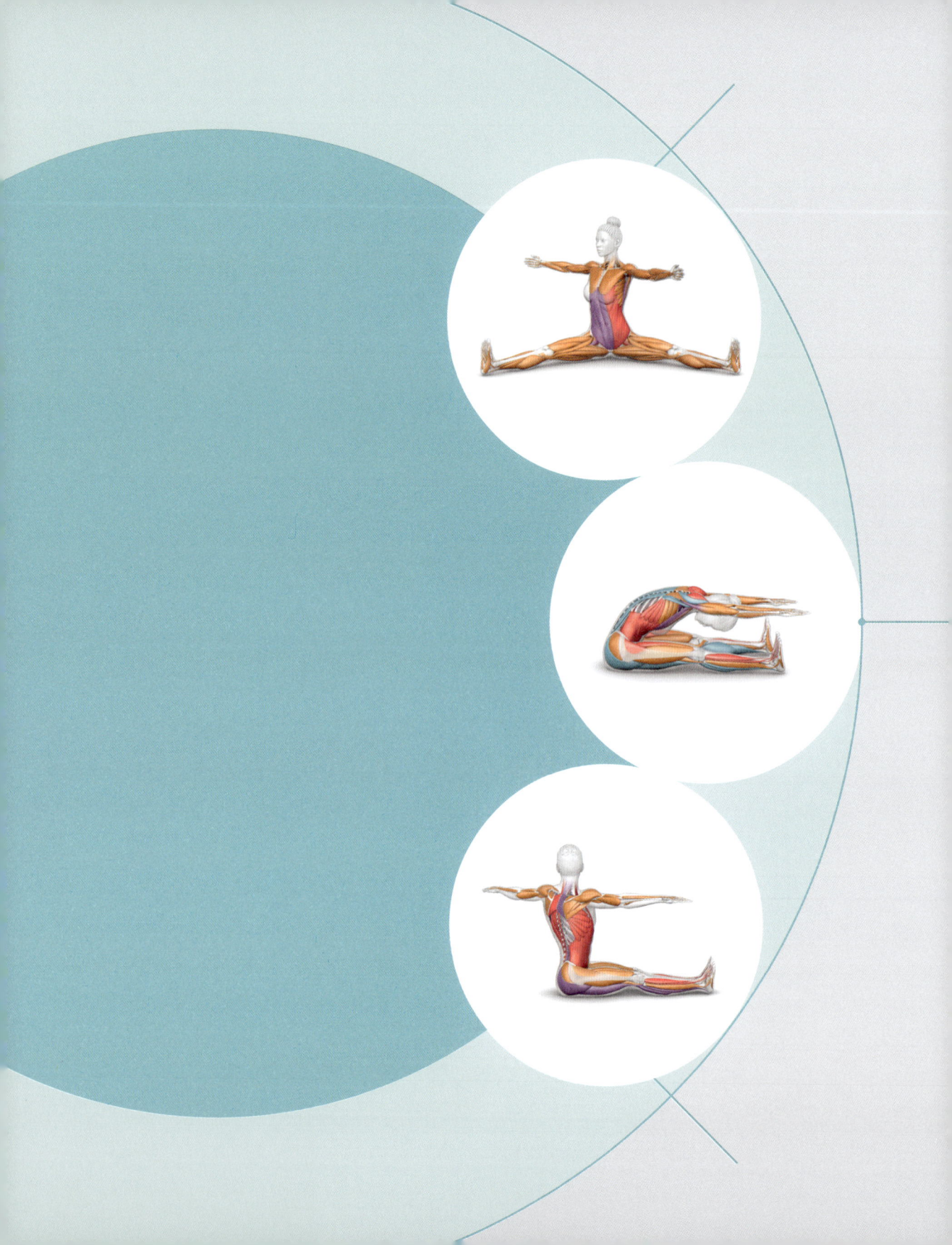

EXERCÍCIOS DE MOBILIDADE

Os exercícios desta seção apresentam um equilíbrio delicado, proporcionando um fortalecimento suave por meio de movimentos de grande amplitude. Eles aliviam a rigidez nas articulações e mantêm os músculos alongados, além de terem um efeito naturalmente calmante para o corpo e a mente. Os exercícios de mobilidade complementam perfeitamente os exercícios de força, aumentando a flexibilidade para uma prática bem equilibrada.

EXERCÍCIOS DE PILATES | *Exercícios de mobilidade*

SPINE STRETCH

Esse exercício de nível iniciante mobiliza a coluna por meio da flexão. Ativar o core durante esse movimento ensina a ter o controle adequado na flexão, além de melhorar a postura e a flexibilidade da coluna e dos isquiotibiais.

VISÃO GERAL

Certifique-se de distribuir o peso igualmente entre os ísquios e mantenha o contato deles com o solo durante todo o exercício. Ao se inclinar para a frente, enrole a coluna pelo centro do corpo para evitar desviar-se para as laterais. Observe o padrão respiratório, expirando ao alongar para a frente: isso é importante para esvaziar a cavidade abdominal e garantir que você não encontre resistência durante a flexão. Repita o spine stretch de 3 a 6 vezes. Se tiver dificuldade para se alongar sobre as pernas, pratique primeiro o spine stretch modificado.

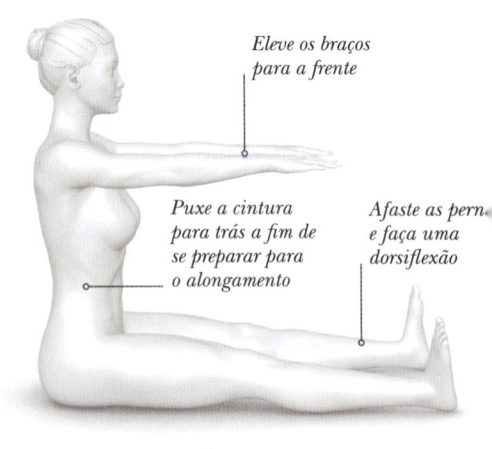

Eleve os braços para a frente

Puxe a cintura para trás a fim de se preparar para o alongamento

Afaste as pernas e faça uma dorsiflexão

ETAPA PREPARATÓRIA
Sente-se com a pelve e a coluna neutras, as pernas ligeiramente mais afastadas em relação à largura do quadril e os tornozelos em dorsiflexão. Erga os braços à sua frente até a altura dos ombros, mantendo as escápulas relaxadas e para baixo. Inspire para alongar a coluna e a região cervical.

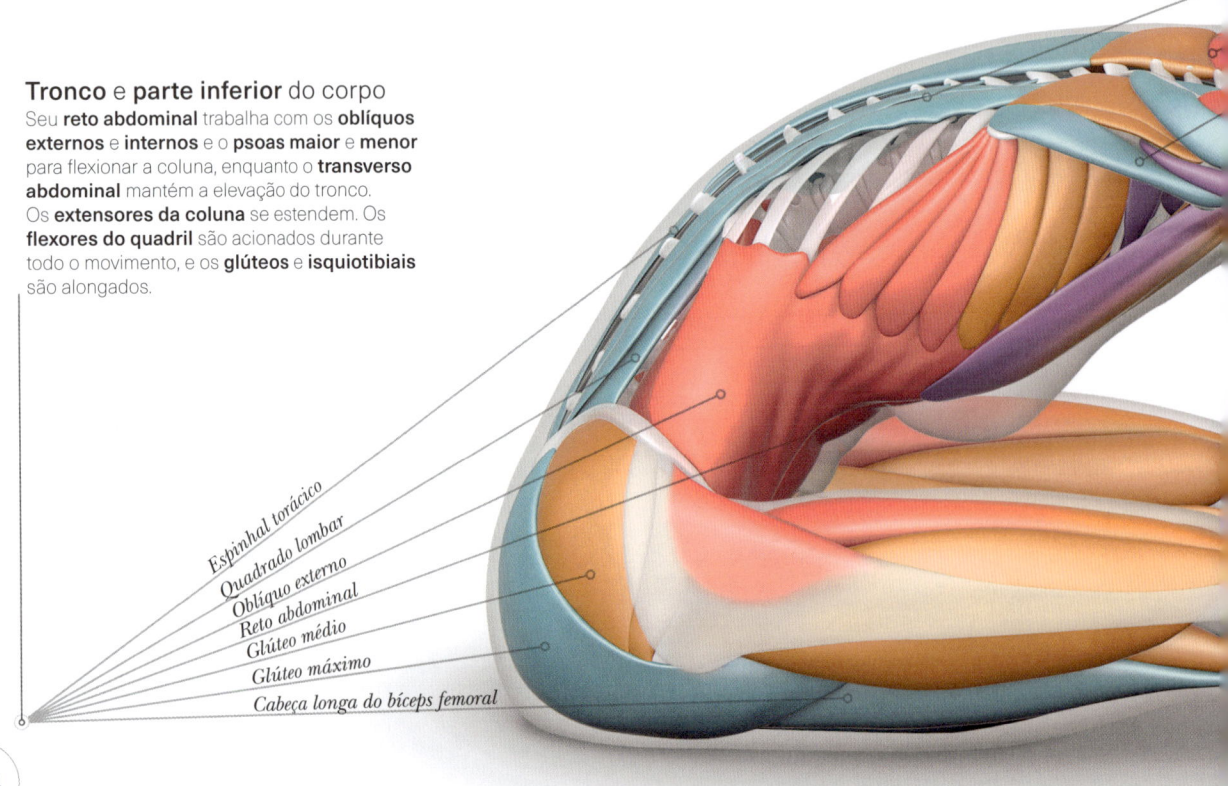

Tronco e parte inferior do corpo
Seu **reto abdominal** trabalha com os **oblíquos externos** e **internos** e o **psoas maior** e **menor** para flexionar a coluna, enquanto o **transverso abdominal** mantém a elevação do tronco. Os **extensores da coluna** se estendem. Os **flexores do quadril** são acionados durante todo o movimento, e os **glúteos** e **isquiotibiais** são alongados.

Espinhal torácico
Quadrado lombar
Oblíquo externo
Reto abdominal
Glúteo médio
Glúteo máximo
Cabeça longa do bíceps femoral

> **⚠ Atenção!**
> Ao levar o corpo para a frente, não deixe o tronco colapsar. Concentre-se na mobilização e no controle segmentar da coluna e na contração do core para elevar o tronco. Essa técnica vai treinar a coluna corretamente e protegê-la.

Parte superior do corpo
Os **extensores da coluna** e o **grande dorsal** se alongam. Os **trapézios médios** e **inferiores** estabilizam as escápulas, enquanto os **deltoides** se contraem para flexionar os ombros. Os **tríceps** estendem os cotovelos.

Longuíssimo do dorso
Trapézio superior
Redondo maior
Deltoides
Tríceps
Braquiorradial
Extensor dos dedos

VISTA LATERAL

VARIAÇÃO: SPINE STRETCH MODIFICADO

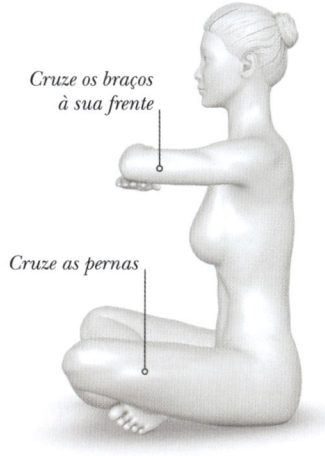

Cruze os braços à sua frente

Cruze as pernas

Curve-se para a frente gradualmente, começando pela parte superior do tronco

ETAPA PREPARATÓRIA
Sente-se com as pernas cruzadas e um antebraço sobre o outro na altura dos ombros. Inspire enquanto alonga a região cervical e a coluna.

PRIMEIRA ETAPA
Expire enquanto enrola a coluna para a frente, de maneira sequencial, começando pela região superior do tronco. Inspire para sustentar. Expire enquanto retorna a coluna, da mesma maneira, à posição ereta.

LEGENDA
● -- *Articulações*
○ — *Músculos*
● Encurtamento com tensão
● Alongamento com tensão
● Alongamento sem tensão
● Músculos mantidos imóveis

PRIMEIRA ETAPA
Expire enrolando a coluna para a frente, começando pela cabeça e pelo pescoço, seguidos da região superior do tronco, coluna torácica e lombar. Estenda os braços à frente, com as palmas das mãos voltadas para baixo. Mantenha a pelve neutra e o core contraído. Inspire segurando o alongamento. Expire ao reverter o movimento, uma vértebra de cada vez, desenrolando a coluna de volta à posição ereta. Retorne os braços à posição inicial, paralela às pernas.

EXERCÍCIOS DE PILATES | *Exercícios de mobilidade*

SAW

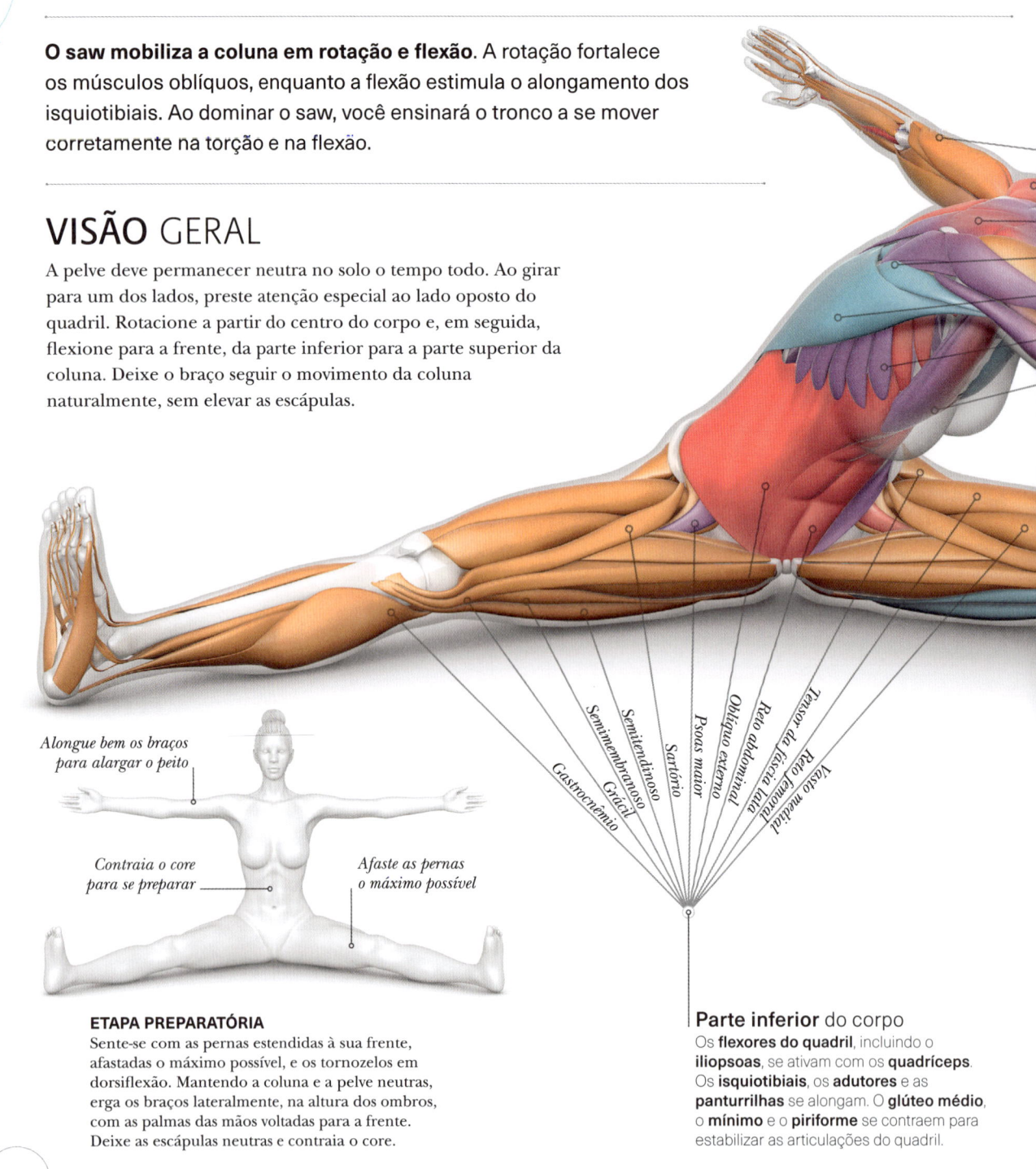

O saw mobiliza a coluna em rotação e flexão. A rotação fortalece os músculos oblíquos, enquanto a flexão estimula o alongamento dos isquiotibiais. Ao dominar o saw, você ensinará o tronco a se mover corretamente na torção e na flexão.

VISÃO GERAL

A pelve deve permanecer neutra no solo o tempo todo. Ao girar para um dos lados, preste atenção especial ao lado oposto do quadril. Rotacione a partir do centro do corpo e, em seguida, flexione para a frente, da parte inferior para a parte superior da coluna. Deixe o braço seguir o movimento da coluna naturalmente, sem elevar as escápulas.

Gastrocnêmio
Grácil
Semimembranoso
Semitendinoso
Sartório
Psoas maior
Oblíquo externo
Reto abdominal
Tensor da fáscia lata
Reto femoral
Vasto medial

Alongue bem os braços para alargar o peito

Contraia o core para se preparar

Afaste as pernas o máximo possível

ETAPA PREPARATÓRIA
Sente-se com as pernas estendidas à sua frente, afastadas o máximo possível, e os tornozelos em dorsiflexão. Mantendo a coluna e a pelve neutras, erga os braços lateralmente, na altura dos ombros, com as palmas das mãos voltadas para a frente. Deixe as escápulas neutras e contraia o core.

Parte inferior do corpo
Os **flexores do quadril**, incluindo o **iliopsoas**, se ativam com os **quadríceps**. Os **isquiotibiais**, os **adutores** e as **panturrilhas** se alongam. O **glúteo médio**, o **mínimo** e o **piriforme** se contraem para estabilizar as articulações do quadril.

PRIMEIRA ETAPA

Inspire enquanto rotaciona a coluna para a esquerda, deixando que cabeça, pescoço e braços sigam o movimento. Expire ao curvar a coluna para a frente em direção à perna esquerda, levando a mão direita no pé esquerdo e o braço esquerdo para trás. Intensifique o alongamento da coluna pulsando 3 vezes e se aprofundando na postura.

Parte superior do corpo e braços

Os **eretores da espinha** e o **grande dorsal** se alongam enquanto você se projeta para a frente. O **peitoral maior** e as fibras anteriores do **deltoide** flexionam e aduzem o ombro durante esse mesmo movimento, enquanto os **tríceps** estendem o cotovelo.

LEGENDA
- Articulações
- Músculos
- Encurtamento com tensão
- Alongamento com tensão
- Alongamento sem tensão
- Músculos mantidos imóveis

Tríceps
Deltoides
Trapézio médio
Redondo maior
Grande dorsal
Serrátil anterior
Peitoral maior

VISTA ANTERIOR

⚠ Atenção!
Se houver rigidez nos isquiotibiais e não for possível estender totalmente as pernas, permita uma pequena flexão nos joelhos. Isso garantirá que a pelve permaneça neutra e maximizará os benefícios da mobilidade da coluna.

Deixe que a cabeça e o pescoço se movam acompanhando a coluna

Mantenha o core contraído durante todo o exercício

Mantenha a dorsiflexão durante todo o exercício

SEGUNDA ETAPA

Inspire enquanto retorna à posição ereta, desenrolando a coluna sequencialmente, e rotacione o corpo de volta para a posição inicial. Agora, gire a coluna para o lado direito e repita de 3 a 5 vezes, alternando os lados.

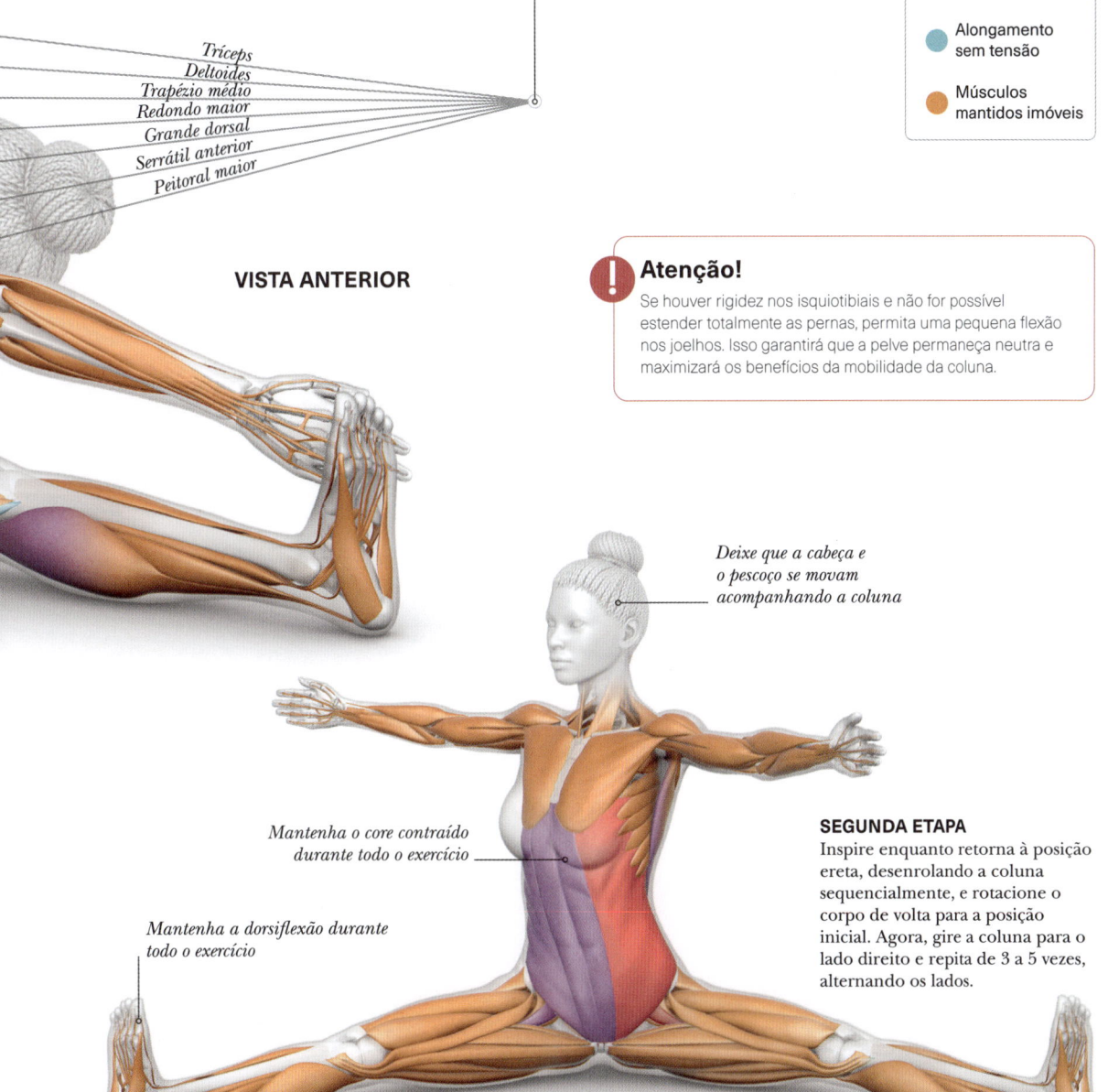

EXERCÍCIOS DE PILATES | *Exercícios de mobilidade*

SPINE TWIST

Esse é um exercício próprio para iniciantes e trabalha a coluna por meio da rotação. Ele treina o equilíbrio e a boa postura na posição sentada, além de alongar os isquiotibiais. É ideal para trabalhadores sedentários ou para aqueles que sofrem de dores leves na coluna.

VISÃO GERAL

Inicie o spine twist a partir do core, mantendo a pelve imóvel. Certifique-se de distribuir o peso em ambos os lados da pelve e de manter o contato com o solo durante todo o exercício. Alongue a coluna verticalmente e mantenha o comprimento de ambos os lados da cintura para evitar colapsar para a lateral. A cabeça deve se mover alinhada à coluna. As escápulas devem permanecer neutras para evitar rotação excessiva da parte superior do corpo e dos braços. Se tiver dificuldade de girar com os braços estendidos, pratique primeiro o spine twist modificado, com os braços cruzados.

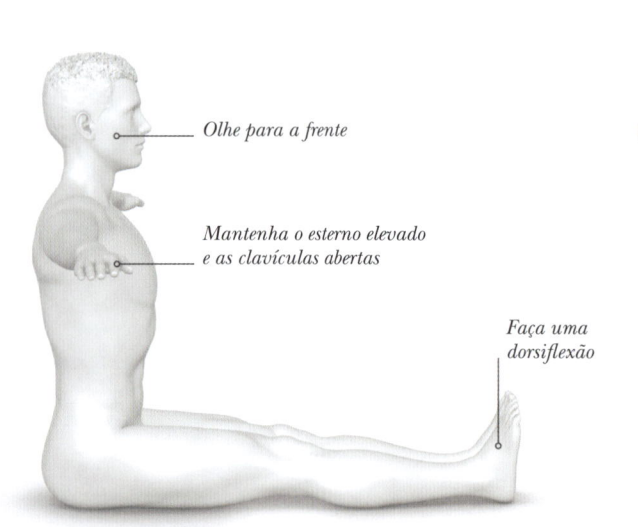

Olhe para a frente

Mantenha o esterno elevado e as clavículas abertas

Faça uma dorsiflexão

VISTA POSTEROLATERAL

ETAPA PREPARATÓRIA
Sente-se com a pelve e a coluna neutras. Estenda as pernas à sua frente com as coxas unidas e os tornozelos em dorsiflexão com os calcanhares no chão. Erga os braços lateralmente até a altura dos ombros, com as palmas das mãos voltadas para baixo.

PRIMEIRA ETAPA
Inspire para preparar e alongar a coluna. Expire enquanto rotaciona o tronco e os braços para um dos lados, permitindo que a cabeça acompanhe a coluna. Olhe sobre o ombro. Impulsione o tronco duas vezes na amplitude máxima da torção para aumentar ainda mais o alcance. Inspire para retornar à posição preparatória. Repita do outro lado e execute o exercício de 6 a 8 vezes.

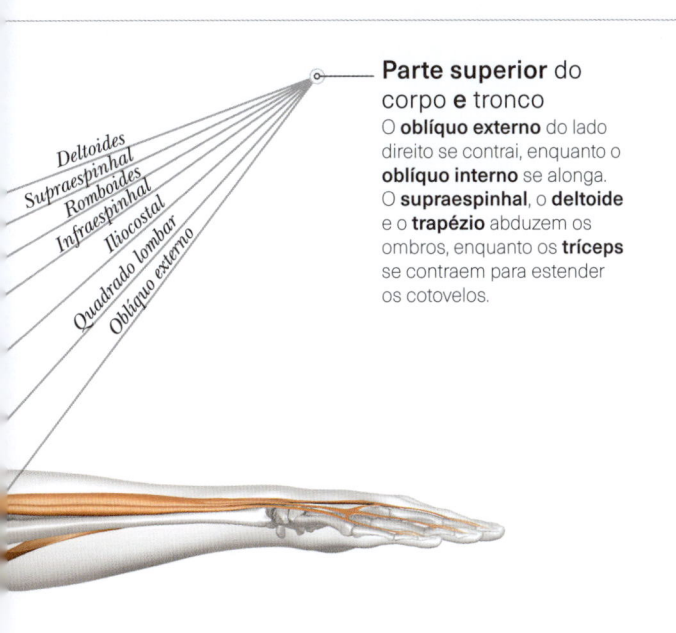

Parte superior do corpo **e** tronco
O **oblíquo externo** do lado direito se contrai, enquanto o **oblíquo interno** se alonga. O **supraespinhal**, o **deltoide** e o **trapézio** abduzem os ombros, enquanto os **tríceps** se contraem para estender os cotovelos.

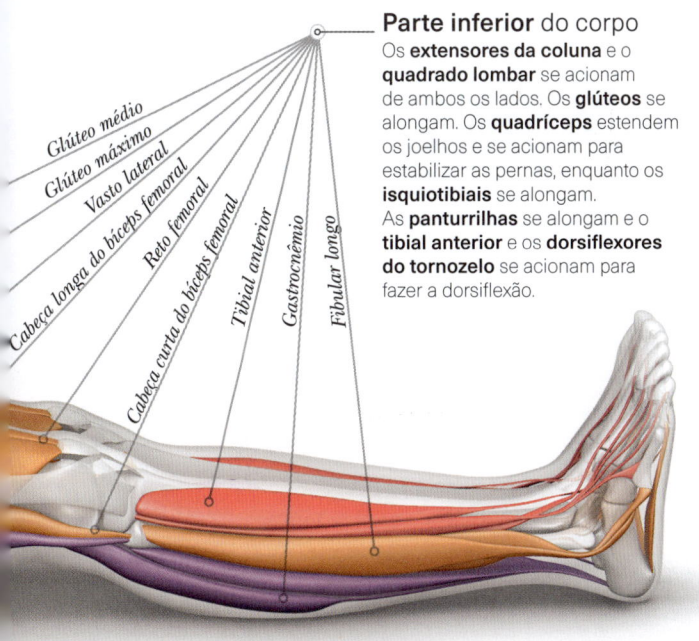

Deltoides
Supraespinhal
Romboides
Infraespinhal
Iliocostal
Quadrado lombar
Oblíquo externo

Parte inferior do corpo
Os **extensores da coluna** e o **quadrado lombar** se acionam de ambos os lados. Os **glúteos** se alongam. Os **quadríceps** estendem os joelhos e se acionam para estabilizar as pernas, enquanto os **isquiotibiais** se alongam. As **panturrilhas** se alongam e o **tibial anterior** e os **dorsiflexores do tornozelo** se acionam para fazer a dorsiflexão.

Glúteo médio
Glúteo máximo
Vasto lateral
Cabeça longa do bíceps femoral
Reto femoral
Cabeça curta do bíceps femoral
Tibial anterior
Gastrocnêmio
Fibular longo

LEGENDA
- ●-- Articulações
- ○— Músculos
- ● Encurtamento com tensão
- ● Alongamento com tensão
- ● Alongamento sem tensão
- ● Músculos mantidos imóveis

VARIAÇÃO: SPINE TWIST MODIFICADO

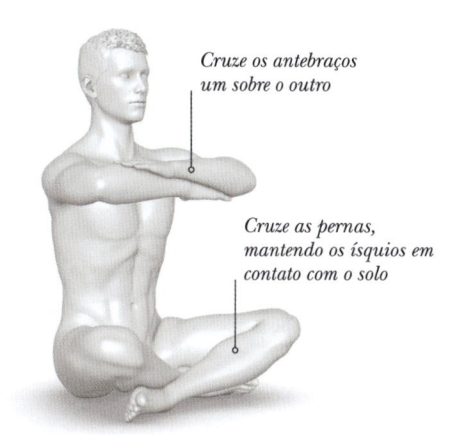

Cruze os antebraços um sobre o outro

Cruze as pernas, mantendo os ísquios em contato com o solo

ETAPA PREPARATÓRIA
Sente-se com a pelve e a coluna neutras. Cruze as pernas. Cruze os antebraços um sobre o outro e erga-os até a altura dos ombros.

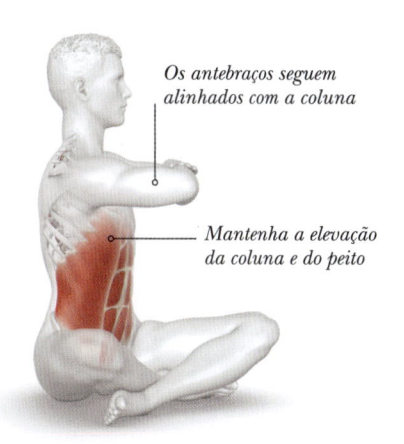

Os antebraços seguem alinhados com a coluna

Mantenha a elevação da coluna e do peito

PRIMEIRA ETAPA
Inspire para preparar e alongar a coluna. Expire enquanto gira o tronco para um dos lados, deixando os antebraços e a cabeça seguirem alinhados com a coluna. Repita do outro lado e execute a sequência de 3 a 5 vezes.

EXERCÍCIOS DE PILATES | *Exercícios de mobilidade*

COBRA

Esse famoso exercício trabalha a extensão da coluna mobilizando-a sequencialmente. Ele fortalece os músculos na região posterior do tronco e alonga os músculos na região anterior. A postura da cobra é ideal para contrabalancear a tensão causada por flexões comuns no dia a dia e pode ajudar a tratar dores lombares.

VISÃO GERAL

Relaxe os ombros e use os braços para facilitar o movimento de forma leve, em vez de pensar em usá-los para empurrar seu corpo para cima. Alongue a cabeça em direção ao teto e prossiga com o peito, a caixa torácica, os abdominais inferiores e os ossos púbicos para alongar a coluna. Afaste os braços do corpo até se sentir confortável na extensão total. Relaxe os glúteos, as pernas e os dedos dos pés durante todo o exercício. Experimente a variação com rotação para um desafio extra.

VISTA LATERAL

Palmas e antebraços ficam voltados para baixo

Encaixe o cóccix para baixo para deixar a pelve neutra

Gire as pernas e os pés para fora

ETAPA PREPARATÓRIA
Deite-se de bruços com as pernas ligeiramente mais afastadas que a largura do quadril. Descanse a testa no solo com a cervical alongada e o queixo levemente retraído. Leve os braços para as laterais com os cotovelos flexionados a 90 graus. Inspire alongando a cabeça para longe do cóccix e suavemente enrole o cóccix para baixo.

LEGENDA
- -- *Articulações*
○— *Músculos*
● Encurtamento com tensão
● Alongamento com tensão
● Alongamento sem tensão
● Músculos mantidos imóveis

170

Parte superior do corpo
Os **extensores cervicais** mantêm a cabeça erguida, e os da **coluna** se contraem para estender a coluna. Os **músculos abdominais** se alongam e os **romboides** se contraem para unir as escápulas.

Esternocleidomastóideo
Semiespinal da cabeça
Deltoides
Redondo maior
Serrátil anterior
Oblíquo externo
Quadrado lombar
Oblíquo interno

VARIAÇÃO: TWISTED COBRA

Pernas afastadas além da largura do quadril

Cabeça e peito voltados para a direita

PRIMEIRA ETAPA
Quando estiver completamente na posição da cobra, caminhe devagar com as mãos em direção ao lado direito, mantendo os cotovelos estendidos. Permaneça alongando o tronco e evite cair para o lado. Mantenha o peito erguido e as clavículas abertas. Inspire para manter a posição e depois expire enquanto caminha com as mãos para o lado esquerdo para repetir. Execute de 3 a 5 vezes.

Tensor da fáscia lata
Glúteo médio
Glúteo máximo
Reto femoral
Vasto lateral
Cabeça longa do bíceps femoral
Semitendinoso
Cabeça curta do bíceps femoral
Gastrocnêmio
Fibular longo

PRIMEIRA ETAPA
Expire enquanto desliza as escápulas para baixo, afastando-as das orelhas, até a posição neutra, e ergue a cabeça, o pescoço e o esterno, seguidos pela caixa torácica e pela pelve. Ao mesmo tempo, estenda gradualmente os cotovelos, tanto quanto possível. Inspire para manter a posição e alongar-se. Expire para retornar – primeiro a pelve, depois os abdominais, a caixa torácica e o esterno, terminando com a testa de volta ao solo. Flexione os cotovelos para facilitar e controlar a descida do corpo. Execute de 3 a 6 vezes.

Parte inferior do corpo
O **glúteo máximo** e os **isquiotibiais** se contraem para dar suporte ao quadril na extensão, enquanto os **flexores do quadril** se alongam. O **glúteo médio** e o **mínimo** ajudam a estabilizar o quadril em leve rotação externa. Os **quadríceps** se ativam para apoiar a extensão do joelho.

ARM OPENING

Este é um exercício relaxante que estimula a mobilidade da coluna por meio de uma rotação controlada. Mobilizando a região posterior do corpo e alongando a região frontal, ele abre o peito e pode ajudar a restaurar o equilíbrio em casos de problemas posturais.

> **Atenção!**
> Se você tem dor ou instabilidade nos ombros, é recomendável praticar a versão modificada do arm opening, pois ela diminui o comprimento da alavanca longa e o movimento circular do braço superior.

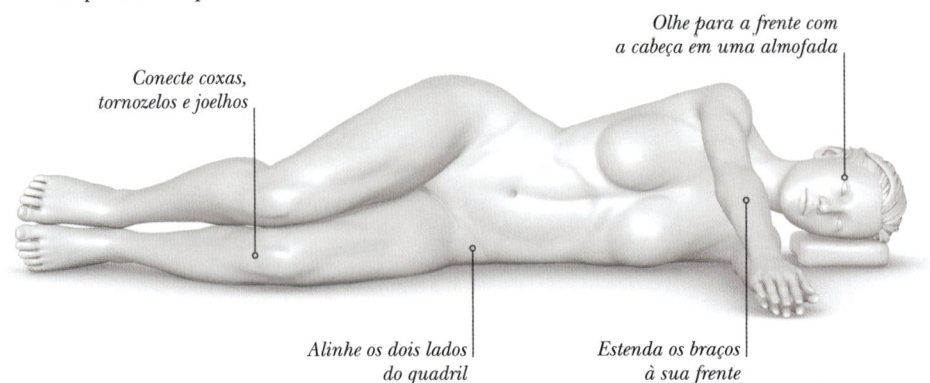

Conecte coxas, tornozelos e joelhos

Olhe para a frente com a cabeça em uma almofada

Alinhe os dois lados do quadril

Estenda os braços à sua frente

ETAPA PREPARATÓRIA
Deite-se de lado com os dois lados do quadril e os ombros alinhados. Flexione o quadril a aproximadamente 45 graus e os joelhos a aproximadamente 90 graus. Apoie a cabeça em uma almofada para que, junto com a cervical, fique em posição neutra. Estenda os braços à sua frente, um sobre o outro, com as palmas das mãos se tocando.

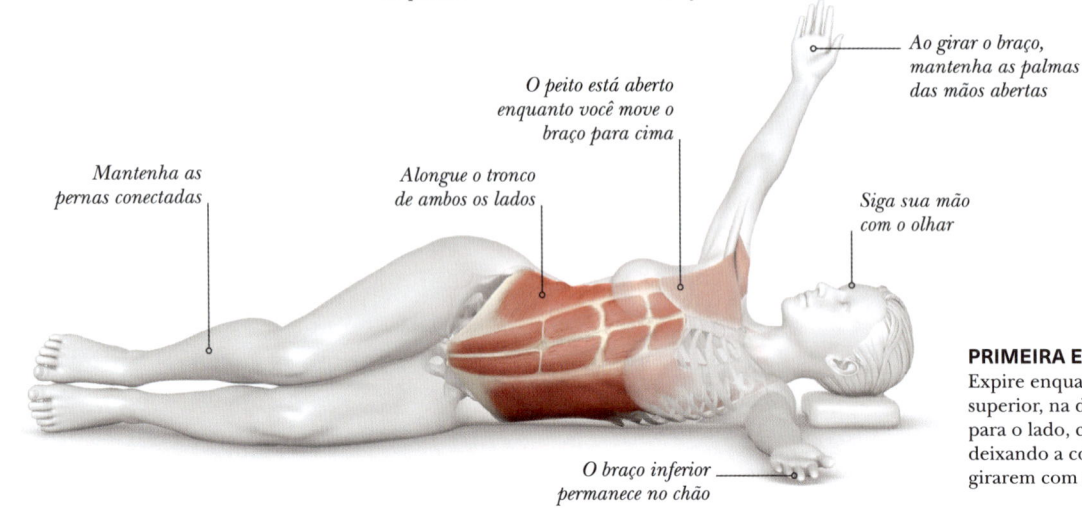

Mantenha as pernas conectadas

Alongue o tronco de ambos os lados

O peito está aberto enquanto você move o braço para cima

Ao girar o braço, mantenha as palmas das mãos abertas

Siga sua mão com o olhar

O braço inferior permanece no chão

PRIMEIRA ETAPA
Expire enquanto ergue o braço superior, na direção da cabeça e para o lado, circulando-o, e deixando a coluna e a cabeça girarem com o braço.

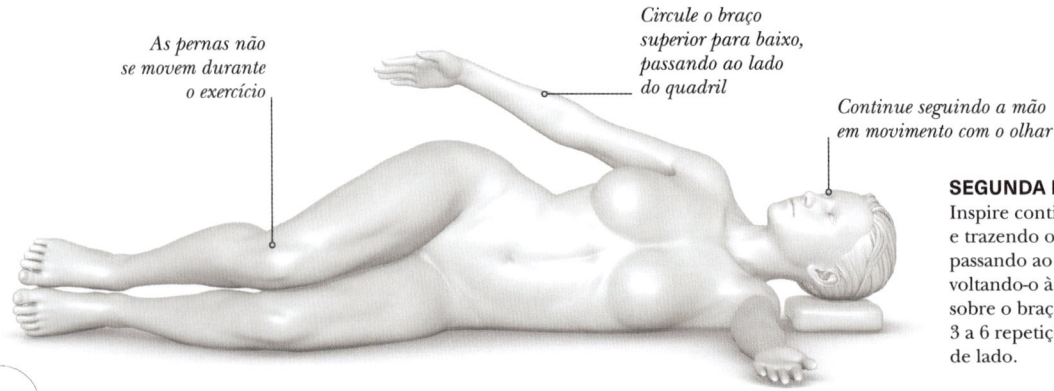

As pernas não se movem durante o exercício

Circule o braço superior para baixo, passando ao lado do quadril

Continue seguindo a mão em movimento com o olhar

SEGUNDA ETAPA
Inspire continuando o círculo e trazendo o braço para baixo, passando ao lado do quadril, voltando-o à posição inicial sobre o braço inferior. Faça de 3 a 6 repetições e depois mude de lado.

EXERCÍCIOS DE PILATES | *Exercícios de mobilidade*

» VARIAÇÕES

A abertura de braço pode ser realizada com diversas variações, como diferentes comprimentos de alavanca, ou em posições que também se beneficiam da rotação torácica.

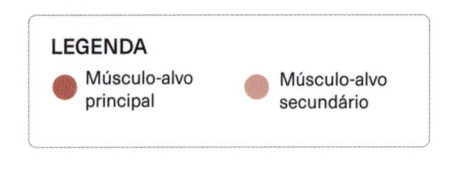

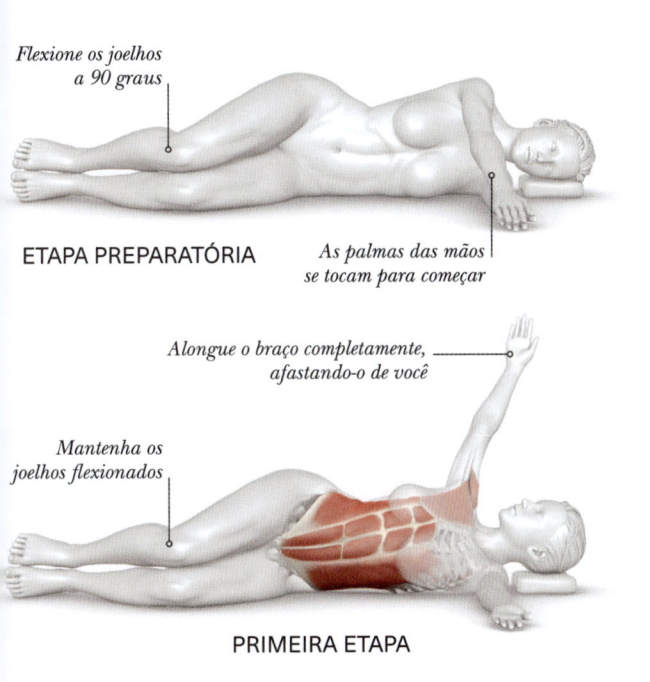

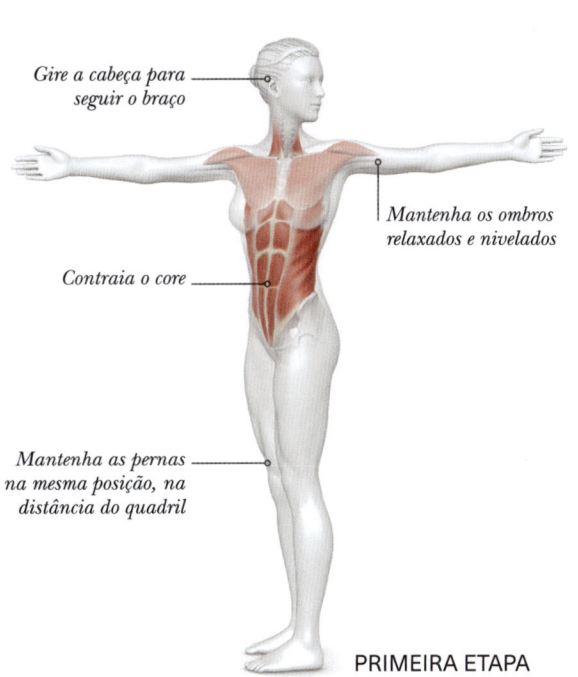

LEGENDA
- Músculo-alvo principal
- Músculo-alvo secundário

Flexione os joelhos a 90 graus

ETAPA PREPARATÓRIA

As palmas das mãos se tocam para começar

Alongue o braço completamente, afastando-o de você

Mantenha os joelhos flexionados

PRIMEIRA ETAPA

Gire a cabeça para seguir o braço

Contraia o core

Mantenha os ombros relaxados e nivelados

Mantenha as pernas na mesma posição, na distância do quadril

PRIMEIRA ETAPA

ARM OPENING **MODIFICADO**

Essa modificação reduz o comprimento da alavanca longa do braço e o amplo movimento circular do ombro. É uma boa opção para iniciantes e pode desenvolver o controle do tronco por meio da rotação torácica sem alargar a caixa torácica.

ETAPA PREPARATÓRIA
Deite-se do lado esquerdo na posição preparatória, descansando a cabeça em um apoio. As pernas e o quadril estão flexionados; os dois lados do quadril e os ombros estão alinhados. Leve os braços à sua frente.

PRIMEIRA ETAPA
Expire enquanto flexiona o cotovelo direito e desliza a mão ao longo do braço esquerdo até o peito, direcionando o braço para o lado direito, deixando a coluna e a cabeça voltadas para a esquerda.

SEGUNDA ETAPA
Inspire enquanto gira a cabeça e a coluna de volta para a posição inicial e retorna também o braço. Repita de 3 a 6 vezes e depois mude para o outro lado.

ARM OPENING **EM PÉ**

Essa variação é mais prática e pode ser incluída no início ou no fim de um treino, ou mesmo ser feita durante um intervalo de almoço. Como o tronco não está fixo, diferenterentemente do que ocorre no solo, sua pelve irá rotacionar com você.

ETAPA PREPARATÓRIA
Fique de pé, com os pés afastados na largura do quadril e com a coluna e a pelve em posição neutra. Erga ambos os braços até a altura dos ombros, com os ombros relaxados e as palmas das mãos voltadas para a frente.

PRIMEIRA ETAPA
Expire enquanto, com um giro, abre um dos braços para trás o máximo possível, rotacionando a coluna e a cabeça ao mesmo tempo. Mantenha o braço da frente alongado e imóvel.

SEGUNDA ETAPA
Inspire enquanto retorna à posição inicial. Repita do lado oposto e continue alternando por 3 a 6 repetições.

THREAD THE NEEDLE

Esse é um exercício simples e relaxante para mobilizar a coluna em rotação e abrir o peito e os ombros. Ele também trabalha a estabilidade dos ombros enquanto você realiza o movimento.

> **Atenção!**
> Leve o quadril um pouco para trás enquanto eleva o braço ou o passa por baixo do outro, evitando tensionar a cervical ou sobrecarregar a articulação do ombro estático. O movimento deve ser suave e livre.

> ❝❞ *A torção no **thread the needle** pode ajudar na digestão, **massageando** suavemente os **órgãos** do sistema **digestivo**.*

Alinhe os ombros acima dos punhos

Alinhe o quadril acima dos joelhos

Desloque levemente a pelve para trás enquanto passa um braço por baixo do outro

Flexione o braço de apoio para deixar que o tronco se mova em direção ao solo

Passe o braço direito por baixo do braço esquerdo

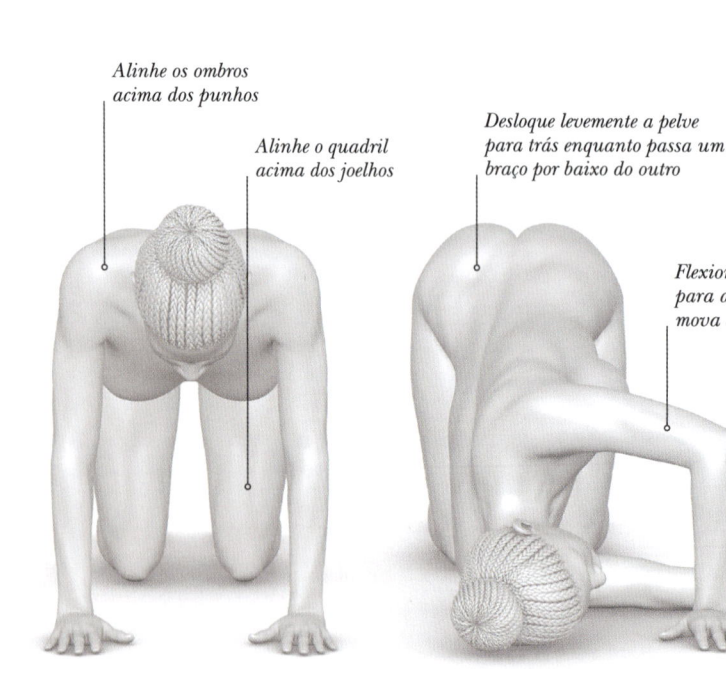

Alongue o braço e estenda o cotovelo

Siga com o olhar o braço em movimento

Estenda o braço de apoio

ETAPA PREPARATÓRIA
Comece na posição de quatro apoios, com os ombros alinhados acima dos punhos e o quadril acima dos joelhos. Mantenha a coluna e a pelve em posição neutra.

PRIMEIRA ETAPA
Expire enquanto levanta o braço direito, com a palma da mão voltada para a frente, e o passa por baixo do braço esquerdo, levando o ombro direito e a orelha em direção ao solo e girando a cabeça e o tronco para a esquerda.

SEGUNDA ETAPA
Inspire levando o braço direito de volta à posição inicial e continue levantando-o para o lado direito e para cima, em direção ao teto. Repita de 3 a 6 vezes e depois troque de lado.

EXERCÍCIOS DE PILATES | *Exercícios de mobilidade*

» VARIAÇÕES

O thread the needle pode variar para proporcionar alongamentos adicionais na rotação torácica, alterando-se elementos tanto da parte de cima quanto da parte de baixo do corpo.

LEGENDA
- Músculo-alvo principal
- Músculo-alvo secundário

Mantenha o cotovelo do braço direito flexionado

Gire a cabeça para olhar para cima

O braço em movimento forma uma linha reta com o braço de apoio

Deixe o tronco rotacionar

Abra os ombros e o peito

Relaxe os pés no solo durante todo o exercício

Alongue a perna esquerda para o lado

Mantenha o braço de apoio estendido

O braço direito permanece na mesma posição

ETAPA PREPARATÓRIA / PRIMEIRA ETAPA

ETAPA PREPARATÓRIA / PRIMEIRA ETAPA

COM A MÃO ATRÁS DA CABEÇA

Colocar a mão atrás da cabeça reduz o comprimento da alavanca do braço, o que pode ser útil para ombros tensos ou sensíveis. Isso também permite maior foco na rotação do tronco, diferentemente de quando se inicia com o braço. Mantenha o quadril imóvel ao realizar esta variação.

ETAPA PREPARATÓRIA
Comece na posição de quatro apoios, com os ombros alinhados acima dos punhos e o quadril acima dos joelhos. Erga o braço direito e apoie a mão ao lado da cabeça.

PRIMEIRA ETAPA
Inspirando, gire, a partir da cintura e do tronco, para abrir o peito e os ombros em direção ao lado direito. Olhe para a direita e para cima, em direção ao teto.

SEGUNDA ETAPA
Expire para retornar à posição inicial de quatro apoios, trazendo o braço direito para baixo e voltando o olhar para o chão. Repita a sequência de 3 a 6 vezes e depois troque de lado.

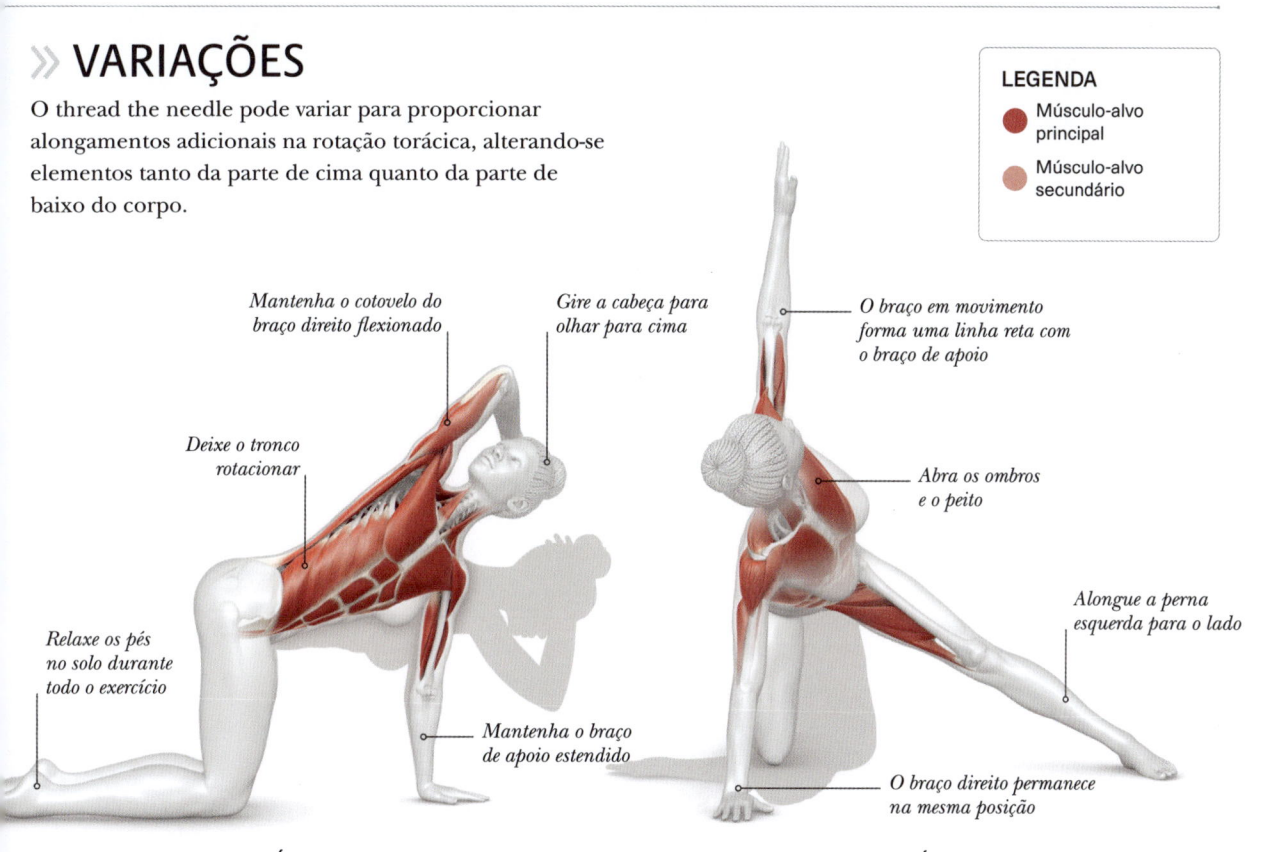

THREAD THE NEEDLE COM ALONGAMENTO DO ADUTOR

Além do alongamento torácico e da parte superior do corpo, esta variação permite alongar os músculos internos da coxa. É um alongamento forte e profundo para todo o corpo. Tenha cuidado com qualquer dor nos adutores ou na pelve.

ETAPA PREPARATÓRIA
Comece na posição de quatro apoios e estenda a perna esquerda para o lado. Expire enquanto passa o braço esquerdo por baixo do braço direito, descendo o peito e o ombro esquerdo em direção ao solo.

PRIMEIRA ETAPA
Inspire abrindo o braço esquerdo para cima, em direção ao teto, rotacionando o tronco e deixando que o peito e a cabeça o acompanhem.

SEGUNDA ETAPA
Desça o braço esquerdo de volta e passe-o novamente por baixo do braço direito. Repita a sequência de 3 a 6 vezes e depois retorne à posição de quatro apoios antes de repetir o mesmo exercício do outro lado.

MERMAID

Esse exercício alonga e abre o lado do corpo enquanto mobiliza a coluna torácica, criando espaço no tórax e facilitando a respiração costal. É ótimo para transicionar suavemente entre exercícios em diferentes posições.

LEGENDA
- Músculo-alvo principal
- Músculo-alvo secundário

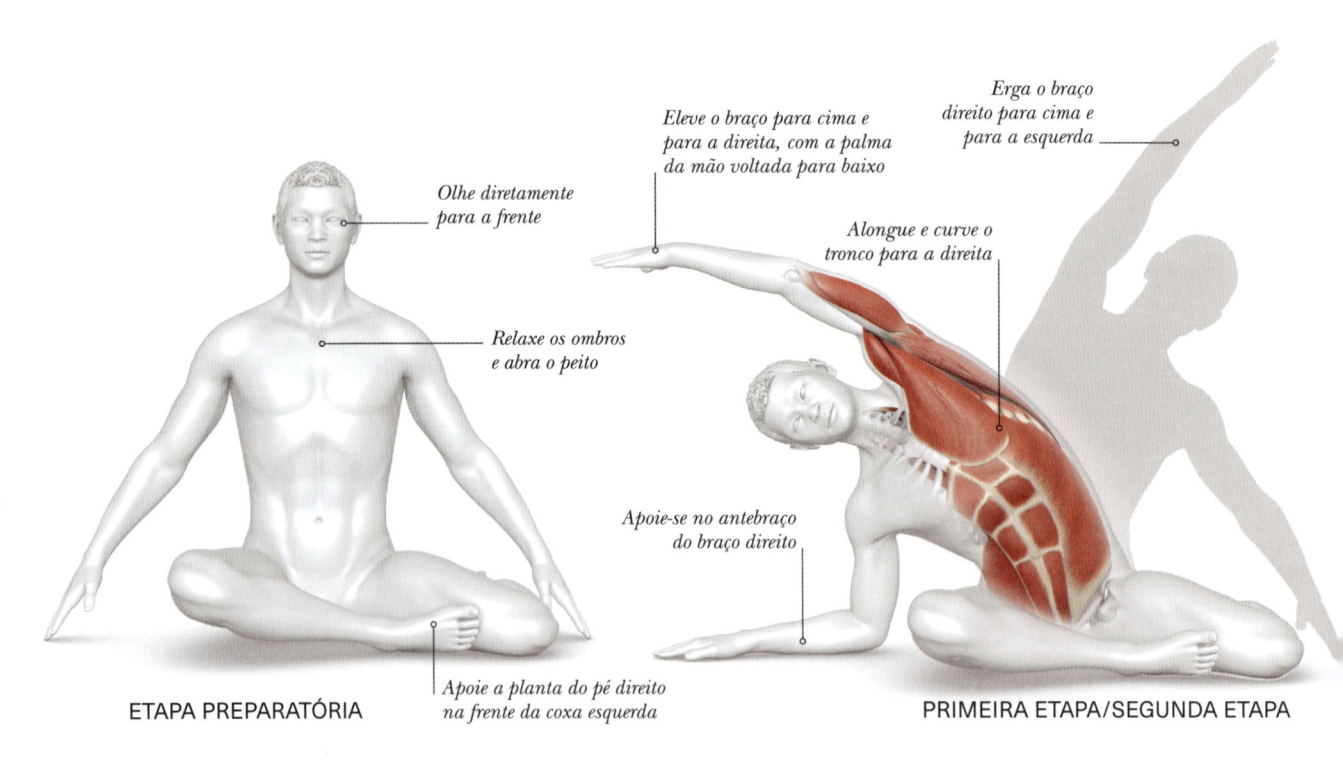

Olhe diretamente para a frente

Eleve o braço para cima e para a direita, com a palma da mão voltada para baixo

Erga o braço direito para cima e para a esquerda

Alongue e curve o tronco para a direita

Relaxe os ombros e abra o peito

Apoie-se no antebraço do braço direito

Apoie a planta do pé direito na frente da coxa esquerda

ETAPA PREPARATÓRIA

PRIMEIRA ETAPA/SEGUNDA ETAPA

ETAPA PREPARATÓRIA
Sente-se com a cabeça, o pescoço, a coluna e a pelve em posição neutra. As pernas e os joelhos estão flexionados, com os pés voltados para o lado esquerdo. A planta do pé direito se conecta à coxa esquerda. Estenda ambos os braços ao lado do corpo formando um triângulo, com as pontas dos dedos tocando levemente o solo.

PRIMEIRA ETAPA
Inspire enquanto levanta o braço esquerdo em direção ao lado oposto e por cima da cabeça. Expire estendendo o braço para cima e para o lado direito, alongando e curvando a coluna para a direita. O braço direito desliza pelo solo até você se apoiar no antebraço, com a palma da mão voltada para baixo.

SEGUNDA ETAPA
Inspire para retornar à posição ereta. Expire e erga o braço direito para cima e para o lado esquerdo, permitindo que a coluna o acompanhe. Faça de 3 a 5 vezes de cada lado e troque as pernas, para que fiquem voltadas para o lado direito, repetindo a sequência.

> *Use o mermaid como* **aquecimento** *ou alongamento* ***no final de uma sessão de pilates***.

EXERCÍCIOS DE PILATES | *Exercícios de mobilidade*

» VARIAÇÕES

O mermaid é seguro para todos os praticantes e pode variar para incluir alongamentos mais intensos e direções diferentes, além de acrescentar movimentos, trazendo ainda mais benefícios. Combinar algumas dessas variações pode ajudar a manter seu treino divertido!

Eleve o braço esquerdo por cima da cabeça

Leve o braço esquerdo em diagonal para a frente

Flexione a coluna para a frente enquanto se inclina para a direita

Alongue os dedos da mão direita

Olhe para sua mão direita, no alto

Mantenha a cabeça e a cervical em posição neutra

Contraia o core

Não trave as pernas – mantenha uma leve flexão nos joelhos

Flexione a perna esquerda para trás

PRIMEIRA ETAPA/SEGUNDA ETAPA

ETAPA PREPARATÓRIA/PRIMEIRA ETAPA

MERMAID COM ROTAÇÃO

Essa variação mobiliza a coluna em todas as direções, com flexão lateral na etapa preparatória, flexão na primeira etapa e extensão na segunda etapa. É um exercício de mobilidade geral excelente para restaurar a flexibilidade e reduzir a rigidez da coluna.

ETAPA PREPARATÓRIA
A partir da posição preparatória do mermaid, inspire enquanto ergue o braço esquerdo acima da cabeça. Expire levando o braço para cima e para o lado direito, alongando e curvando a coluna para a direita. O braço direito desliza pelo solo até você se apoiar no antebraço, com a palma da mão voltada para baixo.

PRIMEIRA ETAPA
Inspirando, leve o braço esquerdo em diagonal para a frente, flexionando a coluna na mesma direção.

SEGUNDA ETAPA
Expire enquanto gira o braço esquerdo e o peito para cima, em direção ao teto. Inspire para retornar à posição ereta e relaxe o braço esquerdo ao lado do corpo, conforme a posição preparatória. Repita de 3 a 5 vezes e, em seguida, troque de lado.

MERMAID EM PÉ

Essa postura permite maior mobilidade da coluna, pois a pelve não está fixa no solo e a flexão dos joelhos pode favorecer mais movimentos. Quando um braço se estende para cima, a resistência é estimulada com o braço oposto para baixo, maximizando o alongamento lateral.

ETAPA PREPARATÓRIA
Fique em pé, com os dois braços estendidos ao lado do corpo e as palmas das mãos voltadas para dentro.

PRIMEIRA ETAPA
Inspire para se preparar e expire enquanto estende o braço esquerdo para baixo, ao longo da lateral esquerda, levando simultaneamente o braço direito para cima, com a palma da mão voltada para fora, flexionando levemente os joelhos. Gire a cabeça para olhar para a mão suspensa.

SEGUNDA ETAPA
Inspire para retornar à posição inicial e depois repita do lado oposto, levando o braço esquerdo para cima e o braço direito para baixo. Repita de 3 a 5 vezes, alternando os lados a cada vez.

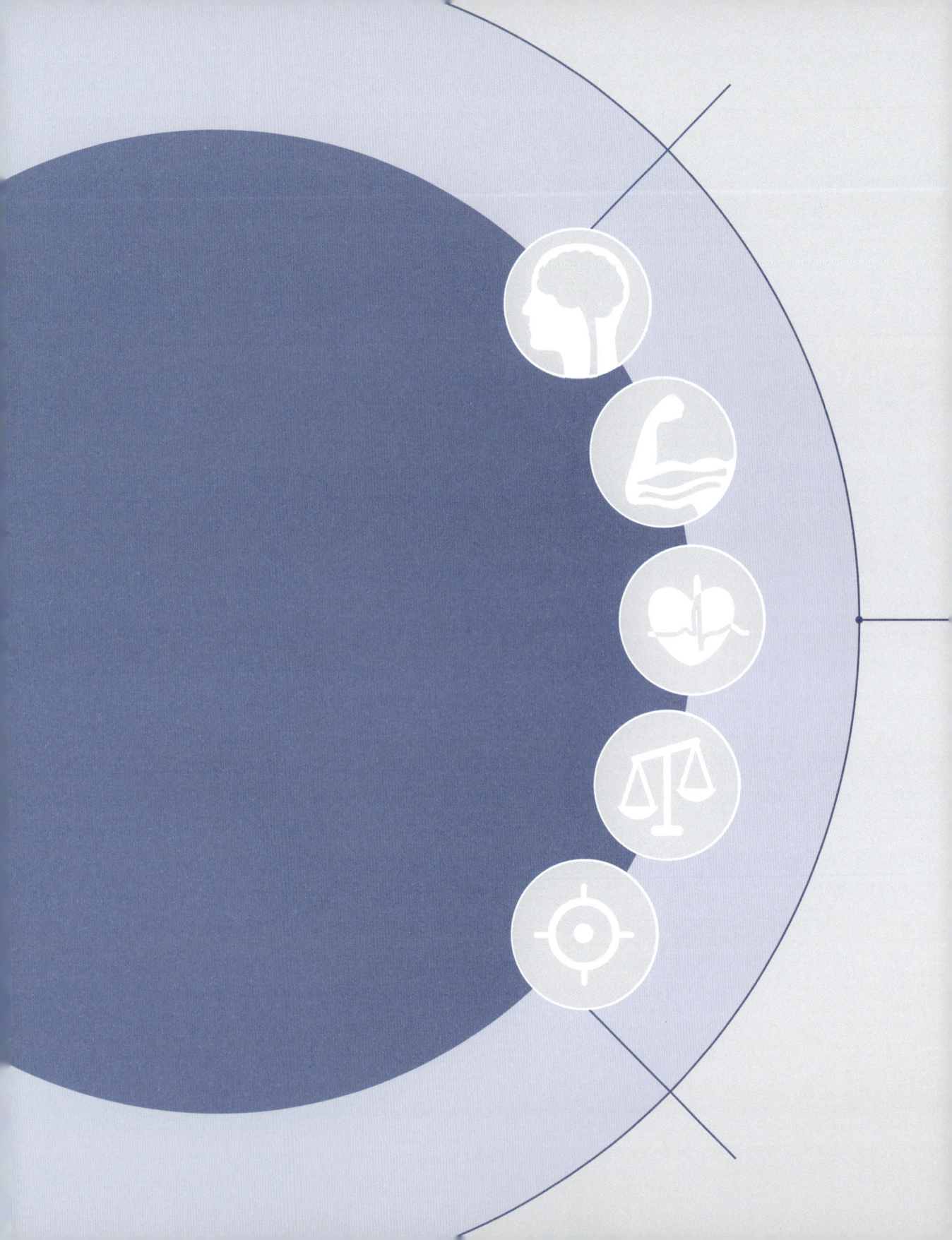

TREINOS DE PILATES

Os benefícios do pilates devem ser experimentados por todos. Independentemente do nível de condicionamento físico, da experiência, da habilidade, da condição médica ou lesão, o pilates pode ser adaptado para ser seguro e eficaz, mantendo seus princípios e sua ética fundamentais. Aqui são apresentadas sugestões de treinos para as mais diversas circunstâncias – seja você um praticante de nível iniciante, intermediário ou avançado; quer sofra de dor na coluna ou artrite, trabalhe em escritório, esteja esperando um bebê ou simplesmente queira se aprimorar em um esporte, como natação ou corrida. Esta seção demonstra que o pilates é inclusivo e que, acima de tudo, possui excelência em atender a todos os tipos de necessidades.

TREINOS DE PILATES

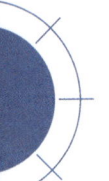

CONDICIONAMENTO FÍSICO

Como você viu ao longo deste livro, os exercícios de pilates podem ser adaptados para qualquer nível de habilidade, com todas as opções de variação. Aqui você encontrará pontos-chave a considerar ao iniciar ou aprimorar sua jornada no pilates e conselhos sobre como progredir. Ouça seu corpo e pare ou ajuste o nível se sentir necessidade.

TIPOS DE PROGRAMA

Nesta seção, os programas de pilates para condicionamento físico geral estão divididos em iniciante, intermediário e avançado, e cada um oferece diversos treinos e progressões.

INICIANTE

Se você é novo no pilates, não pratica há muito tempo ou está se recuperando de uma lesão ou condição médica, comece com este programa. Ele foca nos fundamentos para que você aprenda as posições preparatórias, a contração correta dos músculos do core e os padrões fundamentais de movimento, estabelecendo uma base sólida que permitirá movimentos seguros e suporte ao corpo em níveis de dificuldade progressivamente maiores.

Se os músculos do core não puderem ser ativados efetivamente neste nível, ou não conseguirem suportar os baixos níveis de carga exigidos aqui, será difícil progredir e os movimentos poderão causar lesões. Se no início você notar alguma fraqueza, os exercícios podem ser modificados, e isso pode ser registrado para exercícios futuros. Pequenos acessórios podem ser usados para ajudar, como uma bola suíça entre os joelhos para aumentar ainda mais a contração do core e estabilizar o exercício. Praticar em ritmo mais lento também possibilita a introdução dos princípios do pilates e solidifica sua prática à medida que você avança nos níveis.

INTERMEDIÁRIO

Neste programa, os treinos introduzirão mais exercícios para ampliar a base de habilidades. Haverá mais repetições e circuitos, incluindo novas variações para expandir a força e a resistência. À medida que for ficando mais fácil executar os exercícios, você pode utilizar outros acessórios para aumentar o desafio, sem precisar necessariamente passar para as posturas avançadas.

Os princípios do pilates também podem ser aplicados em outras atividades, como em treinamentos de força ou exercícios aeróbicos, para ampliar ainda mais as habilidades e fortalecer a conexão mente-corpo no dia a dia. O pilates também pode funcionar como aquecimento, antes dessas atividades, ou como

---

TABELA DE PROGRESSÃO
Cada programa pode ser realizado quantas vezes você quiser, tanto para diversão quanto para melhorar seu desempenho. Ao alcançar os objetivos listados aqui, considere passar para o próximo nível. Caso o nível seguinte pareça muito desafiador, experimente alguns dos novos exercícios e retorne aos do nível anterior para completar a sessão.

INICIANTE
- **Controle da ativação** do core e da posição neutra
- **Integração** entre movimento e respiração
- **Conclusão** dos exercícios com facilidade

INTERMEDIÁRIO
- **Menos racionalização** da técnica
- **Sem compensações** corporais
- **Inclusão** de acessórios e novas variações à prática

AVANÇADO
- **Execução** dos exercícios com habilidade
- **Integração total** entre movimento e respiração
- **Excelentes transições** entre os exercícios

complemento, ao final, integrando-se ainda mais à sua rotina.

Você pode aumentar o ritmo praticando vários exercícios em sequência antes de descansar. No entanto, as pausas ainda deverão ser programadas, para garantir que a técnica permaneça funcionando de forma otimizada.

AVANÇADO

Essas sessões começam com alguns exercícios básicos para aquecimento, mas a progressão é mais rápida e inclui mais exercícios. Também podem ser incluídas outras variações, como batidas e sustentações, para desafiar ainda mais o corpo e desenvolver a resistência em um mesmo exercício antes de avançar.

Mudanças de posição são constantes para manter o corpo em movimento e aumentar a frequência cardíaca, preservando sempre a excelência da técnica. Isso também exige mais consciência técnica para reposicionar o corpo e progredir na prática. Os exercícios avançados requerem também menos descrições, pois a técnica e o conhecimento já foram desenvolvidos anteriormente. Os períodos de descanso podem ser mínimos para manter a intensidade alta e o ritmo da sessão; períodos de descanso ativos também podem ser incluídos, com a realização de exercícios básicos em vez do descanso completo.

> *Praticar **pilates** regularmente é benéfico tanto para a **saúde física** quanto para a saúde mental.*

Quadro comparativo

Um programa de pilates pode ser estruturado de acordo com o nível da sessão. Aqui apresentamos diretrizes gerais para obter equilíbrio na estruturação de seu programa. É possível fazer adaptações conforme necessário.

VARIÁVEL	INICIANTE	INTERMEDIÁRIO	AVANÇADO
NÚMERO DE EXERCÍCIOS	3-6	8-10	10
SÉRIES E REPETIÇÕES	1-2 circuitos de 5-10 repetições	2-3 circuitos de 8-10 repetições	3-4 circuitos de 8-12 repetições
DESCANSO ENTRE OS EXERCÍCIOS	Longo, se necessário	Moderado	Mínimo
CARGA	Baixa	Média	Alta
MUDANÇAS DE POSIÇÃO	Mínimas; 2-3	Moderadas; 3-4	Muitas e frequentes
RITMO DA AULA	Lento	Moderado	Variado, com aumento ocasional

TREINOS DE PILATES

PROGRAMAS PARA NÍVEL INICIANTE

Aqui estão detalhados três programas para iniciantes. Ao começar, siga o checklist e, em seguida, a sessão de movimentos básicos. Repita várias vezes para se familiarizar e depois progrida para as outras sessões dentro do Programa 1, completando de 1 a 2 sessões por semana.

Checklist inicial

- ✔ Pratique a posição neutra da coluna e da pelve em diferentes posturas: deitada de costas, de lado e de bruços e em quatro apoios.

- ✔ Alinhe as pernas, abaixe a caixa torácica, relaxe ombros e braços e alongue a cervical com a cabeça em posição neutra.

- ✔ Ative levemente o core, em aproximadamente 30%, contraindo os abdominais inferiores para dentro (sem forçá-los nessa direção nem projetá-los para fora).

- ✔ Mantenha essa contração abdominal enquanto inspira e expira por 3 a 5 respirações.

- ✔ Aplique esses princípios à sessão de movimentos básicos.

Movimentos básicos

Repetições: 8 de cada exercício
Circuitos: 1

1. Pelvic tilts, p. 47
2. Overhead arm circles, p. 47
3. Hip twist (pernas no solo), p. 107
4. One leg stretch (nível iniciante), p. 62
5. Shoulder bridge (shoulder bridge básico), p. 86
6. Flexões abdominais, p. 48

PROGRAMA 1

Mobilidade da coluna e do core

Repetições: 8-10 de cada exercício
Circuitos: 1-2

1. Pelvic tilts, p. 47
2. Shoulder bridge (shoulder bridge básico), p. 86
3. Scissors (elevação unilateral), p. 80
4. Hundred (com uma perna), p. 54
5. Flexões abdominais, p. 48
6. Cobra, p. 170

Ombros e quadril

Repetições: 8-10 de cada exercício
Circuitos: 1-2

1. Shoulder bridge (shoulder bridge básico), p. 86
2. One leg circle (pernas flexionadas), p. 98
3. Clam, p. 116
4. Leg lift and lower, p. 117
5. Side bend (half side bend), p. 112
6. Swimming (opção mais lenta), p. 90

Corpo inteiro 1

Repetições: 8-10 de cada exercício
Circuitos: 1-2

1. One leg stretch (com a faixa elástica), p. 63
2. Scissors (elevação unilateral), p. 80
3. Flexões oblíquas, p. 49
4. Side kick (com os joelhos flexionados), p. 102
5. Swan dive (somente a parte superior do corpo), p. 72
6. Leg pull front (hover), p. 142

Corpo inteiro 2

Repetições: 8-10 de cada exercício
Circuitos: 1-2

1. Hundred (com uma perna), p. 54
2. Scissors (elevação unilateral), p. 80
3. Hip twist (pernas no solo), p. 107
4. Roll up (com a faixa elástica), p. 125
5. Swan dive (somente a parte superior do corpo), p. 72
6. Swimming (opção mais lenta), p. 90

PROGRAMA 2

Mobilidade da coluna e do core

Repetições: 8-10 de cada exercício
Circuitos: 2-3

1. Hip twist (pernas no solo), p. 107
2. Shoulder bridge (abdução do quadril), p. 86
3. Hundred (com uma perna), p. 54
4. Scissors (elevação unilateral), p. 80
5. Arm opening, p. 172
6. Flexões abdominais, p. 48

Ombros e quadril

Repetições: 8-10 de cada exercício
Circuitos: 2-3

1. Overhead arm circles, p. 47
2. One leg stretch (com a faixa elástica), p. 63
3. One leg circle (com a faixa elástica), p. 99
4. Clam, p. 116
5. Push up (box push up), p. 160
6. Side bend (half side bend), p. 112

Corpo inteiro

Repetições: 8-10 de cada exercício
Circuitos: 2-3

1. Roll up (com a faixa elástica), p. 125
2. Flexões oblíquas, p. 49
3. Shoulder bridge (abdução do quadril), p. 86
4. Side kick (com os joelhos flexionados), p. 102
5. Swimming (quatro apoios), p. 91
6. Leg pull front (hover), p. 142

PROGRAMA 3

Mobilidade da coluna e do core

Repetições: 8-10 de cada exercício
Circuitos: 2-3

1. Shoulder bridge (shoulder bridge básico), p. 86
2. Hundred (com uma perna), p. 54
3. Hip twist (pernas no solo), p. 107
4. Flexões abdominais, p. 48
5. Spine stretch (spine stretch modificado), p. 165
6. Scissors (elevação unilateral), p. 80

Ombros e quadril

Repetições: 8-10 de cada exercício
Circuitos: 2-3

1. Mermaid, p. 176
2. One leg circle (uma perna estendida), p. 98
3. Clam, p. 116
4. Leg lift and lower, p. 117
5. Side bend (half side bend), p. 112
6. Push up (box push up), p. 160

Corpo inteiro

Repetições: 8-10 de cada exercício
Circuitos: 2-3

1. Thread the needle, p. 174
2. Flexões abdominais, p. 48
3. Flexões oblíquas, p. 49
4. Swimming (opção mais lenta), p. 90
5. Swimming (quatro apoios), p. 91
6. Spine twist (spine twist modificado), p. 169

TREINOS DE PILATES

PROGRAMAS PARA **NÍVEL INTERMEDIÁRIO**

Esses programas misturam exercícios de forma criativa e desafiam você a sair da etapa iniciante. Antes de iniciá-los, certifique-se de conseguir realizar completamente os programas para iniciantes, além do aquecimento e do relaxamento antes e depois do programa. Foque na técnica e no controle da respiração em cada exercício para dominar estas novas etapas.

Aquecimento

Repetições: 6-8 de cada exercício
Circuitos: 1

1. Mermaid, p. 176
2. Overhead arm circles, p. 47
3. Pelvic tilts, p. 47
4. Shoulder bridge (shoulder bridge básico), p. 86
5. One leg stretch (variação com uma perna), p. 62
6. Scissors (elevação unilateral), p. 80

Relaxamento

Repetições: 6-8 de cada exercício
Circuitos: 1

1. Cat cow, p. 46
2. Shell stretch, p. 47
3. Hip twist (pernas no solo), p. 107
4. Saw, p. 166
5. Thread the needle, p. 174
6. Arm opening em pé, p. 173

Programa 1: sequência tradicional

Repetições: 8-10 de cada exercício
Circuitos: 2-3

1. Hundred (em posição de mesa dupla), p. 54
2. Roll up (no solo), p. 124
3. One leg stretch, p. 60
4. Rolling back, p. 56
5. One leg stretch (em posição de mesa dupla), p. 63
6. Scissors, p. 78
7. Shoulder bridge (extensão da perna), p. 87
8. Side kick (com as duas pernas elevadas), p. 103
9. Swimming, p. 88
10. Leg pull back, p. 144
11. Spine twist, p. 168
12. Breaststroke, p. 154

Programa 2: corpo inteiro

Repetições: 8-10 de cada exercício
Circuitos: 2-3

1. Flexões oblíquas, p. 49
2. Criss cross, p. 155
3. Roll up, p. 122
4. Roll over, p. 126
5. Leg pull back, (single leg slides), p. 147
6. Hip twist, p. 104
7. Saw, p. 166
8. Double leg lift, p. 118
9. Side kick ajoelhado, p. 108
10. Side bend (half side bend com clam), p. 112
11. Swimming, p. 88
12. Swan dive (preparação para o swan dive), p. 73

Programa 3: foco na região superior do corpo

Repetições: 8-10 de cada exercício
Circuitos: 2-3

1. Cobra, p. 170
2. Breaststroke, p. 154
3. Swan dive (preparação para o swan dive), p. 73
4. Side bend (half side bend com cotovelo no joelho), p. 113
5. Arm opening, p. 172
6. Double leg stretch (com flexão abdominal), p. 67
7. Leg pull back (leg pull back lifts), p. 146
8. Spine stretch, p. 164
9. Swimming (quatro apoios), p. 91
10. Leg pull front (hover), p. 142
11. Push up (push up ajoelhado), p. 160
12. Shell stretch, p. 47

Programa 4: foco na região inferior do corpo

Repetições: 8-10 de cada exercício
Circuitos: 2-3

1. Shoulder bridge (extensão da perna), p. 87
2. Hip twist (movimento com as duas pernas), p. 107
3. One leg circle, p. 96
4. Scissors, p. 78
5. Bicycle, p. 82
6. Side kick, p. 100
7. Double leg lift, p. 118
8. Swimming (quatro apoios), p. 91
9. Leg pull front, p. 140
10. Leg pull front (abdução de pernas), p. 143
11. Thread the needle com alongamento do adutor, p. 175
12. Neck pull, p. 132

Programa 5: corpo inteiro

Repetições: 8-10 de cada exercício
Circuitos: 2-3

1. One leg stretch (em posição de mesa dupla), p. 63
2. Double leg stretch (coordenação de uma perna), p. 67
3. Hip twist (movimento com as duas pernas), p. 107
4. Criss cross, p. 155
5. Roll up, p. 122
6. Shoulder bridge, p. 84
7. Clam, p. 116
8. Side kick (com as duas pernas elevadas), p. 103
9. Breaststroke, p. 154
10. Leg pull front (do hover para a prancha alta), p. 143
11. Push up, p. 158
12. Seal, p. 92

TREINOS DE PILATES

PROGRAMAS PARA **NÍVEL AVANÇADO**

Tente esses programas avançados só depois de se sentir totalmente confortável com os programas intermediários. Comece aquecendo antes de cada programa e conclua com o relaxamento. Tente se aperfeiçoar em um exercício por vez antes de tentar praticá-los na sequência dos programas.

Aquecimento

Repetições: 6-8 de cada exercício
Circuitos: 1

1. Cat cow, p. 46
2. Mermaid com rotação, p. 177
3. Overhead arm circles, p. 47
4. Shoulder bridge (shoulder bridge básico), p. 86
5. One leg stretch (variação com uma perna), p. 62
6. Scissors (troca bilateral), p. 80

Relaxamento

Repetições: 6-8 de cada exercício
Circuitos: 1

1. Cobra, p. 170
2. Shell stretch, p. 47
3. Thread the needle com alongamento do adutor, p. 175
4. Hip twist (pernas no solo), p. 107
5. Push up (push up ajoelhado), p. 160
6. Mermaid em pé, p. 177

Programa 1: sequência tradicional

Repetições: 8-12 de cada exercício
Circuitos: 2-4

1. Hundred (em posição de mesa dupla com flexão abdominal), p. 55
2. Roll up, p. 122
3. One leg stretch, p. 60
4. One leg circle, p. 96
5. Double leg stretch, p. 64
6. Scissors (troca bilateral com pernas estendidas), p. 81
7. Shoulder bridge, p. 84
8. Spine twist, p. 168
9. Swimming, p. 88
10. Leg pull front, p. 140
11. Side bend, p. 110
12. Push up, p. 158

Programa 2: corpo inteiro

Repetições: 8-12 de cada exercício
Circuitos: 2-4

1. Scissors (troca bilateral), p. 80
2. Double leg stretch (com flexão abdominal), p. 67
3. Criss cross, p. 155
4. Spine stretch, p. 164
5. Side kick ajoelhado, p. 108
6. Side bend, p. 110
7. Side twist, p. 114
8. Push up, p. 158
9. Cobra, p. 170
10. Double leg kick, p. 76
11. Swimming, p. 88
12. Leg pull front, p. 140

Programa 3: foco na parte superior do corpo

Repetições: 8-12 de cada exercício
Circuitos: 2-4

1. Flexões abdominais, p. 48
2. Criss cross, p. 155
3. Spine stretch, p. 164
4. Leg pull back, p. 144
5. Arm opening, p. 172
6. Swimming, p. 88
7. Breaststroke, p. 154
8. Shell stretch, p. 47
9. Leg pull front (do hover para a prancha alta), p. 143
10. Push up, p. 158
11. Swan dive, p. 70
12. Side twist, p. 114

Programa 4: foco na parte inferior do corpo

Repetições: 8-12 de cada exercício
Circuitos: 2-4

1. Shoulder bridge, p. 84
2. One leg circle, p. 96
3. Scissors (troca bilateral com pernas estendidas), p. 81
4. Bicycle, p. 82
5. Clam, p. 116
6. Leg lift and lower, p. 117
7. Double leg kick, p. 76
8. Side kick ajoelhado, p. 108
9. Control balance, p. 156
10. Saw, p. 166
11. One leg kick, p. 74
12. Swimming, p. 88

Programa 5: corpo inteiro

Repetições: 8-12 de cada exercício
Circuitos: 2-4

1. Roll up (no solo), p. 124
2. Double leg stretch, p. 64
3. Teaser, p. 136
4. Jack knife, p. 134
5. Corkscrew, p. 128
6. Boomerang, p. 148
7. Neck pull, p. 132
8. Side kick (com apoio no cotovelo e as duas pernas elevadas), p. 103
9. Side bend (half side bend com cotovelo no joelho), p. 113
10. One leg kick, p. 74
11. Swimming, p. 88
12. Leg pull front (abdução de pernas), p. 143

TREINOS DE PILATES

PILATES PARA CORRIDA

Pesquisas indicam que exercícios de pilates podem reduzir a taxa de lesões em corredores. Os exercícios também podem ser realizados para aquecer, desaquecer ou compor uma rotina de fortalecimento que complemente os treinos de corrida.

LESÕES COMUNS NA CORRIDA

Lesões relacionadas à corrida acometem até 80% dos corredores a cada ano. As causas são multifatoriais, mas a maioria delas pode ser prevenida com as as intervenções corretas.

POR QUE OS CORREDORES COSTUMAM SE LESIONAR

A corrida é uma das formas mais comuns e acessíveis de exercício, além de ser praticada como base para muitos outros esportes. A alta taxa de lesões pela prática excessiva está relacionada à natureza constante, repetitiva e de alto impacto da atividade. As lesões ocorrem principalmente nos membros inferiores, e 60% são resultado de erro no treinamento. Isso pode ocorrer simplesmente pelo fato de o praticanete aumentar a distância, a velocidade ou a frequência da corrida muito rapidamente. Nesse caso, a carga da corrida excede a capacidade do corpo de lidar com o aumento da demanda.

A técnica do corredor também é determinante para seu desempenho e para o risco de lesão. Quem aterrissa com o calcanhar têm mais chances de se lesionar por conta da carga aumentada nos joelhos. Se os músculos do quadril estiverem fracos, ele pode aduzir ou rodar internamente, seguido pelo joelho e pelo tornozelo (ver imagem à direita). A força do impacto no solo é, então, transferida incorretamente pela perna, sobrecarregando músculos e articulações.

COMO O PILATES PODE AJUDAR

A posição neutra da coluna e da pelve proporciona uma boa postura e é a base da prática de pilates. O pilates ensina a ativação correta do core para estabilização localizada, a partir da qual os membros podem se mover de maneira eficaz com suporte muscular adicional. Isso dá suporte ao movimento contralateral de braços e pernas, necessário para a corrida, e ativa a potência do core e dos oblíquos para o movimento. A resistência do core também evita a fadiga e ajuda a manter uma boa técnica. Você pode melhorar a aptidão do core com o programa específico sugerido na p. 189.

O pilates pode corrigir a biomecânica dos membros inferiores melhorando o controle do quadril e do joelho, além de fortalecer os músculos laterais do quadril. Isso previne a adução do quadril e a rotação interna e melhora o alinhamento das pernas. Os exercícios que focam na força dos glúteos na extensão do quadril (ver treino na p. 189) também aprimoram o mecanismo que impulsiona para a frente e produz a potência necessária para correr.

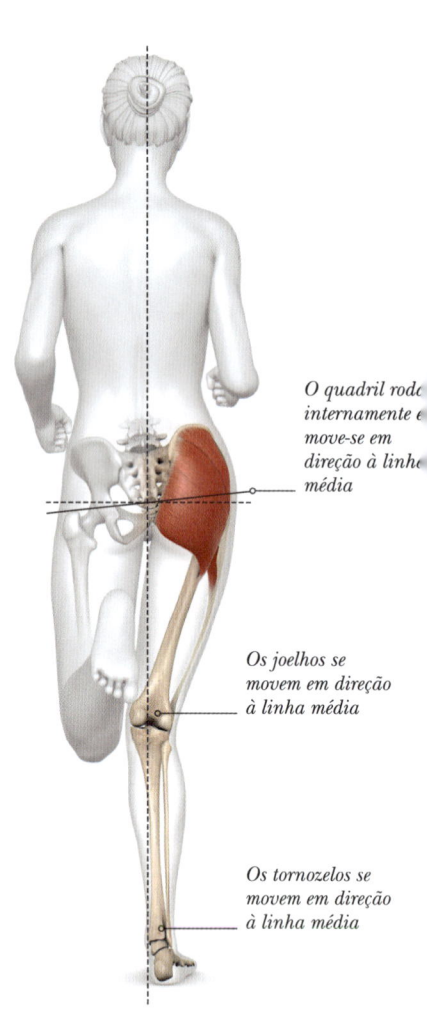

O quadril roda internamente e move-se em direção à linha média

Os joelhos se movem em direção à linha média

Os tornozelos se movem em direção à linha média

BIOMECÂNICA INADEQUADA NA CORRIDA
Corredores com músculos do quadril fracos podem sofrer com o joelho valgo, que se move internamente, e com a pronação do tornozelo, que também se move internamente.

AQUECIMENTO

Um aquecimento para corrida deve incluir movimentos dinâmicos e ativos para aumentar a mobilidade das articulações da coluna, dos ombros, do quadril, dos joelhos e dos tornozelos e reduzir a rigidez muscular nessas regiões. Também deve ativar os principais músculos dos glúteos, abdutores do quadril e core, como uma preparação para o esforço.

O aquecimento proposto aqui baseia-se no matwork e pode ser feito antes de iniciar a corrida. O spine twist, o scissors e o clam também podem ser repetidos em pé, realizando-se o mesmo movimento na posição vertical. Isso pode aumentar a ativação muscular em uma posição mais funcional e preparar o corpo e as pernas para os movimentos da corrida.

Programa de aquecimento

Repetições: 6-8 de cada exercício
Circuitos: 1

1. Thread the needle, p. 174
2. Swimming (quatro apoios), p. 91
3. Shoulder bridge (shoulder bridge básico), p. 86
4. Hip twist (com uma perna), p. 106
5. Spine twist (spine twist modificado), p. 169
6. Scissors (troca bilateral), p. 80
7. Clam, p. 116
8. Side kick (com os joelhos flexionados), p. 102

RELAXAMENTO

Durante a corrida, seus músculos contraem e relaxam constantemente para suportar a carga repetitiva e responder às forças de reação ao solo conforme você aterrissa. Exercícios de mobilidade e alongamento após a corrida (ver quadro abaixo) podem aliviar a rigidez muscular acumulada.

Exercícios de 5 a 30 segundos podem reduzir a rigidez tendinosa muscular e aumentar o movimento articular. Incluindo padrões respiratórios mais lentos, você também diminuirá sua frequência cardíaca, o que promove relaxamento e bem-estar mental pela conclusão da atividade. A combinação de padrões eficazes de movimento e controle da respiração torna o pilates ideal para relaxar após a corrida.

Programa para o core

Repetições: 8-10 de cada exercício
Circuitos: 2-3

1. Hundred, p. 52
2. Scissors (troca bilateral com pernas estendidas), p. 81
3. One leg stretch, p. 60
4. Double leg stretch, p. 64
5. Scissors, p. 78
6. Bicycle, p. 82
7. Criss cross, p. 155
8. Leg pull front, p. 140

Programa para quadril/glúteos

Repetições: 8-10 de cada exercício
Circuitos: 2-3

1. Shoulder bridge, p. 84
2. One leg circle, p. 96
3. Hip twist (com uma perna), p. 106
4. Clam, p. 116
5. Leg lift and lower, p. 117
6. Side bend (half side bend com clam), p. 112
7. Side kick, p. 100
8. Swimming (quatro apoios), p. 91

Programa de relaxamento

Repetições: 4-6 de cada exercício
Circuitos: 1-2

1. Push up, p. 158
2. Cobra, p. 170
3. Shell stretch, p. 47
4. Spine twist (spine twist modificado), p. 169
5. Mermaid, p. 176
6. Saw, p. 166
7. Hip twist (pernas no solo), p. 107
8. Thread the needle com alongamento do adutor, p. 175

PILATES PARA NATAÇÃO

A natação tem uma característica exclusiva que é exercitar-se contra a resistência da água durante a flutuação, sem qualquer ponto de apoio. Os nadadores dependem do core como fonte de suporte e da força integrada em toda a cadeia cinética para gerar potência para a propulsão. O pilates complementa a natação com sua natureza suave, movimentos a partir do core e dissociação entre os membros e o tronco.

BIOMECÂNICA DA NATAÇÃO

O objetivo da natação é percorrer uma distância específica no menor tempo possível, acelerando o corpo de modo a minimizar a resistência da água.

Os nadadores precisam manter uma postura corporal o mais horizontal e aerodinâmica possível (principalmente para o nado crawl) e manter o tronco fortalecido em todos os estilos. Um core forte permite transferir mais energia para os membros, e braços e pernas devem se dissociar do tronco para gerar potência para a propulsão e superar a resistência da água.

A simetria corporal permite gerar a mesma potência em cada lado do corpo e, portanto, proporciona uma braçada mais eficiente, capaz de vencer uma maior distância com mais rapidez. Os nadadores, no entanto, geralmente não se desenvolvem de maneira simétrica e, para garantir que a força gerada seja a mesma no total, costumam compensar usando outros músculos mais do que o necessário onde há desequilíbrio muscular.

A estabilidade escapular é essencial para o alongamento e a rotação externa das escápulas durante o nado, com a mobilidade da coluna cervical e torácica. A extensão do quadril impulsiona principalmente a força da metade inferior do corpo com estabilidade pélvica e lombar. Por fim, um padrão de respiração regular que se integre à braçada é essencial para manter a coordenação total do movimento.

PILATES PARA DESEMPENHO NA NATAÇÃO

Um dos principais benefícios do pilates é sua capacidade de isolar articulações específicas e fortalecer localmente os músculos estabilizadores, mantendo ao mesmo tempo a ativação do core para estabilidade do tronco. Isso tem influenciado positivamente o desempenho no crawl, com melhoras significativas na velocidade geral e no desempenho após a virada.

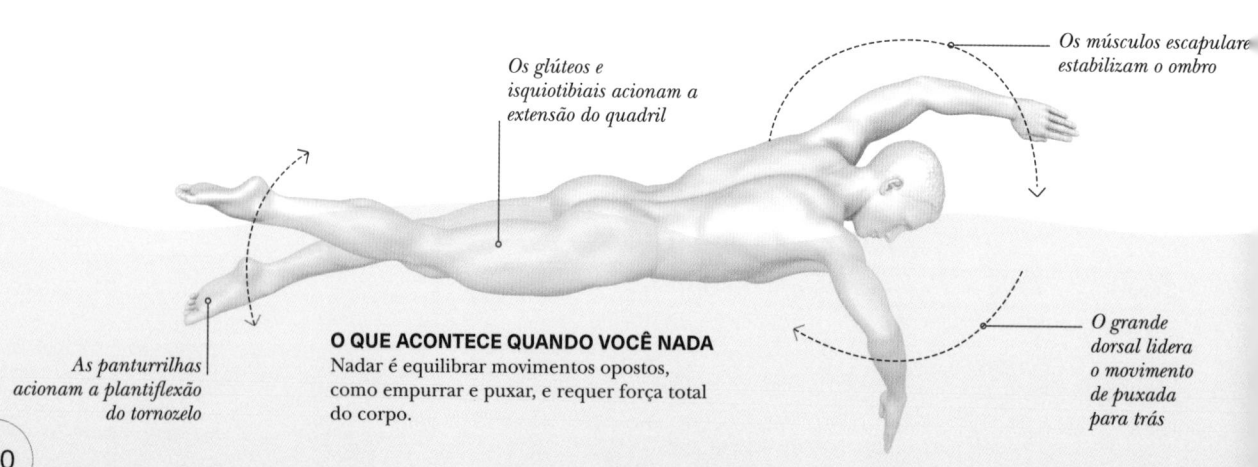

Os músculos escapulares estabilizam o ombro

Os glúteos e isquiotibiais acionam a extensão do quadril

As panturrilhas acionam a plantiflexão do tornozelo

O QUE ACONTECE QUANDO VOCÊ NADA
Nadar é equilibrar movimentos opostos, como empurrar e puxar, e requer força total do corpo.

O grande dorsal lidera o movimento de puxada para trás

O grande dorsal é o maior músculo das costas e é responsável pelos movimentos do braço por sobre a cabeça e por impulsionar o corpo na água. Exercícios de pilates que focam na cadeia posterior oblíqua podem maximizar seu potencial.

Na natação, treinos e provas de longa distância exigem grande resistência do core para suporte contínuo do tronco e transferência de força pelo corpo. Exercícios de pilates que focam no core também têm seus movimentos altamente relacionados à natação, a exemplo do rolling back e do roll over, que envolvem o movimento de rolamento usado nas viradas e acabam fortalecendo o core para esse propósito específico.

As sessões de pilates para natação devem abranger o corpo integralmente, em correspondência ao esforço de corpo inteiro que o esporte também exige. Se houver alguma fraqueza específica, o programa pode ser adaptado para focar nessa região e restaurar a simetria corporal completa. Os exercícios que isolam áreas importantes para a natação são:

- **Exercícios para ombros/costas superiores:** breaststroke (p. 154); swan dive (p. 70); push up (p. 158); side bend (p. 110).

- **Exercícios para quadril:** shoulder bridge (p. 84); leg lift and lower (p. 117); one leg circle (p. 96); one leg kick (p. 74).

- **Exercícios para o core:** hundred (p. 52); double leg stretch (p. 64); criss cross (p. 155); flexões oblíquas (p. 49); teaser (p. 136), hip twist (p. 104); jack knife (p. 134); corkscrew (p. 128); leg pull front (p. 140).

- **Exercícios de core para viradas:** rolling back (p. 56); roll over (p. 126); roll up (p. 122).

TREINOS

Estes exercícios são planejados para impulsionar seu treinamento e buscam esse resultado elevando seu desempenho fora da piscina. Realize-os em um dia de descanso do treino ou algumas horas antes do treino na piscina.

Iniciante

Repetições: 8-10 de cada exercício
Circuitos: 2

1. Hundred (em posição de mesa dupla), p. 54
2. One leg stretch (em posição de mesa dupla), p. 63
3. Hip twist (pernas no solo), p. 107
4. Leg pull back (mesa invertida), p. 146
5. Side bend (half side bend), p. 112
6. Swimming (opção mais lenta, com a cabeça voltada para baixo), p. 90
7. Leg pull front (do hover para a prancha alta), p. 143
8. Thread the needle (com a mão atrás da cabeça), p. 175

Iniciante a intermediário

Repetições: 10 de cada exercício
Circuitos: 2-3

1. Rolling back, p. 56
2. Double leg stretch (coordenação de uma perna), p. 67
3. Flexões oblíquas, p. 49
4. Side bend (half side bend com cotovelo no joelho), p. 113
5. Breaststroke, p. 154
6. Swimming, p. 88
7. Swimming (quatro apoios), p. 91
8. Push up, p. 158

Intermediário a avançado

Repetições: 10-12 de cada exercício
Circuitos: 4

1. Hundred, p. 52
2. Double leg stretch, p. 64
3. Criss cross, p. 155
4. Teaser, p. 136
5. Double leg lift, p. 118
6. Side twist, p. 114
7. Leg pull front (faça até 10 repetições com cada perna), p. 140
8. Rocking, p. 152

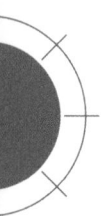

PILATES PARA TREINO DE FORÇA

Realizar treino de força com levantamento de pesos e com pilates consiste em realizar atividades muito diferentes, mas os métodos não são excludentes entre si. Ambos são formas de treinamento de resistência com o objetivo final de aumentar a força e a resistência muscular, além da força do core.

PILATES E **LEVANTAMENTO DE PESO**

Exercícios de força como agachamento, levantamento terra e supino consistem em movimentos essencialmente lineares que se concentram em um músculo ou grupo muscular específico, requerem uma coluna firme e seguem um único padrão de movimento.

Em um treino de força, move-se um peso externo ou o próprio peso do corpo para desenvolver resistência. Os exercícios podem ser compostos, com múltiplos grupos musculares e articulações, ou focados em grupos musculares isolados. Em ambos os tipos, a força se desenvolve por meio de um movimento específico, mas um desvio ou disfunção no padrão desse movimento pode levar à redução do desempenho geral.

Embora a repetição possa aumentar cada vez mais a força em certo movimento, não resolverá as limitações motoras individuais. Estas costumam ser assintomáticas em praticantes experientes e podem causar lesões. O pilates incentiva uma abordagem integral, com mudanças de posição e reforço contínuo da postura, da consciência corporal e dos padrões de movimento corretos.

Aqui, analisamos os principais levantamentos compostos e o papel do pilates em cada um.

AGACHAMENTO

O agachamento é impulsionado pelos músculos glúteo máximo e isquiotibiais. A estabilidade pélvica é obtida pelo glúteo médio para prevenir a adução do quadril. O enfraquecimento do quadril está ligado ao desempenho insatisfatório no agachamento. Exercícios em decúbito lateral, como o clam (p. 116) e o leg lift and lower (p. 117), podem isolar o glúteo médio e restaurar a estabilidade pélvica.

LEVANTAMENTO TERRA

O levantamento terra pode causar dor lombar por conta da execução inadequada da técnica ou da carga excessiva sem estabilidade do core. Aprender a ativar e fortalecer o core antes de levantar peso protegerá a lombar. Usar a musculatura profunda também pode aliviar a musculatura global, a exemplo dos eretores da espinha, que podem realizar compensações caso não haja sustentação do core. Combinar a força do core com a dos glúteos melhorará o impulso da parte inferior do corpo.

SUPINO

No que diz respeito às lesões no levantamento de peso, 36% estão relacionados à articulação do ombro e à falta de estabilidade nessa parte do corpo. Quanto mais para longe do corpo o peso é empurrado, maior é a estabilidade necessária. A ativação dos estabilizadores profundos do ombro e do core por meio dos exercícios pode corrigir esse problema e fornecer apoio localizado para suportar cargas elevadas na articulação.

Mindfulness

Os exercícios de pilates são descritos com instruções técnicas muito precisas. Isso mobiliza o chamado foco interno, em que você concentra sua mente no movimento que está sendo executado por determinada parte do copo. O foco externo é a consciência do resultado final do movimento. Pesquisas demonstraram que, quando levantadores de peso adotam o método do foco interno, a atividade muscular é maior, com padrões de movimento mais eficientes. Esse foco cria uma conexão mais forte entre mente e corpo e melhora a consciência corporal, de modo que o pilates pode ser usado para corrigir déficits de movimento em atividades como o levantamento de peso.

COMO INCLUIR O PILATES EM SEU TREINO DE FORÇA

- Para preparar o corpo (aquecimento).

- Para movimentar o corpo após repetidas contrações musculares (relaxamento).

- Após o treino, para um trabalho muscular integral mesmo em dias em que o treino visa somente regiões do corpo específicas.

- Para trabalhar ainda mais uma região (por exemplo, no dia do treino de costas, faça exercícios de pilates para a estabilidade escapular).

- Para fortalecer o corpo inteiro, em dias alternados, a fim de manter a consciência postural e a ativação muscular de baixo nível.

Aquecimento

Repetições: 6-8 de cada exercício
Circuitos: 1-2

1. Cat cow, p. 46
2. Thread the needle com alongamento do adutor, p. 175
3. Hip twist (pernas no solo), p. 107
4. Clam, p. 116
5. Shoulder bridge (abdução do quadril), p. 86
6. Push up, p. 158

Relaxamento

Repetições: 6-8 de cada exercício
Circuitos: 1-2

1. Saw, p. 166
2. Spine twist, p. 168
3. Hip twist (pernas no solo), p. 107
4. Shoulder bridge básico (faça por até 30 segundos e coloque uma bola suíça sob o quadril para descansar), p. 86
5. Arm opening em pé, p. 173
6. Mermaid em pé, p. 177

Programa para o corpo inteiro 1

Repetições: 8-10 de cada exercício
Circuitos: 3-4

1. Hundred, p. 52
2. One leg stretch, p. 60
3. Shoulder bridge, p. 84
4. Clam, p. 116
5. Leg lift and lower, p. 117
6. Side bend (half side bend com clam), p. 112
7. Double leg kick, p. 76
8. Push up, p. 158

Programa para o corpo inteiro 2

Repetições: 8-10 de cada exercício
Circuitos: 3-4

1. Hundred, p. 52
2. Hip twist, p. 104
3. Double leg stretch, p. 64
4. Criss cross, p. 155
5. Side kick, p. 100
6. Clam, p. 116
7. Saw, p. 166
8. Leg pull front, p. 140

Programa para o corpo inteiro 3

Repetições: 8-10 de cada exercício
Circuitos: 3-4

1. Flexões abdominais, p. 48
2. Hip twist (com uma perna), p. 106
3. Leg lift and lower, p. 117
4. Breaststroke, p. 154
5. Side bend, p. 110
6. Teaser, p. 136
7. Shoulder bridge (abdução do quadril), p. 86
8. Leg pull back lifts, p. 146

TREINOS DE PILATES

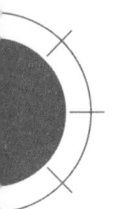

PILATES PARA TRABALHADORES SEDENTÁRIOS

A revolução digital e o crescimento do home office produziram um estilo de vida mais sedentário do que nunca. Ficar parado na mesma posição por muito tempo acaba levando a compensações na postura, que podem se manifestar como dor, rigidez ou problemas discais, afetando nossas atividades diárias e até nossa saúde mental.

15%
DA RIGIDEZ DOS MÚSCULOS LOMBARES É CAUSADA PELO HÁBITO DE FICAR SENTADO POR LONGOS PERÍODOS.

O QUE **ACONTECE**

Nosso corpo é feito para se movimentar, e quando ficamos por longos períodos sentados acabamos adotando posturas pouco apropriadas. O pilates pode ajudar a fortalecer e restaurar a postura e a mobilidade do corpo todo.

Muitas vezes ficamos sentados em uma mesma posição por períodos que vão além do que o corpo consegue suportar, e, com o tempo, os músculos que mais trabalham começam a se cansar ou a sofrer fadiga precoce. Isso pode levar a uma postura curvada e à adaptação a posições mais "confortáveis", que, a longo prazo, acabam sobrecarregando outros músculos que não são projetados para absorver cargas adicionais. Resultam daí sintomas como dores musculares, desconfortos e distúrbios, além de adaptações posturais não saudáveis – cria-se um círculo vicioso.

Os exercícios de pilates podem incluir mobilidade para abrir o peito, os ombros e o quadril, aliviando a rigidez muscular, além de fortalecer a região da escápula, o core e os glúteos. Estes últimos ficam enfraquecidos pelo hábito de se manter em posição sentada por muito tempo, pois permanecem inativos – e os músculos precisam de ativação regular para manter a força e a eficiência. Os glúteos são os principais responsáveis pelos movimentos do quadril em ações básicas como caminhar e correr, por isso seu enfraquecimento também pode ocasionar dores no quadril.

Uma rotina de pilates adequada pode melhorar a ativação muscular, a força e a resistência para que o corpo consiga manter a postura correta e se reduzam os desconfortos. Os exercícios também aumentam nossa energia e, combinados com a conexão mente-corpo, podem influenciar positivamente nosso humor. Introduzir uma rotina curta de pilates na semana, ou mesmo fazer alguns exercícios na mesa de trabalho, pode trazer muitos benefícios físicos e mentais, além de melhorar a postura sentada.

CONSEQUÊNCIAS
A síndrome postural (ver à direita) pode tensionar o peito, o quadril e a região anterior do tronco e pressionar a parte posterior, enfraquecendo a parte superior das costas, a coluna e os músculos glúteos.

OS BENEFÍCIOS DO PILATES

Treinos de pilates rompem o círculo vicioso dos desconfortos físicos causados pelo trabalho sedentário:

Trazem mobilidade
Impedem a postura estática
Fortalecem os músculos posturais
Restauram o alinhamento
Aumentam a energia
Melhoram o humor

DICAS PARA A MESA DE TRABALHO

Prepare-se para o sucesso desde o momento em que você se senta à sua mesa de trabalho.

- **Apoie as costas na cadeira**, para sustentar e alongar sua coluna.
- **Coloque uma toalha enrolada** ou um rolo lombar na região lombar para apoiar as curvas naturais da coluna.
- **Apoie ambos os pés totalmente no chão**, distribuindo o peso por igual entre eles.
- **Garanta que a pelve esteja neutra** e o peso bem dividido entre os ísquios.
- **Alinhe as costelas** sobre a pelve.
- **Apoie os cotovelos na mesa** em um ângulo de 90 graus e com os punhos em posição neutra.
- **Erga o peito e mantenha** as clavículas abertas, com os ombros relaxados.
- **Movimente-se** a cada 30 minutos, longe da sua mesa, e recomece.

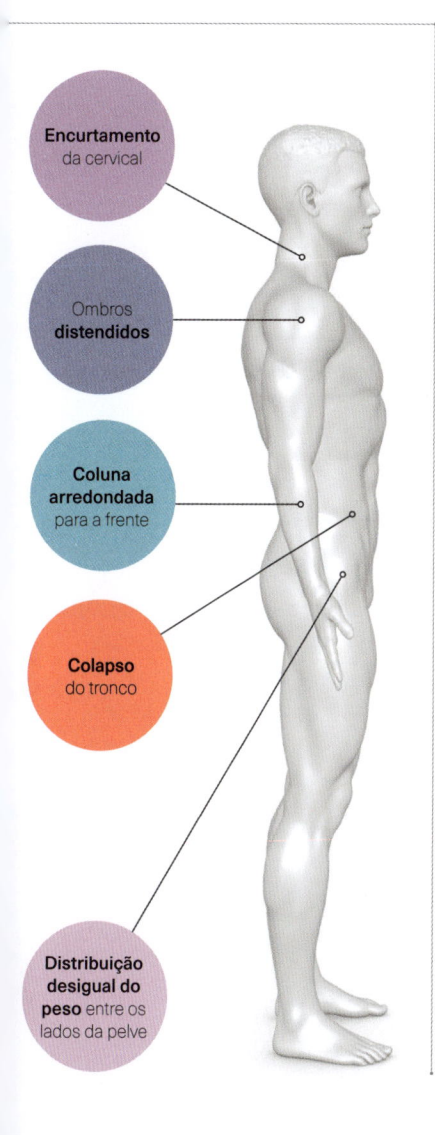

- Encurtamento da cervical
- Ombros distendidos
- Coluna arredondada para a frente
- Colapso do tronco
- Distribuição desigual do peso entre os lados da pelve

EXERCÍCIOS PARA FAZER NA MESA DE TRABALHO

O pilates pode ter um impacto positivo em nossa postura. Ele melhora o alinhamento da cabeça e da pelve, o ângulo do quadril, o alinhamento vertical da coluna, a cifose torácica e a lordose lombar (p. 31).

Realize este programa de exercícios simples para alterar sua posição sentada ao longo do dia. Tente completar o programa 2 vezes por dia. Faça de 6 a 8 repetições de cada exercício. Caso tenha pouco tempo, realize a rotina apenas uma vez. Caso disponha de mais tempo ou sinta que sua postura pode melhorar com uma sessão mais longa, faça 2 ou 3 circuitos.

Rotina para a mesa de trabalho

Essa rotina simples de seis exercícios evita o sedentarismo no trabalho. Tente realizar pelo menos um circuito.

Repetições: 6-8 de cada exercício
Circuitos: complete 1-3

1. Pelvic tilts (realize em uma cadeira), p. 47
2. Roll up (em uma cadeira), p. 124
3. Scissors (elevação unilateral: realize em uma cadeira), p. 80
4. Arm opening (arm opening em pé), p. 173
5. Shoulder bridge (abdução do quadril), p. 86
6. Mermaid (primeira etapa), p. 176
7. Dumb waiter, p. 46

> *É fácil esquecer de se movimentar e alongar quando o foco está no trabalho.*

EXERCÍCIOS DE MATWORK

Esse programa de matwork foi elaborado para melhorar a estabilidade e a resistência do tronco na postura sentada. Ele também incorpora exercícios baseados na cadeia posterior, que focam nos músculos que percorrem toda a extensão da coluna, do pescoço aos tornozelos.

Esses exercícios ajudarão a reduzir a rigidez da flexão para a frente e fortalecerão a parte posterior do corpo, favorecendo a sustentação do corpo erguido. Cada sessão termina com um exercício de mobilidade para manter o movimento da coluna e minimizar a rigidez causada pela imobilidade na postura sentada. Certifique-se de fazer o aquecimento antes de cada treino.

Comece com o programa iniciante e complete os treinos na ordem indicada. Repita os três treinos do nível iniciante a cada semana até conseguir concluí-los com facilidade. Então, passe para o programa intermediário e, finalmente, para o programa avançado.

Em cada programa sugere-se um número de repetições e circuitos, mas, caso você não tenha tempo para realizar o treino completo, é possível escolher apenas alguns dos exercícios. Você também pode completá-los de acordo com o tempo de duração – os boxes coloridos à direita sugerem como implementar isso em seu treino. A pausa entre os exercícios e a recuperação entre as séries são muito importantes para evitar a fadiga muscular.

Programa para iniciantes
Cada exercício dura 30 segundos, com uma pausa de 15 segundos entre cada um, e de 30 a 60 segundos de recuperação entre cada série.

Programa para nível intermediário
Cada exercício dura 45 segundos, com uma pausa de 15 segundos entre cada um, e de 30 a 45 segundos de recuperação entre cada série.

Programa para nível avançado
Cada exercício dura 60 segundos, sem pausa entre os exercícios, e de 30 a 45 segundos de recuperação entre cada série.

Programa para iniciantes 1
Repetições: 8-10 de cada exercício
Circuitos: 1

1. Dumb waiter, p. 46
2. Hundred (com uma perna), p. 54
3. Scissors (elevação unilateral), p. 80
4. One leg stretch (nível iniciante), p. 62
5. Shoulder bridge (shoulder bridge básico), p. 86
6. Swimming (opção mais lenta, com a cabeça voltada para baixo), p. 90
7. Spine twist (spine twist modificado), p. 169
8. Arm opening (arm opening em pé), p. 173

Programa para iniciantes 2
Repetições: 8-10 de cada exercício
Circuitos: 1

1. Dumb waiter, p. 46
2. Hundred (com uma perna), p. 54
3. Scissors (elevação unilateral), p. 80
4. Hip twist (pernas no solo), p. 107
5. Clam, p. 116
6. Double leg kick, p. 76
7. Swan dive (somente a parte superior do corpo), p. 72
8. Mermaid (mermaid em pé), p. 177

Programa para iniciantes 3
Repetições: 8-10 de cada exercício
Circuitos: 1

1. Roll up (em uma cadeira), p. 124
2. Hundred (com uma perna), p. 54
3. Scissors (elevação unilateral), p. 80
4. Shoulder bridge (shoulder bridge básico), p. 86
5. Swimming (opção mais lenta, com a cabeça voltada para baixo), p. 90
6. Leg pull back (mesa invertida), p. 146
7. Swan dive (somente a parte superior do corpo), p. 72
8. Cobra, p. 170

TREINOS DE PILATES

Programa intermediário 1

Repetições: 8-10 de cada exercício
Circuitos: 2

1. Roll up (no solo), p. 124
2. Hundred (em posição de mesa dupla), p. 54
3. Scissors (troca bilateral), p. 80
4. One leg stretch (em posição de mesa dupla), p. 63
5. Shoulder bridge (abdução do quadril), p. 86
6. Swimming (quatro apoios), p. 91
7. Breaststroke, p. 154
8. Arm opening, p. 172

Programa intermediário 2

Repetições: 8-10 de cada exercício
Circuitos: 2

1. Double leg stretch (preparação), p. 66
2. Hundred (em posição de mesa dupla), p. 54
3. Scissors (troca bilateral), p. 80
4. One leg stretch (em posição de mesa dupla), p. 63
5. Clam, p. 116
6. Double leg kick, p. 76
7. Breaststroke, p. 154
8. Mermaid (mermaid em pé), p. 177

Programa intermediário 3

Repetições: 8-10 de cada exercício
Circuitos: 2

1. Roll up (no solo), p. 124
2. Hundred (em posição de mesa dupla), p. 54
3. Scissors (troca bilateral), p. 80
4. Shoulder bridge (elevação do joelho), p. 87
5. Swimming (quatro apoios), p. 91
6. Leg pull back (leg pull back lifts), p. 146
7. Swan dive (parte superior do corpo e braços), p. 72
8. Cobra, p. 170

Programa avançado 1

Repetições: 8-10 de cada exercício
Circuitos: 2-3

1. Double leg stretch (coordenação de uma perna), p. 67
2. Hundred (em posição de mesa dupla), p. 54
3. Scissors (troca bilateral com pernas estendidas), p. 81
4. One leg stretch (em posição de mesa dupla), p. 63
5. Shoulder bridge (elevação do joelho), p. 87
6. Swimming, p. 88
7. Breaststroke, p. 154
8. Spine twist, p. 168

Programa avançado 2

Repetições: 8-10 de cada exercício
Circuitos: 2-3

1. Double leg stretch (coordenação de uma perna), p. 67
2. Hundred (em posição de mesa dupla com flexão abdominal), p. 55
3. Scissors (troca bilateral com pernas estendidas), p. 81
4. One leg stretch, p. 60
5. Side kick, p. 100
6. Double leg kick, p. 76
7. Breaststroke, p. 154
8. Thread the needle, p. 174

Programa avançado 3

Repetições: 8-10 de cada exercício
Circuitos: 2-3

1. Double leg stretch, p. 64
2. Hundred (em posição de mesa dupla com flexão abdominal), p. 55
3. Scissors (troca bilateral com pernas estendidas), p. 81
4. Shoulder bridge (extensão da perna), p. 87
5. Swimming, p. 88
6. Leg pull back (single leg slides), p. 147
7. Swan dive (preparação para o swan dive), p. 73
8. Cobra, p. 170

TREINOS DE PILATES

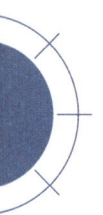

PILATES PARA A SAÚDE DA MULHER

Gravidez, puerpério e menopausa são eventos com efeitos físicos, hormonais e psicológicos profundos no corpo. Essas fases-chave requerem adaptações específicas para acolher e lidar com as mudanças que se apresentam. O pilates é uma excelente prática para cada uma dessas etapas em razão de sua natureza de baixo impacto, do foco no core e no assoalho pélvico, além de sua adaptabilidade.

GRAVIDEZ

A gravidez afeta a maioria dos sistemas corporais, e desde o momento da concepção ocorrem mudanças no corpo. Para ter uma gravidez saudável, praticar exercícios regularmente é altamente recomendado, favorecendo a mãe e o bebê.

Conforme o bebê cresce, o centro de gravidade do corpo se desloca para a frente sem uma base de apoio, o que pode causar ajustes posturais como aumento da lordose lombar (ver p. 31). Isso resulta no enfraquecimento dos músculos abdominais, na parte anterior do corpo, e dos glúteos, na parte posterior. O hormônio relaxina causa a lassidão dos ligamentos a partir das oito semanas e pode levar à instabilidade pélvica ou ao aumento da mobilidade das articulações. O ganho de peso pode sobrecarregar ainda mais o quadril e as articulações.

COMO O PILATES PODE AJUDAR

O pilates é uma forma segura de praticar exercícios na gravidez, e pesquisas endossam seu papel na redução da dor lombar e pélvica. Esse resultado é alcançado desenvolvendo a estabilidade e a força do core e sustentando a coluna para corrigir disfunções posturais. Existe uma ligação direta entre dor lombar e disfunção do assoalho pélvico e respiração, e os exercícios de pilates tratam cada uma dessas questões por meio dos fundamentos da técnica.

OS BENEFÍCIOS DO PILATES NA GRAVIDEZ

Relaxamento
Provoca o relaxamento e reduz a ansiedade ao promover a conexão mente-corpo.

Reforça a parte superior do dorso
Fortalece os músculos escapulares e do dorso superior, aliviando a rigidez torácica gerada por carregar o bebê.

Controle da respiração
Trabalha técnicas suaves de respiração para promover tranquilidade e relaxamento e auxiliar no trabalho de parto.

Força na coluna e no quadril
Fortalece os músculos da coluna e dos glúteos para conter o aumento da lordose lombar e o enfraquecimento dos glúteos.

Fortalecimento do core e do assoalho pélvico
Estimula a ativação do core e do assoalho pélvico para sustentar os abdominais e o quadril.

PRECAUÇÕES PARA O PILATES NA GRAVIDEZ	
Pressão arterial baixa	Evite mudanças múltiplas/rápidas de posição, incluindo o roll down.
Lassidão ligamentar	Evite alongar demais as articulações.
Posição supina	Evite-a a partir das 16 semanas, ou não permaneça nela por mais de 2 minutos.
Pressão abdominal	A partir das 16 semanas, evite exercícios em posição de mesa dupla e movimentos de flexão abdominal.
Decúbito ventral	Use a posição de quatro apoios como alternativa.
Inversões	Evite posições invertidas, como a do jack knife (p. 134).

Dicas para dores na cintura pélvica

Qualquer dor na região da pelve e dos glúteos é chamada de dor na cintura pélvica. Para evitar que a dor aumente:
- Use um travesseiro/bola entre os joelhos.
- Evite afastar as pernas além do quadril.
- Evite rotacionar o quadril para dentro ou para fora.
- Evite o shoulder bridge e agachamentos.
- Experimente exercícios isométricos: pressão contra resistência sem movimentos.

Dicas para dores lombares

Dores lombares podem ocorrer em toda a gravidez, mas são mais comuns nos estágios finais, conforme o peso do bebê aumenta e a postura se altera.
- Certifique-se de que a coluna esteja sempre apoiada.
- Realize exercícios de mobilidade, como pelvic tilts e cat cow.
- Exercite-se de lado para não sobrecarregar a coluna.
- Contraia bem os músculos do core e do assoalho pélvico.

Exercícios para o assoalho pélvico

- Comece o mais cedo possível e faça 3 vezes por dia durante e após a gravidez.
- Exercite a técnica de contrair o ânus para a frente e então elevar a pelve cerca de 30% para cima.
- Realize os exercícios de dois jeitos diferentes: 10 repetições de contrações rápidas e 10 repetições de contrações lentas, mantendo cada repetição por 10 segundos.

Programa para o primeiro trimestre

Repetições: 10-12 de cada exercício
Circuitos: 2-3

1. Shoulder bridge (abdução do quadril), p. 86
2. Scissors (troca bilateral), p. 80
3. Flexões abdominais, p. 48
4. Clam, p. 116
5. Arm opening, p. 172
6. Swimming (opção mais lenta), p. 90
7. Swan dive (somente a parte superior do corpo), p. 72

Programa para o segundo trimestre

Repetições: 10-12 de cada exercício
Circuitos: 2-3

1. Cat cow, p. 46
2. Scissors (elevação unilateral: use um suporte na parte superior), p. 80
3. One leg stretch (variação com uma perna: use travesseiros para inclinar a parte superior do corpo), p. 62
4. Hip twist (pernas no solo), p. 107
5. Leg lift and lower, p. 117
6. Side kick (com os joelhos flexionados), p. 102
7. Thread the needle, p. 174

Programa para o terceiro trimestre

Repetições: 8-10 de cada exercício
Circuitos: 2-3
Escute seu corpo, reduza ou desacelere conforme necessário.

1. Dumb waiter, p. 46
2. Hundred (com uma perna: em uma cadeira), p. 54
3. Scissors (elevação unilateral: em uma cadeira), p. 80
4. Side kick (com os joelhos flexionados), p. 102
5. Swimming (quatro apoios), p. 91
6. Arm opening em pé, p. 173

PILATES PARA A SAÚDE DA MULHER

PUERPÉRIO

Esta seção aborda a fase após o parto. Além de mudanças no âmbito emocional, as mulheres podem experienciar sintomas físicos e alterações posturais causadas pelos cuidados com o bebê. O pilates pode auxiliar tanto imediatamente quanto em algum momento futuro.

DIÁSTASE

A diástase dos músculos retos do abdômen é a separação natural da musculatura do abdômen na vertical. Isso ocorre em virtude do alongamento da linha alba, que une os músculos retos do abdômen, e afeta 100% das mulheres até o terceiro trimestre. Cerca de 50% dos casos de diástase se resolvem naturalmente no pós-parto, em um período de oito semanas, mas também pode haver enfraquecimento abdominal permanente. Esses músculos do abdômen são responsáveis pelo suporte do tronco e do assoalho pélvico, além de estarem envolvidos em ações como tossir, espirrar, rir e ir ao banheiro, de modo que seu enfraquecimento pode afetar essas funções.

O pilates ensina a contrair adequadamente os músculos do abdômen e é uma das melhores formas de lidar com adaptações musculares e conter a diástase.

Um programa de pilates específico deve começar com exercícios isolados para o core e o assoalho pélvico, progredir para exercícios para os oblíquos e o reto abdominal e, finalmente, reproduzir tarefas diárias em movimentos funcionais.

Quando houver diástase, deve-se evitar, até a correção do core, exercícios para os oblíquos, levantamento simultâneo das duas pernas e flexões abdominais completas.

DISFUNÇÃO DO ASSOALHO PÉLVICO

A disfunção do assoalho pélvico pode ocorrer quando, durante a gravidez, a pressão aumenta dentro da pelve e a direciona para baixo. Também decorre de traumas no parto, de peso elevado do bebê ao nascer e de partos múltiplos. Cerca de 75% das mulheres sofrem dessa disfunção após o parto – e os problemas aparecem tanto após partos naturais quanto após cesarianas, incluindo incontinência urinária ou fecal, prolapso de órgãos pélvicos e dor durante a relação sexual. A disfunção também está relacionada a dores lombares e à diástase e pode afetar a saúde mental.

De 25% a 40% das mulheres não têm conhecimentos sobre os músculos do assoalho pélvico nem sabem como exercitá-los. Seu treino pode reduzir em 50% o risco de incontinência urinária quando realizado durante a gravidez e em 35% quando realizado no puerpério.

É importante incluir essa ativação muscular em exercícios como agachamentos, lunges e levantamentos terra para treinar esses músculos em atividades rotineiras. Relaxe completamente os músculos após cada exercício. Pratique três vezes ao dia por 3 a 6 meses.

SEM DIÁSTASE *VERSUS* COM DIÁSTASE
No abdômen sem diástase veem-se os músculos retos do abdômen intactos e a linha alba. Já no abdômen com diástase os abdominais e a linha alba estão alargados.

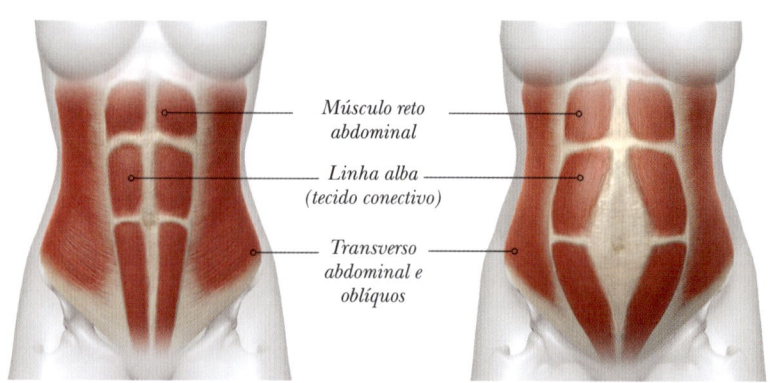

- Músculo reto abdominal
- Linha alba (tecido conectivo)
- Transverso abdominal e oblíquos

ABDÔMEN SEM DIÁSTASE   **ABDÔMEN COM DIÁSTASE**

Precauções para o pilates no puerpério

- Nenhum exercício de pilates no puerpério deve causar qualquer tipo de dor. Caso haja dor, sangramento pós-parto, incontinência ou sensação de peso na vagina, procure orientação.
- Evite sobrecarregar os músculos do abdômen com abdominais completos, pranchas completas ou levantamento e abaixamento das duas pernas.
- Evite exercer força em direção ao assoalho pélvico. Esse movimento pode ser muito intenso nas flexões abdominais.
- Fique atenta ao nível de cansaço e energia e não faça muito esforço.

TREINOS DE PILATES

Programa para 6-12 semanas após o parto

Repetições:
5-10 de cada exercício
Circuitos: 1-3

1. Hundred (com uma perna), p. 54
2. One leg stretch (nível iniciante), p. 62
3. Scissors (elevação unilateral), p. 80
4. Shoulder bridge (shoulder bridge básico), p. 86
5. Hip twist (pernas no solo), p. 107
6. Cat cow, p. 46
7. Dumb waiter, p. 46

Programa de exercícios para 12-18 semanas após o parto

Repetições:
8-10 de cada exercício
Circuitos: 2-3

1. Hundred (em posição de mesa dupla), p. 54
2. Shoulder bridge (elevação do joelho), p. 87
3. Flexões abdominais, p. 48
4. One leg stretch (em posição de mesa dupla), p. 63
5. Clam, p. 116
6. Side bend (half side bend), p. 112
7. Swimming (quatro apoios), p. 91

Programa de exercícios para 18-24 semanas após o parto

Repetições:
10-12 de cada exercício
Circuitos: 3-4

1. Shoulder bridge, p. 84
2. One leg stretch, p. 60
3. Double leg stretch (coordenação de uma perna), p. 67
4. Side kick, p. 100
5. Breaststroke, p. 154
6. Leg pull front (do hover para a prancha alta), p. 143
7. Spine twist, p. 168

MENOPAUSA

A menopausa é o fim natural do ciclo menstrual e ocorre 12 meses após a última menstruação. Pesquisas demonstram que o pilates melhora significativamente a força, a atividade e a qualidade de vida das mulheres nessa fase.

Os sintomas da menopausa se devem à diminuição do estrogênio e ao fim da função ovariana. Embora a menopausa costume se iniciar entre os 45 e 55 anos, pode se manifestar precocemente em mulheres na faixa dos 20 anos. Nessa fase da vida ocorrem sérias alterações, que levam até 90% das mulheres a buscar ajuda. Exercícios de fortalecimento muscular são recomendados para aliviar sintomas que podem levar à osteoporose, à redução da massa muscular e da força, à atrofia dos músculos do assoalho pélvico, a problemas de equilíbrio, à depressão e à ansiedade.

COMO O PILATES PODE AJUDAR

Em um período de apenas 8 a 12 semanas, com 2 a 3 aulas por semana, o pilates pode tratar os sintomas da menopausa desenvolvendo a força lombar e muscular e também a integridade óssea. A perda óssea começa a ocorrer desde um ano antes da menopausa até cinco anos após seu início, então a prática contínua é fundamental para a manutenção do sistema esquelético a longo prazo. Os exercícios devem focar na conexão entre o core e o assoalho pélvico, e o uso da bola suíça entre os joelhos pode fortalecer essa integração.

Programa geral para a menopausa

Repetições:
8-10 de cada exercício
Circuitos: 2-3

1. Hundred (em posição de mesa dupla com flexão abdominal), p. 55
2. One leg stretch, p. 60
3. One leg circle, p. 96
4. Clam, p. 116
5. Leg pull front, p. 140
6. Push up, p. 158, 160, 161
7. Mermaid, p. 176

201

TREINOS DE PILATES

PILATES PARA DORES NA COLUNA

Dores lombares são a principal causa de incapacidade no mundo todo, e o pilates é amplamente reconhecido por tratá-las. Além de promover outros benefícios, a prática fortalece o core e estabiliza a coluna – ações fundamentais para evitar esse tipo de dor. As amplas evidências que respaldam os benefícios podem assegurar o tratamento de quem sofre com essa condição.

> *Dores na coluna têm uma **alta** taxa de recorrência, que pode ser reduzida com exercícios localizados para a **estabilidade dessa parte do corpo**.*

DOR LOMBAR

A dor na coluna tem causas notadamente inespecíficas, uma vez que sua origem costuma ser desconhecida. A classificação da dor se dá com base na localização e no entendimento da dor mecânica na região afetada.

Pesquisas sugerem que até 80% dos adultos sofrerão de dores lombares. A frequência é mais alta em pessoas na faixa etária produtiva que enfrentam condições ambientais, sociais e econômicas desfavoráveis e apresentam problemas psicológicos ou histórico anterior de dores na coluna. A coluna é o centro do nosso corpo e, portanto, frequentemente sucumbe ao estresse mecânico.

DOR MECÂNICA NA COLUNA

Os episódios agudos de dor na coluna podem se resolver em algumas semanas. Entre os que sofrem desse problema, de 2% a 3% desenvolverão dor crônica. A principal questão é que entre 60% e 85% dos casos apresentam recorrência, principalmente dentro de um ano após o primeiro episódio.

Essa alta taxa pode ser explicada pelo Modelo de Estabilidade de Panjabi (p. 34), que sugere que a perda de controle dentro dos segmentos da coluna pode ser responsável pelos mecanismos da dor, como resultado de enfraquecimento muscular ou de lesão nos discos intervertebrais e nervos.

Os músculos locais estabilizadores da coluna – multífidos e transverso do abdômen – controlam o movimento da coluna no nível segmentar e estão associados à dor. Após 24 horas de um episódio agudo de dor na coluna, alterações nos músculos multífidos, como modificação na composição das fibras musculares, na área de secção transversal e na suscetibilidade à fadiga, já podem ser observadas.

Dores crônicas na coluna revelam uma ativação tardia do transverso do abdômen quando os braços ou as pernas se movimentam. Em circunstâncias saudáveis, o sistema nervoso central se anteciparia aos movimentos – como o de estender o braço, por exemplo – e iniciaria as contrações musculares necessárias.

Dores na coluna também podem ser agravadas pelo medo da dor, o que evidencia a conexão psicológica com as mudanças fisiológicas e pode explicar a recorrência do problema. A alteração no controle motor causa limitação no movimento da coluna, pois os músculos globais se engajam para compensar a falta de estabilidade muscular local. Com o tempo, isso diminui a estimulação e a necessidade de suporte muscular local, aumentando a frequência da dor na coluna à medida que a coluna continua a perder suporte.

COMO O PILATES PODE AJUDAR

Pesquisas mostram que oito semanas de um programa regular de pilates podem levar a melhorias no controle motor dos músculos estabilizadores da coluna. A prática ensina a contrair os músculos do core, que incluem os multífidos e o transverso do abdômen. Essa contração promove a ativação local da coluna e melhora o mecanismo que o sistema nervoso utiliza para antecipar o movimento, aumentando o controle motor.

A execução de um programa de pilates para dor na coluna também mostrou resultados positivos em relação à dor, à incapacidade, à mobilidade, à força e à resistência muscular. A resistência dos músculos locais e globais melhora, e reduz-se o esforço necessário para ativá-los.

A mobilidade da coluna é fundamental para o pilates, e, quando a coluna se torna rígida pela ativação dos músculos globais, os exercícios podem restaurar esse movimento e, consequentemente, a função global.

DICAS PARA O DIA A DIA

Pequenas mudanças diárias podem manter sua coluna saudável e reduzir o risco de lesões.

- **Levante-se** e caminhe a cada 30-60 minutos.
- **Mantenha uma postura adequada** ao sentar-se (ver p. 195).
- **Mantenha as cargas próximas** ao levantar objetos.
- **Evite se torcer** ou se esticar demais.
- **Alongue-se** para manter as articulações móveis.
- **Realize a contração básica** do core.

TREINOS PARA DOR NA COLUNA

Se você for novo no pilates ou sentir que seus sintomas estão aumentando, comece com o programa para iniciantes. À medida que os sintomas diminuírem e sua força se desenvolver, avance para o programa iniciante/intermediário e depois para o intermediário/avançado.

Iniciante

Repetições: 5-8 de cada exercício
Circuitos: 1

1. Pelvic tilts, p. 47
2. Overhead arm circles, p. 47
3. One leg stretch (nível iniciante), p. 62
4. Scissors (elevação unilateral), p. 80
5. Clam, p. 116
6. Shoulder bridge (shoulder bridge básico), p. 86
7. Cat cow, p. 46
8. Shell stretch, p. 47

Iniciante/intermediário

Repetições: 8-10 de cada exercício
Circuitos: 1-2

1. Hundred (com uma perna), p. 54
2. One leg stretch (variação com uma perna), p. 62
3. Scissors (troca bilateral), p. 80
4. Clam, p. 116
5. Leg lift and lower, p. 117
6. Hip twist, p. 104
7. Mermaid, p. 176
8. Spine twist, p. 168

Intermediário/avançado

Repetições: 10 de cada exercício
Circuitos: 2

1. Hundred (em posição de mesa dupla com flexão abdominal), p. 55
2. Scissors (troca bilateral), p. 80
3. Flexões abdominais, p. 48
4. One leg stretch (variação com uma perna), p. 62
5. Hip twist (pernas no solo), p. 107
6. Shoulder bridge (shoulder bridge básico), p. 86
7. Swimming (quatro apoios), p. 91
8. Mermaid, p. 176

TREINOS DE PILATES

PILATES PARA DORES CERVICAIS E DORES DE CABEÇA

Dores cervicais são frequentes e debilitantes, manifestando-se com desconforto e limitação de movimento. Costumam estar ligadas à má postura, à ansiedade e à depressão. A má postura cervical, aliás, também pode causar dores de cabeça.

DORES CERVICAIS

Até 70% dos adultos sofrerão de dores cervicais ao longo da vida, com recorrência de 75% em um período de cinco anos. Estatísticas como essas exigem que se entendam melhor as causas ligadas a essas dores.

Uma dor cervical aguda pode ser resolvida em dias ou semanas, mas, em cerca de 10% dos casos, os sintomas podem se tornar crônicos e persistir por anos. Quando aguda, a dor em geral resulta de um trauma, como uma lesão esportiva ou uma lesão por efeito chicote. Já a dor cervical crônica costuma estar ligada a problemas posturais, desequilíbrios musculares resultantes de más posturas e tensões nos tecidos ao redor. Isso tem sido mais comum com o aumento do uso de algumas tecnologias e do tempo de tela, que exigem posturas sentadas prolongadas, muitas vezes com a cabeça inclinada para baixo.

POSTURAS QUE PODEM LEVAR A DORES CERVICAIS

Frequentemente, a dor cervical é observada quando o paciente apresenta uma postura com a cabeça projetada para a frente. Essa posição pode resultar na síndrome cruzada superior, caracterizada por desequilíbrios musculares. Fraqueza nos flexores cervicais profundos pode causar a projeção da cabeça para a frente, enquanto tensões no elevador da escápula aumentam a curvatura cervical (lordose). Rigidez no trapézio superior e fraqueza no trapézio médio e inferior e no serrátil anterior contribuem para a elevação, a protrusão e a abdução das escápulas, levando potencialmente a uma postura com cifose torácica (curvatura da coluna para fora). A rigidez nos músculos peitorais agrava a protrusão dos ombros, diminuindo a estabilidade dessa articulação. Como resultado, músculos como o elevador da escápula e o trapézio superior aumentam sua atividade na tentativa de estabilizá-la.

Passar longos períodos em posições funcionais, sentado em uma mesa, por exemplo, reduz a estimulação gravitacional, o que leva ao enfraquecimento e à atrofia dos estabilizadores da cervical ao longo do tempo. Isso faz com que os músculos responsáveis pela mobilidade aumentem sua atividade para compensar a falta de estabilidade, acarretando rigidez muscular e limitação da amplitude de

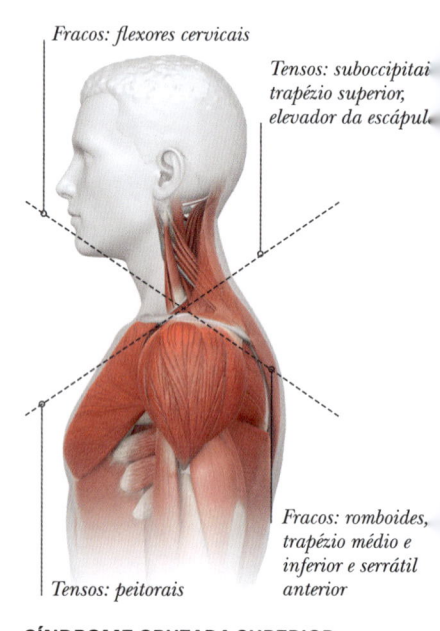

Fracos: flexores cervicais

Tensos: suboccipital, trapézio superior, elevador da escápula

Fracos: romboides, trapézio médio e inferior e serrátil anterior

Tensos: peitorais

SÍNDROME CRUZADA SUPERIOR
Existem duas linhas diagonais que representam o desequilíbrio muscular: uma mostra a fraqueza, e a outra, a tensão muscular.

movimento. A postura com a cabeça projetada para a frente também está associada à falta de controle dos músculos abdominais centrais e à cifose torácica. Essas alterações posturais e desequilíbrios musculares ocorrem antes que os sintomas apareçam, e apenas quando a função é comprometida é que a dor se manifesta, permitindo identificar o problema. Nessa fase, pode haver muito trabalho a ser feito para reabilitar a cervical e restaurar sua função normal.

DOR E RESPIRAÇÃO

A dor cervical pode estar associada a mudanças na mecânica da respiração. Durante a respiração, a coluna cervical e a torácica devem ser estabilizadas para permitir um movimento eficiente da caixa torácica e a função do diafragma. Sentar-se e ficar em pé aumenta a atividade dos músculos respiratórios. Se o aumento for excessivo, por exemplo, por conta de mudanças posturais na cervical, a parte superior da caixa torácica será elevada pelos músculos do pescoço e pelo trapézio superior, o que pode afetar a função do diafragma e exacerbar a hiperatividade muscular.

CEFALEIAS CERVICOGÊNICAS

Esse tipo de dor de cabeça é causado por disfunção na parte superior do pescoço e por alterações posturais associadas que podem manifestar dores cervicais, com sintomas que podem irradiar para a cabeça e/ou a face.

Cefaleias cervicogênicas surgem de disfunções nas três vértebras cervicais superiores. Sua ocorrência se deve ao fato de a região possuir muitos receptores sensíveis a mudanças na postura, além de nervos, que atuam também em estruturas circundantes – articulações, discos intervertebrais, ligamentos e músculos. Esses elementos transmitem sinais de dor ao sistema nervoso central. Qualquer condição patológica na cervical, assim como fadiga muscular e falta de estabilidade, pode aumentar a sensibilidade nessa área.

De 1% a 4% das dores de cabeça são cervicogências, sendo mais comuns em pessoas entre 30 e 44 anos. Afetam igualmente homens e mulheres e são agravadas por movimentos do pescoço e posturas corporais.

COMO O PILATES PODE AJUDAR

Praticar pilates pode ter um impacto positivo na dor cervical e nas dores de cabeça, ajudando a corrigir desequilíbrios musculares, a restaurar a mobilidade e a melhorar a postura geral.

As variações do swan dive (p. 72) desenvolvem a força dos flexores cervicais profundos. Já o breaststroke (p. 154) e o swimming (p. 88) fortalecem os músculos escapulares para corrigir a projeção da cabeça para a frente. A abordagem integral do pilates inclui fortalecer o centro do corpo e melhorar a postura. Estudos demonstraram que praticar 3 vezes por semana durante 12 semanas favoreceu aspectos como força, atividade e qualidade de vida em indivíduos com dores cervicais.

A respiração diafragmática/costal (p. 36) pode ajudar a reduzir desequilíbrios musculares e a carga nos músculos do trapézio superior e elevador da escápula, em geral sobrecarregados quando há dores cervicais.

TREINOS

Esses treinos são específicos para dores cervicais e/ou dores de cabeça e são adequados para todos os níveis.

Treino 1

Repetições: 6-8 de cada exercício
Circuitos: 1-2

1. Overhead arm circles, p. 47
2. Hundred (com uma perna), p. 54
3. Scissors (elevação unilateral), p. 80
4. Arm opening, p. 172
5. Swan dive (somente a parte superior do corpo), p. 72
6. Breaststroke, p. 154
7. Dumb waiter, p. 46

Treino 2

Repetições: 6-8 de cada exercício
Circuitos: 1-2

1. Spine twist (spine twist modificado), p. 169
2. Hundred (com uma perna), p. 54
3. Overhead arm circles, p. 47
4. One leg stretch (nível iniciante), p. 62
5. Clam, p. 116
6. Swimming (opção mais lenta, com a cabeça voltada para baixo), p. 90
7. Shell stretch, p. 47

PILATES PARA ESCOLIOSE

A escoliose é uma curvatura lateral da coluna vertebral. A palavra deriva do grego antigo e significa "curvado" ou "torto". O pilates é um método eficaz para o tratamento dessa condição, podendo influenciar tanto a curvatura quanto a dor associada a ela.

COMO TRATAR AS CURVATURAS

A coluna vertebral se estende da cabeça até a pelve em uma linha reta; suas curvas normais são as curvas anterior (frente) e posterior (costas). Por outro lado, uma coluna vertebral com escoliose apresenta curvas para um lado ou para ambos os lados e é diagnosticada quando a curvatura é superior a 10 graus. Uma coluna em forma de C apresenta uma curva que encurta a coluna e o corpo de um dos lados, alongando o lado oposto. Uma coluna em forma de S é mais comum e apresenta duas curvas.

Exercícios podem corrigir deformidades leves a moderadas na curvatura se esta não ultrapassar 35 graus. Para elaborar o programa de exercícios correto, é necessário identificar a curva e sua direção.

A região alongada do tronco (curva convexa) requer exercícios de fortalecimento para aumentar o suporte muscular. O lado encurtado (curva côncava) requer exercícios de alongamento e mobilidade. Tratar uma curva em forma de S é mais complexo. Você pode tentar tratar as curvas superior e inferior, mas é possível que uma combinação de exercícios seja mais eficiente.

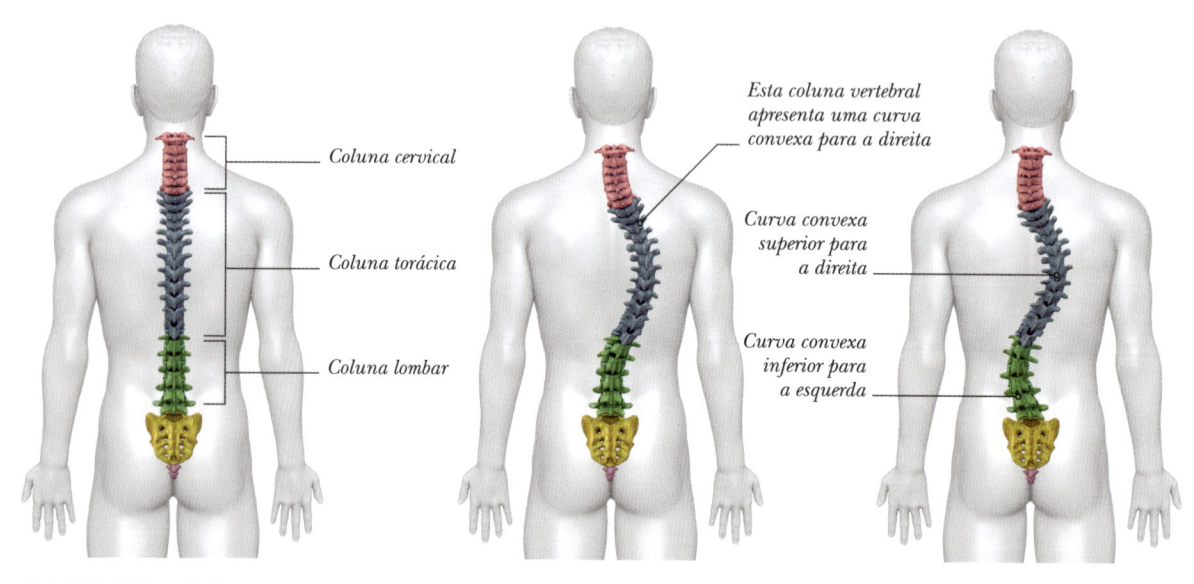

COLUNA SEM DESVIOS
A coluna vertebral se estende verticalmente desde o osso occipital do crânio até a pelve, sem desvio lateral.

COLUNA EM FORMA DE C
Esta coluna vertebral apresenta uma curva convexa para a direita e uma curva côncava para a esquerda. Deve-se fortalecer o lado direito e alongar o lado esquerdo.

COLUNA EM FORMA DE S
A curva superior deve ser fortalecida do lado direito e alongada do lado esquerdo; a curva inferior deve ser fortalecida do lado esquerdo e alongada do lado direito.

COMO O PILATES PODE AJUDAR

A escoliose afeta até 12% da população mundial, e 80% dos casos são idiopáticos (de causa desconhecida). A condição é progressiva e afeta o alinhamento da coluna vertebral e a mobilidade do tronco, impactando a imagem corporal, a saúde mental e a qualidade de vida. A assimetria corporal e o desequilíbrio muscular também podem causar dor.

Os exercícios de pilates podem retardar a progressão da escoliose e reduzir a curvatura da coluna em até 32%. Diminuir o desvio da coluna é o principal objetivo do programa de tratamento, que deve combinar exercícios que estabilizem o core e também a coluna e que alonguem o lado comprimido e fortaleçam o lado alongado. Isso restaura o equilíbrio muscular e melhora a postura geral. Observou-se que melhorias nesses aspectos contribuem para a redução dos níveis de dor.

Correções na postura têm um efeito positivo na imagem corporal e, com a redução da dor e o aumento da funcionalidade, podem melhorar significativamente a qualidade de vida de pessoas com escoliose.

MANTENHA A ESCOLIOSE SOB CONTROLE

Para conter os sintomas e evitar o aumento da dor na escoliose, experimente seguir diariamente estas dicas simples:

- Evite acentuar sua curvatura.

- Sente-se ereto e com apoio, usando almofadas onde necessário para equilibrar seu corpo.

- Mova-se e mude de posição com frequência, mais vezes do que você acredita que deveria.

- Realize exercícios de alongamento ao longo do dia, com uma sessão maior 2 vezes por semana.

- Mantenha uma atitude positiva. Lembre-se de que você está cuidando do seu corpo e de que há muitos exercícios para aliviar seus sintomas.

O papel da respiração

A curvatura da coluna altera o alinhamento do tronco e pode comprimir o tórax e a cavidade torácica. Isso pode restringir a capacidade pulmonar e o movimento, afetando a respiração. Técnicas de respiração costal (p. 36) alongam o tronco e expandem a caixa torácica para alongar os músculos afetados. Também promovem o relaxamento, ajudando em episódios de dor ou ansiedade.

Alongamento para escoliose

Repetições: 5-8 de cada exercício ou manter cada um por 10 segundos.

1. Mermaid, p. 176
2. Cat cow, p. 46
3. Shell stretch, p. 47
4. Thread the needle, p. 174
5. Arm opening, p. 172
6. Hip twist (pernas no solo), p. 107

Fortalecimento para escoliose
Sessão 1: iniciante

Repetições: 5-10 de cada exercício
Circuitos: 1-2

1. One leg stretch (nível iniciante), p. 62
2. Shoulder bridge (shoulder bridge básico), p. 86
3. Side bend (half side bend), p. 112
4. Leg lift and lower, p. 117
5. Cobra (somente até uma altura confortável), p. 170
6. Leg pull front (hover), p. 142

Fortalecimento para escoliose
Sessão 2: intermediário

Repetições: 6-10 de cada exercício
Circuitos: 2-3

1. One leg stretch (variação com uma perna), p. 62
2. One leg circle (uma perna estendida), p. 98
3. Side bend (half side bend com cotovelo no joelho), p. 113
4. Side kick, p. 100
5. Swimming (quatro apoios), p. 91
6. Leg pull front (do hover para a prancha alta), p. 143

TREINOS DE PILATES

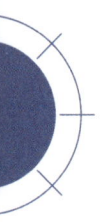

PILATES PARA HIPERMOBILIDADE

A hipermobilidade é um distúrbio do tecido conectivo em que as articulações têm um alcance de movimento além dos limites normais. Ela pode se manifestar com dores em várias articulações sem motivo aparente e requer exercícios específicos de fortalecimento e controle para aliviar os sintomas.

SOBRE A HIPERMOBILIDADE

A hipermobilidade articular pode se apresentar de formas variadas. Há determinantes e sintomas específicos da condição, mas ela também pode estar presente mesmo sem manifestar sintomas.

A hipermobilidade afeta até 13% da população, porém, em razão do subdiagnóstico, é provável que esse número seja muito maior. Sua apresentação variada e vaga, sem causa específica, também pode atrasar o diagnóstico.

FATORES ENVOLVIDOS

A hipermobilidade decorre de falhas ou fraqueza no colágeno, o tecido responsável por manter o corpo conectado. A falta de suporte resultante dessa disfunção reduz a propriocepção das articulações (a capacidade do corpo de perceber o movimento) e a consciência corporal geral.

Essa alteração na composição do colágeno é geneticamente herdada, apresenta 3 vezes mais probabilidade de ocorrer em mulheres do que em homens e é mais comum em pessoas de etnia africana e asiática. Sua incidência é maior em crianças e adolescentes, e a condição melhora com a idade, à medida que a mobilidade articular e a tensão muscular se firmam.

SINTOMAS DA HIPERMOBILIDADE

O trauma repetitivo nas articulações pode diminuir o limiar da dor e provocar dor tanto aguda quanto crônica. A frouxidão articular também pode causar luxações nos casos mais graves e gerar receios em relação aos movimentos.

A massa muscular esquelética e a força podem ser reduzidas, pois a lassidão nos tendões torna menor sua eficácia na transmissão de forças para gerar potência. Isso também se aplica aos músculos abdominais e ao assoalho pélvico, aumentando o risco de lesões musculoesqueléticas e de incontinência.

Sintomas da hipermobilidade

Os tipos e a gravidade dos sintomas da hipermobilidade são multifatoriais e mudam de pessoa para pessoa. A prescrição de pilates deve ser adaptada à condição de cada indivíduo.

Assintomático	Hipermobilidade localizada em articulação/região	Hipermobilidade em múltiplas articulações	Hipermobilidade crônica em múltiplas articulações
● Sem sintomas ● Totalmente funcional	● Dor em uma única articulação ● Frouxidão articular	● Dor generalizada ● Frouxidão articular ● Hiperalgesia (sensibilidade aumentada à dor) ● Lesões musculoesqueléticas	● Dor contínua por mais de três meses ● Ansiedade ● Depressão ● Fadiga crônica

COMO O **PILATES** PODE **AJUDAR**

Programas genéricos de fortalecimento desconsideram a falta de potência muscular e resistência em pessoas com hipermobilidade. Programas voltados para essa condição devem focar sobretudo na estabilidade muscular e no controle.

Um exemplo: as fibras musculares de contração lenta, responsáveis pelo suporte local das articulações, degeneram mais rapidamente do que outras e exigem um grande número de repetições para mudar o músculo. Os indivíduos com hipermobilidade, no entanto, não conseguem realizar muitas repetições inicialmente e necessitam de uma abordagem gradual, com exercícios focados na estabilização local.

No pilates, uma "cadeia" se refere a uma série de articulações que conectam diferentes partes do corpo. Exercícios em cadeia fechada, como o push up, promovem uma demanda funcional enquanto protegem as articulações. Eles podem progredir para exercícios em cadeia aberta, como o one leg circle, agregando fortalecimento. Um programa de oito semanas demonstrou desenvolver a força dos membros inferiores e o alinhamento do joelho, reduzir a dor e melhorar a qualidade de vida em praticantes com hipermobilidade.

Os programas para hipermobilidade devem começar com ativação básica isométrica e incluir exercícios para fortalecimento muscular e controle do tronco e da coluna, além de exercícios de força para todo o corpo.

Ativação muscular e estabilidade

Repetições: 6-10 de cada exercício
Circuitos: 1

1. One leg stretch (com a faixa elástica), p. 63
2. Shoulder bridge (abdução do quadril), p. 86
3. Hip twist (com uma perna: use uma faixa elástica em torno dos joelhos), p. 106
4. One leg circle (com a faixa elástica), p. 99
5. Hover (coloque uma faixa elástica em torno dos punhos e/ou joelhos), p. 142
6. Swimming (quatro apoios), p. 91
7. Side bend (half side bend), p. 112

Controle do tronco e da coluna

Repetições: 6-10 de cada exercício
Circuitos: 1

1. Spine twist, p. 168
2. Thread the needle (com a mão atrás da cabeça), p. 175
3. Mermaid (sente-se na faixa elástica e puxe-a para o lado), p. 176
4. Roll up (com a faixa elástica), p. 125
5. Flexão abdominal, p. 48
6. Spine stretch, p. 164
7. Arm opening (arm opening em pé: usando faixa elástica), p. 173

Treino de fortalecimento 1

Repetições: 8-10 de cada exercício
Circuitos: 2-3

1. Hundred (com uma perna), p. 54
2. Clam (com a faixa elástica em torno dos joelhos), p. 116
3. One leg stretch (com a faixa elástica), p. 63
4. Hip twist (com uma perna: use uma faixa elástica em torno dos joelhos), p. 106
5. Shoulder bridge (abdução do quadril), p. 86
6. Flexão abdominal, p. 48
7. Side bend (half side bend), p. 112

Treino de fortalecimento 2

Repetições: 8-10 de cada exercício
Circuitos: 2-3

1. Dumb waiter (segure uma faixa elástica entre as mãos), p. 46
2. Hundred (com uma perna), p. 54
3. One leg stretch (com a faixa elástica), p. 63
4. Shoulder bridge (abdução do quadril), p. 86
5. Flexão abdominal, p. 48
6. Spine stretch, p. 164
7. Swimming (quatro apoios), p. 91

TREINOS DE PILATES

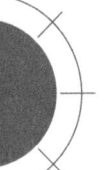

PILATES PARA OSTEOPOROSE

A osteoporose é uma doença esquelética sistêmica que ocorre quando a densidade mineral óssea diminui, enfraquecendo a estrutura e a resistência dos ossos e aumentando o risco de fraturas. Realizar um treinamento de resistência pode retardar a perda óssea e aumentar a força para dar suporte ao sistema esquelético.

> *O pilates pode reduzir **significativamente** a dor causada pela **osteoporose**, e uma prática regular é recomendável para maximizar os benefícios.*

O QUE CAUSA A OSTEOPOROSE?

A osteoporose é uma doença silenciosa – muitas vezes a perda óssea não é diagnosticada até a ocorrência da primeira fratura ou de fraturas subsequentes. Uma maior incidência de fraturas está associada a uma maior mortalidade, e essa relação ressalta a importância de realizar a intervenção adequada.

Estima-se que a osteoporose afete mais de 200 milhões de pessoas em todo o mundo e acarrete uma frequência anual de 8,9 milhões de fraturas; as partes do corpo em que essas fraturas são mais comuns são o quadril e a coluna vertebral. As mulheres são 4 vezes mais suscetíveis a desenvolver osteoporose em relação aos homens. Isso se deve principalmente à depleção de estrogênio (hormônio sexual essencial para a saúde óssea) na menopausa, que pode levar a uma perda de densidade óssea de 2% a 3% nos cinco primeiros anos – prevê-se que 40% das mulheres com mais de 50 anos devem sofrer uma fratura por conta da osteoporose. Tudo isso, somado ao fato de seus ossos serem mais leves e finos, além de seu corpo apresentar uma menor massa muscular, torna as mulheres mais afetadas pela doença.

PERDA ÓSSEA E FRATURAS

A partir dos 30 anos, a taxa de remodelação óssea começa a diminuir. Por isso é altamente recomendável fortalecer a densidade óssea desde cedo por meio de treinamento regular de resistência de alta intensidade. Aplicar uma carga externa a músculos e ossos aumenta a produção de força dos músculos, que por sua vez estressam os ossos através de suas conexões. Isso estimula a atividade dos osteoblastos (células formadoras de osso) e promove a remodelação dos ossos, fortalecendo-os.

Além disso, o treinamento de resistência de alta intensidade é recomendado como uma opção de exercício para tratar a osteoporose, visando minimizar a perda óssea e manter ou melhorar a força óssea. É importante ajustar cuidadosamente o nível de impacto do exercício com base no nível de aptidão física do indivíduo, no histórico de fraturas e na gravidade da osteoporose, considerando o risco de fraturas em indivíduos com essa condição.

Pesquisas também sugerem que a osteoporose está associada à fraqueza dos músculos extensores da região lombar e dos membros inferiores. Antes de avançar para um programa de exercícios, é importante atenuar o déficit nesses músculos.

Exercícios para osteoporose

Para tratar a osteoporose, há três tipos diferentes de exercícios: os de fortalecimento ósseo e muscular; os de equilíbrio, para reduzir quedas e risco de fraturas; e os posturais, para fortalecer a coluna e aliviar dores na região. O pilates é recomendado para realizar todos os três tipos e constitui uma escolha acertada de tratamento.

EXERCÍCIOS GERAIS

Os exercícios devem ser adaptados aos poucos a cada indivíduo e suas habilidades. Para proteger a coluna, evite movimentos baseados em flexão para a frente e os substitua pelos de flexão de quadril. Praticantes com fraturas vertebrais ou múltiplas em outros locais devem realizar exercícios de baixo impacto.

FORÇA

Para fortalecer os ossos, realize exercícios com carga e impacto na maioria dos dias, com uma média de 50 impactos diários. Corrida, caminhada, dança, esportes com raquete e caminhada nórdica são sugestões. Indivíduos com menos aptidão física ou se recuperando de fraturas devem escolher atividades de impacto reduzido.

Para fortalecimento muscular, faça exercícios de resistência de 2 a 3 vezes por semana, aumentando para 3 séries de 8 a 12 repetições. Experimente levantamento de peso, jardinagem, trabalhos manuais e subida de escadas.

EQUILÍBRIO

Para melhorar o equilíbrio, além do pilates, faça exercícios como ioga, tai-chi-chuan ou dança de 2 a 3 vezes por semana.

POSTURA

Inclua exercícios posturais de 2 a 3 vezes por semana para melhorar a postura ereta. Além de pilates, faça atividades físicas diárias, como natação e ioga, para fortalecer a coluna.

COMO O PILATES PODE AJUDAR

A prática do pilates fortalece os músculos, que exercem pressão sobre os ossos e, assim, promovem o crescimento ósseo. Também foca na postura e pode ser adaptada para incluir posições de sustentação de peso, intensificando a estimulação óssea.

Os exercícios podem ser modificados para reduzir o risco de fraturas. Flexão da coluna, inclinação lateral, adução do quadril e rotação interna devem ser evitadas. Além disso, o pilates é recomendado em todas as três áreas das diretrizes de tratamento da osteoporose – força, equilíbrio e postura. Os programas de matwork são um ponto de partida, e exercícios em pé podem ser incorporados aos poucos.

Iniciante

Repetições: 10 de cada exercício
Circuitos: 1-2

1. Hundred (com uma perna), p. 54
2. One leg stretch (nível iniciante), p. 62
3. Shoulder bridge (shoulder bridge básico: realize impulso do quadril, não da articulação da coluna vertebral), p. 86
4. Clam, p. 116
5. Swan dive (somente a parte superior do corpo), p. 72
6. Swimming (opção mais lenta, com a cabeça voltada para baixo), p. 90
7. Leg pull front (hover), p. 142

Iniciante a intermediário

Repetições: 10-12 de cada exercício
Circuitos: 2-3

1. Hundred (com uma perna), p. 54
2. One leg stretch (com a faixa elástica), p. 63
3. Shoulder bridge (abdução do quadril), p. 86
4. Clam (amarre uma faixa em torno dos joelhos), p. 116
5. Leg lift and lower, p. 117
6. Swimming (quatro apoios), p. 91
7. Swan dive (parte superior do corpo e braços), p. 72

Intermediário a avançado

Repetições: 10-12 de cada exercício
Circuitos: 3

1. One leg stretch (em posição de mesa dupla), p. 63
2. Double leg stretch (coordenação de uma perna), p. 67
3. Shoulder bridge (abdução do quadril, realizando impulso do quadril, não da articulação da coluna vertebral), p. 86
4. Side kick, p. 100
5. Leg pull front (do hover para a prancha alta), p. 143
6. Push up (sem rolar a coluna para baixo), p. 158
7. Breaststroke, p. 154

TREINOS DE PILATES

PILATES PARA ARTRITE

A artrite é uma inflamação que acomete as articulações e se caracteriza por dor, inchaço e rigidez. Existem muitos tipos diferentes de artrite, e os sintomas podem variar de mínimos a graves.

SINTOMAS DA ARTRITE

"Artralgia" é o termo que se refere genericamente à dor em uma articulação, porém cada tipo de artrite constitui uma patologia e apresenta características distintas. Aqui, abordaremos a osteoartrite e a artrite reumatoide, dois dos tipos mais comuns.

A osteoartrite (ver p. 24) ocorre pelo desgaste gradual da cartilagem lisa da articulação, o que pode expor a superfície óssea e resultar em atrito e dor entre os ossos. Inicialmente, ela costuma afetar uma única articulação, sendo seus principais sintomas dor local e diminuição da amplitude de movimento. Além disso, tecidos moles como músculos, tendões e ligamentos podem enfraquecer, afetando a propriocepção (capacidade do corpo de perceber o movimento).

A osteoartrite se torna mais comum com o avanço da idade e afeta mais as mulheres – estima-se que 47% das mulheres, em comparação com 40% dos homens, sofrerão de osteoartrite em algum momento. Os fatores de risco incluem obesidade, baixo peso corporal (devido à redução da ingestão de cálcio para a saúde óssea), trauma articular e força reduzida nos quadríceps.

O objetivo do tratamento é diminuir a dor e melhorar a função. Pesquisas demonstraram que exercícios regulares de pilates realizados por oito semanas podem melhorar significativamente a dor e a funcionalidade física, com benefícios adicionais para a postura, a estabilidade do core e a resistência muscular.

A artrite reumatoide, por sua vez, é uma doença autoimune crônica, na qual o sistema imunológico ataca a membrana sinovial e secreta substâncias inflamatórias que destroem a estrutura da articulação. Ela pode se manifestar de forma simétrica pelo corpo, e é comum que afete várias articulações. Os principais sintomas incluem dor e inflamação nas articulações, além de fadiga e sintomas depressivos, sendo a prevalência destes 5 vezes maior do que na população saudável.

Fatores genéticos são uma das principais causas da artrite reumatoide, ao lado de fatores ambientais, que provocam uma resposta do sistema imunológico ao estresse e desencadeiam uma cascata inflamatória.

O tratamento farmacológico é a principal opção para a artrite reumatoide, junto com exercícios suaves de amplitude de movimento e fortalecimento. Exercícios de pilates realizados 3 vezes por semana ao longo de 8 semanas demonstraram melhorar a qualidade de vida dos pacientes.

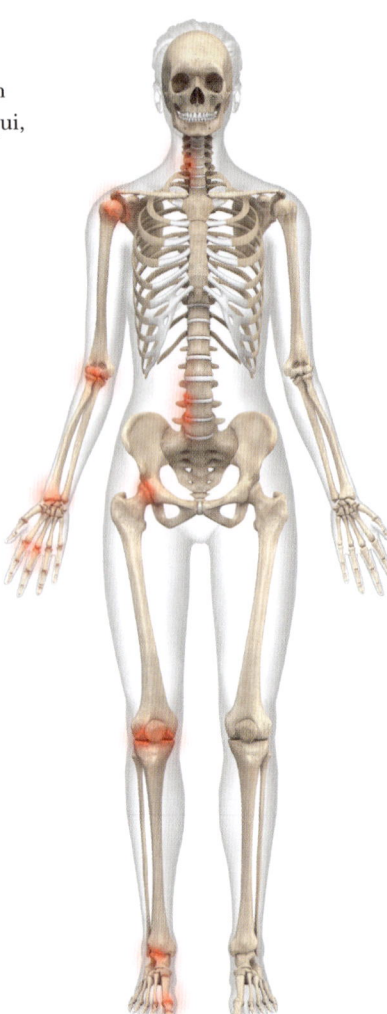

ONDE A ARTRITE SE APRESENTA
O lado esquerdo deste modelo mostra as articulações frequentemente afetadas pela artrite. A osteoartrite pode afetar uma ou mais articulações, enquanto a artrite reumatoide geralmente afeta várias.

COMO O **PILATES** PODE **AJUDAR**

O pilates como tratamento para a artrite oferece uma ampla gama de benefícios, físicos e psicológicos.

A prática tem se demonstrado igualmente ou mais eficaz que outras por conta da variedade de exercícios e da facilidade de modificá-los de acordo com os sintomas. Também se observam os seguintes parâmetros:

- **Aumenta a força muscular.** Fortalecer a musculatura pode proteger as articulações e reduzir a transferência de força para a articulação dolorida. Isso também melhora a mecânica articular e minimiza desvios causados pela dor.

- **É suave para as articulações.** Articulações doloridas e inflamadas podem reduzir o grau de atividade física. Por ser um exercício de baixo impacto, o pilates alivia as articulações e ainda fortalece os músculos para protegê-las.

- **Melhora a postura e a estabilidade do core.** Isso pode melhorar o equilíbrio e o alinhamento para proteger as articulações.

- **Melhora a flexibilidade.** O pilates promove mobilidade corporal completa, e o alongamento está presente em vários exercícios.

- **Promove o bem-estar.** O pilates pode reduzir a depressão e a fadiga em pacientes com artrite.

Sintomas leves

Repetições: 8-10 de cada exercício
Circuitos: 2

1. Hundred (com uma perna), p. 54
2. One leg stretch (variação com uma perna), p. 62
3. Double leg stretch, p. 64
4. Shoulder bridge (shoulder bridge básico), p. 86
5. One leg circle (pernas flexionadas), p. 98
6. Side kick (com os joelhos flexionados), p. 102
7. Swimming (opção mais lenta, com a cabeça voltada para baixo), p. 90
8. Mermaid, p. 176

Sintomas leves a moderados

Repetições: 8-10 de cada exercício
Circuitos: 2

1. Hundred (com uma perna), p. 54
2. One leg stretch (com a faixa elástica), p. 63
3. Scissors (elevação unilateral), p. 80
4. Hip twist (pernas no solo), p. 107
5. Clam, p. 116
6. Shoulder bridge (shoulder bridge básico), p. 86
7. Cat cow, p. 46
8. Arm opening, p. 172

Moderados a severos

Repetições: 6-8 de cada exercício
Circuitos: 1-2

1. Pelvic tilts, p. 47
2. Hundred (com uma perna), p. 54
3. Overhead arm circles, p. 47
4. One leg stretch (nível iniciante), p. 62
5. Arm opening, p. 172
6. Hip twist (pernas no solo), p. 107
7. Shell stretch, p. 47
8. Respiração costal, p. 37

Pilates na cadeira

Por dispensar que o praticante se deite no chão, os exercícios realizados na cadeira são mais suaves para as articulações.

Repetições: 6-8 de cada exercício
Circuitos: 1-2

1. Pelvic tilts, p. 47
2. Dumb waiter, p. 46
3. Roll up (em uma cadeira), p. 124
4. Overhead arm circles, p. 47
5. Spine twist modificado, p. 169
6. Mermaid, p. 176
7. Arm opening (arm opening em pé), p. 173

ÍNDICE

A

abdominais 14, 29, 31, 37, 48
   oblíquos externos 14, 16-17, 19, 27, 49
   oblíquos internos 14, 16-17, 19, 27, 49
   reto abdominal 14, 16-17, 27, 48, 200
   transverso do abdômen 14, 27, 29, 34, 36-37, 202
abdução 25
acessórios 45
actina 20-21
adrenalina 40
adução 25
adutores 14, 19
   adutor curto 14, 16
   adutor longo 14, 16-17
   adutor magno 14-16
   grácil 14, 16-17
   pectíneo 14, 16
alívio da dor 34-35
   ativação muscular 34
   carga nos membros 35
   comprimento da alavanca 35
   estratégia de instrução 35
   force closure (músculos) 34
   form closure (articulações e ligamentos) 34
   mindfulness 34-35
   Modelo de Estabilidade, equilíbrio 34
   necessidades de estabilidade e mobilidade 35
respiração 34, 35
anatomia muscular 14-21
   cadeias musculares 14, 18-19
   contrações musculares 20-21
   músculos agonistas 14, 20-21
   músculos antagonistas 14, 20-21
   músculos do core 26-27, 29, 33, 37
   músculos esqueléticos 14-15, 20
   músculos globais 16-17
   músculos locais 16-17
   sistema de movimento 16
arm opening 172-173
   em pé 173
   modificado 173
articulação acromioclavicular 30
articulação do cotovelo 25
articulação púbica 18
articulação sacroilíaca 18, 29
articulações 25, 30, 34
   bola e soquete 25
   cápsulas articulares 25
   cartilaginosas 25
   em dobradiça 25
   fibrosas 25
   sinoviais 25
   tipos de movimento 25
artrite 212-213
   reumatoide 212
   fatores de risco 212
   osteoartrite 23-24, 212
treino 213
artrite reumatoide 212

B

bíceps braquial 14, 20-21
bíceps femoral 15, 18-19
bicycle (bicicleta) 82-83
   bicycle modificado 83
bola suíça 45, 180
boomerang 148-151
box push up (flexão de braço) 160-161
braquial 14
braquiorradial 14
breaststroke (nado peito) 154

C

cadeias musculares 14, 18-19
   cadeia lateral 18-19
   cadeia longitudinal profunda 18-19
   cadeia oblíqua anterior 18-19
   cadeia oblíqua posterior 18-19
caixa torácica 22, 26, 29, 36
calcâneo 23
cálcio 21, 22, 24
carpos 22
cartilagem 22-26
cat cow (gato vaca) 46
cefaleias 205
   cefaleias cervicogênicas 205
   treinos para 205
cervical
   flexionada *vs.* neutra 11
chutes
   double leg kick (chute com as duas pernas) 76-77
   one leg kick (chute com uma perna) 74-75
   side kick ajoelhado (chute lateral ajoelhado) 108-109
   side kick (chute lateral) 100-103
cifose 31, 204
clam (ostra) 116
   half side bend com (meia flexão lateral com) 112
clavícula (osso do colarinho) 22, 29
cobra 170-171
cóccix 28
colágeno 15, 22, 208
coluna vertebral 23, 28
coluna
   anatomia da coluna vertebral neutra 28-29
   cervical 28, 31
   cifose 31, 204
   discos intervertebrais 28
   escoliose 206-207
   lombar 18, 28, 31, 33, 192
   lordose 28, 29, 31, 198, 204
   reta *vs.* neutra 11

torácica 28, 31
vertebral 23, 28
vértebras 28-29
condicionamento físico 180-181
consciência corporal 9-10, 23, 37, 192
contração abdominal 11
contrações musculares 20-21, 30
concêntricas 21
excêntricas 20-21
isométricas 21
isotônicas 21
control balance (controle do equilíbrio) 156-157
core
ativação do 27, 29
estabilidade 10, 16, 26, 188, 190, 192
músculos do 26-27, 29, 33, 37
corkscrew (saca-rolha) 128-131
corrida
aquecimento e resfriamento 189
biomecânica inadequada 188
lesões relacionadas à 188
treino 189
cortisol 40
crânio 22
criss cross (abdominal cruzado) 155

D

danos nos tecidos moles 18, 32-33
deltoides 15
diafragma 16, 26, 29
diástase 48, 200
digestão 38-39
discos intervertebrais 28
dor 32-35
ciática 33
fatores que influenciam 32
inibição muscular 33-34
nociceptiva 33
padrões de movimento compensatórios 33
radicular 33
referida 33
dor e distensões musculares *ver* danos nos tecidos moles
dores cervicais 204-205
dor aguda 204
dor crônica 204
postura e 204-205
respiração e 205
treinos 205
dor lombar 18, 33, 202-203
dor aguda 202
dor crônica 202
dor mecânica na coluna 202-203
durante a gravidez 199-200

gerenciamento diário de 203
treinos para 203
dor na coluna *ver* dor lombar
dorsiflexão 25
dorsiflexores do tornozelo 14
extensor longo do hálux 14
extensor longo dos dedos 14
tibial anterior 14
double leg kick (chute duplo) 76-77
double leg lift (elevação das duas pernas) 118
double leg stretch (alongamento das duas pernas) 64-67
com flexão abdominal 67
coordenação de uma perna 67
dumb waiter 46

E

elevador da escápula 15, 204
endorfinas 41
eretores da espinha 15, 18, 19, 192
escápula 23, 28-29, 31, 190, 204
escoliose 206-207
gerenciamento diário de 207
treinos para 207
esplênio da cabeça 15
esplênio cervical 15

esterno (osso do peito) 22
esternocleidomastóideo 16
estresse 40-41, 44
estresse positivo 40
hormônios do estresse 40
pilates para 41
reação ao estresse 40
exercícios de estabilidade 50-93
bicycle (bicicleta) 82-83
double leg kick (chute duplo) 76-77
double leg stretch (alongamento das duas pernas) 64-67
hundred (o cem) 52-55
one leg kick (chute com uma perna) 74-75
one leg stretch (alongamento de uma perna) 60-63
open leg rocker (balanço com as pernas afastadas) 68-69
rolling back (rolamento para trás) 56-59
scissors (tesoura) 78-81
seal (foca) 92-93
shoulder bridge (ponte) 84-87
swan dive (mergulho do cisne) 70-73
swimming (natação) 88-91
exercícios de força 120-161
breaststroke (nado peito) 154
boomerang 148-151

control balance (controle do equilíbrio) 156-157
corkscrew (saca-rolha) 128-131
criss cross (abdominal cruzado) 155
jack knife (canivete) 134-135
leg pull back (elevação das pernas de costas) 144-147
leg pull front (elevação das pernas de frente) 140-143
neck pull (alongamento do pescoço) 132-133
push up (flexão de braços) 158-161
rocking (balanço) 152-153
roll over (rolamento para trás com as pernas estendidas) 126-127
roll up (rolamento) 122-125
teaser (abdominal em V) 136-139
exercícios de mobilidade 162-177
arm opening (abertura de braços) 172-173
cobra 170-171
mermaid (sereia) 176-177
saw (serrote) 166-167
spine stretch (alongamento da coluna) 164-165
spine twist (rotação da coluna) 168-169
thread the needle (linha na agulha) 174-175
exercícios de rotação 94-119
clam (ostra) 116

double leg lift (elevação das duas pernas) 118
hip twist (rotação do quadril) 104-107
leg lift and lower (elevação e abaixamento de pernas) 117
one leg circle (círculo com uma perna) 96-99
one leg lifted (elevação de uma perna) 119
side bend (flexão lateral) 110-113
side kick ajoelhado (chute lateral ajoelhado) 108-109
side kick (chute lateral) 100-103
side twist (rotação lateral) 114-115
exercícios em cadeia fechada 209
exercícios
acessórios 45
exercícios posturais simples 46-47
introdução aos 44-45
nomes dos 45
técnicas 45
ver também exercícios de mobilidade; exercícios de rotação; exercícios de estabilidade; exercícios de força; treino
extensão 25
extensor longo do hálux 14
extensor longo dos dedos 14
extensores cervicais 15
esplênio da cabeça 15
esplênio cervical 15

extensores da coluna 15, 26, 31
eretores da espinha 15, 18, 19, 192
extensores cervicais 15
transversos espinhais 15
extensores do quadril 15, 31
adutor magno 14-16
glúteos 15
isquiotibiais 15

F

faixa elástica 45
one leg circle (círculo com uma perna) 99
one leg stretch (alongamento de uma perna) 63
roll up (rolamento) 125
falanges 22
fáscia 18-19
fascículos 20
fêmur 23
fibras musculares 14, 20-21
de contração lenta 27, 37, 209
fíbula 23
fisiologia do pilates 12-41
anatomia da coluna neutra 28-29
anatomia muscular 14-21
articulações 25
cadeias musculares 18-19
contrações musculares 20-21
dor 32-35
força óssea 24
mindfulness 40-41
músculos do core 26-27

músculos locais e globais 16-17
postura 30-31
saúde intestinal 38-39
sistema esquelético 22-23
técnicas de respiração 36-37
flexão 21, 25
flexão plantar 25
flexões abdominais 48
e double leg stretch (alongamento das duas pernas) 67
flexões oblíquas 49
hundred com flexão abdominal 55
flexores do cotovelo 14
bíceps braquial 14, 20-21
braquial 14
braquiorradial 14
flexões oblíquas 49
flexores do quadril 14, 16, 21, 31
adutores 14
ilíaco 14
iliopsoas 14
psoas maior 14, 16-17
reto femoral 14
sartório 14
flexores plantares do tornozelo 15
músculos da panturrilha 15
tibial posterior 15
fluido sinovial 24-25
função pulmonar 37

G

gastrocnêmio 15
glúteos 15, 29, 31

glúteo máximo 15, 18-19, 31
glúteo médio 15-17, 19, 192
glúteo mínimo 15, 17, 19
grácil 14, 16-17
tabela de progressão 180
   para corrida 189
   para escoliose 207
   para trabalhadores
     sedentários 195-197
   para treino de força 193
grande dorsal 15-16,
   18-19, 190-191
gravidez e puerpério 198-201
   diástase dos músculos retos
     do abdômen 48, 200
   disfunção do assoalho
     pélvico 200
   dor lombar 199
   dor na articulação
     pélvica 199
   exercícios para o assoalho
     pélvico 199-200
   pelvic tilts (inclinações
     pélvicas) 47
   precauções 199-200
   puerpério 200-201
   treino 199, 201

H

hip twist (rotação do quadril)
   104-107
   com uma perna 106
   movimento com as
     duas pernas 107
   pernas no solo 107
hipermobilidade 208-209
   causas 208
   sintomas 208

   treinos para 209
hipertensão 41
hundred (o cem) 52-55
   com uma perna 54
   em posição de mesa
     dupla 54
   em posição de mesa
     dupla com flexão
     abdominal 55

I

ilíaco 14
iliopsoas 14
isquiotibiais 15-16,
   18, 29, 31
   bíceps femoral 15, 18-19
   semimembranoso 15
   semitendinoso 15

J

jack knife (canivete)
   134-135
junção miotendínea 15

L

leg lift and lower (elevação
   e abaixamento de pernas)
   117
leg pull back (elevação das
   pernas de costas) 144-147
   leg pull back lifts 146
   mesa invertida 146
   single leg slides
     (deslizamento com
     uma perna) 147

leg pull front (elevação das
   pernas de frente) 140-143
   abdução de pernas 143
   do hover para a prancha
     alta 143
   hover 142
ligamentos 18-19, 22-23,
   25-26, 34
linha alba 200
lordose 28-29, 31, 198, 204

M

magic circle 45
mandíbula 22
matwork 44
   programas de 196-197
menopausa 201
mermaid (sereia) 176-177
   com rotação 177
   em pé 177
metacarpos 22
metatarsos 22
método pilates 44-45
mindfulness 9, 34-35, 41, 192
miofibrilas 14, 20
miosina 20-21
Modelo de Estabilidade
   de Panjabi 34, 202
multífidos 16, 18-19,
   26, 33-34, 202
músculos da panturrilha 15
   gastrocnêmio 15
   sóleo 15
músculos esqueléticos
   14-15, 20
músculos intercostais 14, 17

N

natação
   biomecânica 190
   treino 191
neck pull (alongamento
   do pescoço) 132-133
nervo vago 38-39, 41
nociceptores 33

O

oblíquos
   ver oblíquos abdominais
     externos; oblíquos
     abdominais internos
oblíquos abdominais externos
   14, 16-17, 19, 27, 49
oblíquos abdominais internos
   14, 16-17, 19, 27, 49
one leg circle (círculo com
   uma perna) 96-99
   com a faixa elástica 99
   pernas flexionadas 98
   uma perna estendida 98
one leg kick (chute com
   uma perna) 74-75
one leg lifted (elevação de
   uma perna) 119
one leg stretch (alongamento
   de uma perna) 60-63
   com a faixa elástica 63
   em posição de
     mesa dupla 63
   nível iniciante 62
   variação com uma
     perna 62
open leg rocker (balanço com
   as pernas afastadas) 68-69

osso esponjoso 24-25
  ver também sistema
    esquelético
osso
  artrite 23-24, 212-213
  cistos 24
  crescimento e
    desenvolvimento 22, 24
  densidade óssea 24, 210
  esporões ósseos 24
  medula óssea 22
  osso compacto 24
  osteoporose 210-211
osteoartrite 23-24, 212-213
osteoblastos 24, 210
osteoclastos 24
osteoporose 210-211
  causas 210
  treinos 211
overhead arm circles
  (círculos com os braços
  acima da cabeça) 47

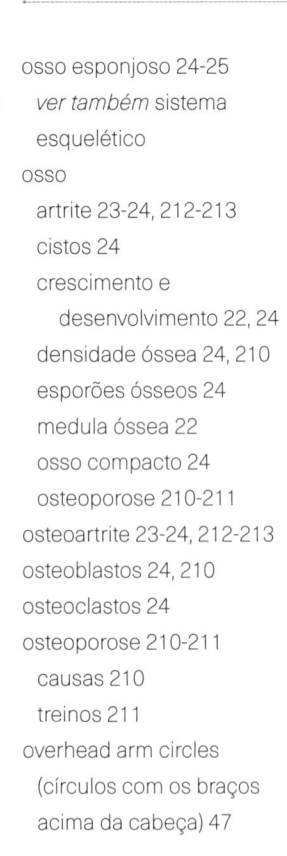

P

patela (rótula) 22
pectíneo 14, 16
peitorais 14, 31, 204
  peitoral maior 14
  peitoral menor 14, 16
pelve 22, 26, 29-30
  assoalho pélvico 16, 26
  disfunção do assoalho
    pélvico 200
  dor na cintura pélvica 199
  exercícios para o assoalho
    pélvico 199, 200
  inclinação pélvica 11, 29,
    31, 47

pelve neutra 11, 29
periósteo 24
peristaltismo 39
pilates clássico 44-45
pilates contemporâneo
  10-11, 44
pilates solo 44
pilates
  abordagem holística 4, 8,
    19
  abordagem integral 192,
    205
  benefícios do 6
  conexão mente-corpo 6,
    37, 198
  fisiologia do 12-41
  história do 6, 8
  método contemporâneo
    10-11, 44
  método tradicional 10-11
  princípios do 9
  progressão da
    prescrição 11
Pilates, Joseph 8, 36, 44
piriforme 15, 116
plano coronal 18
planos de treinamento
  ver treino
postura 30-31, 44
  cifolordose 31
  coluna vertebral com
    escoliose 206-207
  dinâmica 30
  dores cervicais e 204-205
  exercícios posturais
    simples 46-47
  ideal 30
  má postura 30, 194-195
  posição de lordose 31
  postura estática 30

retificada 31
  sedentário 44, 194-195, 204
prancha: do hover para
  a prancha alta 143
pressão arterial 41
princípios do pilates 9
  centralização 9
  concentração 9
  controle 9
  fluidez 9
  precisão 9
  respiração 9
propriocepção 23
proteína (músculo) 14, 20
psoas maior 14, 16
push up 158-161
  ajoelhado 160-161
  box push up 160-161

Q

quadrado lombar 16, 26
quadríceps 14, 16
  reto femoral 14
  vasto intermédio 14
  vasto lateral 14
  vasto medial 14

R

rádio 23
respiração 9, 11, 26,
  36-37, 45
  alívio da dor e 34-35
  biomecânica da 36-37
  redução do estresse e 41
  respiração inadequada 36

respiração costal 36-37,
  207
saúde intestinal e 39
técnicas de 37
reto abdominal 14, 16-17,
  27, 48, 200
reto femoral 14
rocking (balanço) 152-153
roll over (rolamento para trás
  com as pernas estendidas)
  126-127
roll up (rolamento) 122-125
  com a faixa elástica 125
  em uma cadeira 124
  no solo 124
rolling back (rolling like a ball)
  (rolamento para trás) 56-59
  com o apoio das mãos 58
  com o apoio dos dedos dos
    pés 59
  na bola 59
rolo de espuma 45
romboides 15
  maior 15
  menor 15
rotação 25

S

sacro 22-23, 28
sarcômeros 20-21
sartório 14
saúde da mulher
  gravidez e puerpério
    198-201
  menopausa 201
saúde intestinal 38-39
  exercícios para 39
  respiração e 39

saw (serrote) 166-167
scissors (tesoura) 78-81
   elevação unilateral 80
   troca bilateral 80
   troca bilateral com pernas estendidas 81
seal (foca) 92-93
semimembranoso 15
semitendinoso 15
serrátil anterior 29, 204
serrátil posterior 15
shell stretch (concha) 47
shoulder bridge (ponte) 84-87
   abdução do quadril 86
   básico 86
   elevação do joelho 87
   extensão da perna 87
side bend (flexão lateral) 110-113
   half side bend (meia flexão lateral) 112
   half side bend com clam (meia flexão lateral com posição da ostra) 112
   half side bend com cotovelo no joelho 113
side kick ajoelhado (chute lateral ajoelhado) 108-109
side kick (chute lateral) 100-103
   com apoio nos cotovelos e as duas pernas elevadas 103
   com as duas pernas elevadas 103
   com os joelhos flexionados 102
side twist (torção lateral) 114-115
sinal de Trendelenburg 18-19
síndrome cruzada superior 204
sistema esquelético 22-23
sóleo 15
spine stretch (alongamento da coluna) 164-165
spine twist (rotação da coluna) 168-169
swan dive (mergulho do cisne) 70-73
   parte superior do corpo e braços 72
   somente a parte superior do corpo 72
swimming 88-91
   opção mais lenta (com a cabeça voltada para baixo) 90
   quatro apoios com elevação de pernas 91

T

tarsos 22
teaser (abdominal em V) 136-139
   com apoio 139
   com uma perna 138
tendões 15
thread the needle (linha na agulha) 174-175
   com a mão atrás da cabeça 175
   com alongamento do adutor 175
tíbia 23
tibial anterior 14
tibial posterior 15
trabalhadores sedentários 194-197
   dicas para a mesa de trabalho 195
   postura não saudável 31, 194-195, 204
   treino 195-197
trabéculas 24
transverso do abdômen 14, 16, 27, 29, 34, 36-37, 48, 202
transversos espinhais 15
trapézio 15, 28-29, 204
treino de força 192-193
   pilates para 192
   agachamento 192
   aquecimento e relaxamento 193
   levantamento terra 192
   supino 192
   treino 193
treinos
   gravidez e puerpério 199, 201
   menopausa 201
   para artrite 213
   para dor na coluna 203
   para dores cervicais e dores de cabeça 205
   para hipermobilidade 209
   para natação 191
   para osteoporose 211
   programas avançados 181, 186-187
   programas intermediários 180-181, 184-185
   programas para iniciantes 180-183
tríceps braquial 15, 20-21

U

ulna 23
úmero 23, 29

V

vasto intermédio 14
vasto lateral 14
vasto medial 14
vértebras 28-29

REFERÊNCIAS

8-9: A história e os princípios do pilates
ROBBINS, J.; ROBBINS, L. V. H. *Pilates' return to life through contrology*: revised edition for the 21st century. 2012.

10-11: Os avanços nas pesquisas
ALLISON, G. T.; MORRIS, S. L. Transversus abdominis and core stability: Has the pendulum swung? *British Journal of Sports Medicine*, v. 42, 2008.
BOGDUK, N. et al. Anatomy and biomechanics of the psoas major. *Clinical Biomechanics*, v. 7, 1992.
KEIFER, A. et al. Synergy of the human spine in neutral postures. *European Spine Journal*, v. 7, 1998.
ROBBINS, J.; ROBBINS, L. V. H. *Pilates' return to life through contrology*: revised edition for the 21st century. 2012.

14-15: Anatomia muscular
HAFF, G. G.; TRIPLETT, N. T. *Essentials of strength training and conditioning*. 4. ed. Human Kinetics, 2016.

16-17: Entendendo os músculos locais e globais
ALLISON, G. T.; MORRIS, S. L.; LAY, B. Feedforward responses of transversus abdominis are directionally specific and act symmetrically: Implications for core stability theories. *Journal of Orthopaedic Sports Physical Therapy*, v. 38, 2008.
HAFF, G. G.; TRIPLETT, N. T. *Essentials of strength training and conditioning*. 4. ed. Human Kinetics, 2016.
HODGES, P. W.; MOSELEY, G. L. Pain and motor control of the lumbopelvic region: effect and possible mechanisms. *Journal of Electromyography and Kinesiology*, v. 13, 2003.
HODGES, P. W.; RICHARDSON, C. A. Contraction of the abdominal muscles associated with movement of the lower limb. *Physical Therapy*, v. 77, 1997.

18-19: Entendendo as cadeias musculares
BROWN, S. H. M.; McGILL, S. M. Transmission of muscularly generated force and stiffness between layers of the rat abdominal wall. *Spine*, v. 15, n. 34, 2009.
MYERS, T. W. *Anatomy trains*: Myofascial meridians for manual and movement therapists. 2. ed. Edinburgo: Elsevier Health Sciences, 2008.
POOL-GOUDZWAARD, A. L. et al. Insufficient lumbopelvic stability: a clinical, anatomical and biomechanical approach to "a-specific" low back pain. *Manual Therapy*, v. 3, 1998.
VLEEMING, A. et al. The posterior layer of the thoraco-mubar fascia. *Spine*, v. 20, 1995.

20-21: Como os músculos funcionam
HAFF, G. G.; TRIPLETT, N. T. *Essentials of strength training and conditioning*. 4. ed. Human Kinetics, 2016.

22-23: Sistema esquelético
MOORE, K. L.; AGUR, A. M. R. *Essential clinical anatomy*. 2. ed. Lippincott Williams & Wilkins, 2002.

24-25: A resistência óssea e as articulações
MOORE, K. L.; AGUR, A. M. R. *Essential clinical anatomy*. 2. ed. Lippincott Williams & Wilkins, 2002.
SALEEM, N. et al. Effect of pilates-based exercises on symptomatic knee osteoarthritis: A randomized controlled trial. *Journal of Pakistan Medical Association*, v. 72, 2022.

26-27: Os músculos do core
BORGHUIS, J.; HOF, A. L.; LEMMINK, K. A. P. M. The importance of sensory-motor control in providing core stability: implications for measurement and training. *Sports Medicine*, v. 38, 2008.
MOORE, K. L.; AGUR, A. M. R. *Essential clinical anatomy*. 2. ed. Lippincott Williams & Wilkins, 2002.
SAPSFORD, R. R. et al. Co-activation of the abdominal and pelvic floor muscles during voluntary exercises. *Neurology and Urodynamics*, v. 20, 2000.

28-29: Anatomia da coluna neutra
BOGDUK, N. et al. Anatomy and biomechanics of the psoas major. *Clinical Biomechanics*, v. 7, 1992.
GOOYERS, C. E. et al. Characterizing the combined effects of force, repetition and posture on injury pathways and micro-structural damage in isolated functional spinal units from sub-acute – failure magnitudes of cyclic compressive loading. *Clinical Biomechanics*, v. 30, 2015.
MIDDLEDITCH, A.; OLIVER, J. *Functional anatomy of the spine*. 2. ed. Elsevier Butterworth Heinemann, 2005.
SAPSFORD, R. R. et al. Co-activation of the abdominal and pelvic floor muscles during voluntary exercises. *Neurology and Urodynamics*, v. 20, 2000.
SCHMIDT, H. et al. How do we stand? Variations during repeated standing phases of asymptomatic subjects and low back pain patients. *Journal of Biomechanics*, v. 70, 2018.

30-31: Entendendo a postura
CARINI, F. et al. Posture and posturology, anatomical and physiological profiles: overview and current state of art. *Acta Biomedica*, v. 88, 2017.
KENDALL, F. P.; MCCREARY, E. K.; PROVANCE, P. G. *Muscle testing and function*. 4. ed. Baltimore: Williams and Wilkins, 1993.
KETT, A. R.; SICHTING, F.; MILANI, T. L. The effect of sitting posture and postural activity on low back muscle stiffness. *Biomechanics*, v. 1, p. 214-224, 2021.
KWON, Y. et al. The effect of sitting posture on the loads at cervico-thoracic and lumbosacral joints. *Technology and Health Care*, v. 26, 2018.
MIDDLEDITCH, A.; OLIVER, J. *Functional anatomy of the spine*. 2. ed. Elsevier Butterworth Heinemann, 2005.

32-33: A natureza da dor mecânica
FILLINGIM, R. B. et al. Sex, gender, and pain. *Current Review of Pain*, v. 4, 2000.
HIDES, J. A. et al. Evidence of lumbar multifidus muscle wasting ipsilateral to symptoms in patients with acute/subacute low back pain. *Spine*, v. 19, 1994.
RAJA, S. et al. The revised International Association for the Study of Pain definition of pain: concept, challenges and compromises. *Pain*, v. 161, 2020.
TALBOT, K. et al. The sensory and affective components of pain: are they differentially modifiable dimensions or inseparable aspects of a unitary experience? A systematic review. *British Journal of Anaesthesia*, v. 123, 2019.

34-35: O pilates e o alívio da dor
CHERKIN, D. C. et al. Effect of mindfulness-based stress reduction vs cognitive behavioral therapy or usual care on back pain and functional limitations in adults with chronic low back pain. *Journal of American Medical Association*, v. 315, 2016.
HIDES, J. A. et al. Evidence of lumbar multifidus muscle wasting ipsilateral to symptoms in patients with acute/subacute low back pain. *Spine*, v. 19, 1994.
O'SULLIVAN, P. B. Lumbar segmental "instability": Clinical presentation and specific stability exercise management. *Manual Therapy*, n. 1, 2000.
PANJABI, M. M. The stabilizing system of the spine. Part I. Function, dysfunction, adaptation, and enhancement. *Journal of Spinal Disorders*, v. 5, 1992.

PANJABI, M. M. The stabilizing system of the spine. Part II. Neutral zone and instability hypothesis. *Journal of Spinal Disorders*, v. 5, 1992

36-37: Técnicas de respiração
ALLISON, G. T.; MORRIS, S. L. Transversus abdominis and core stability: has the pendulum swung? *British Journal of Sports Medicine*, v. 42, 2008.
PRAKASH, S.; MESHRAM, S.; RAMTEKKAR, U. Athletes, yogis and individuals with sedentary lifestyles: do their lung functions differ? *Indian Journal of Physiology and Pharmacology*, v. 51, 2007.
ROBBINS, J.; ROBBINS, L. V. H. *Pilates' return to life through contrology*: revised edition for the 21st century. 2012.

38-39: Saúde intestinal
DALTON, A.; MERMIER, C.; ZUHL, M. Exercise influence on the microbiome-gut-brain axis. *Gut Microbes*, v. 10, 2019.
ROBBINS, J.; ROBBINS, L. V. H. *Pilates' return to life through contrology*: revised edition for the 21st century. 2012.

40-41: Pilates e mindfulness para estresse e ansiedade
ANDRÉS-RODRÍGUEZ, L. *et al*. Immune-inflammatory pathways and clinical changes in fibromyalgia patients treated with mindfulness-based stress reduction (MBSR): A randomized, controlled trial. *Brain, Behavior, and Immunity*, v. 80, 2019.
BRAND, S. *et al*. Influence of mindfulness practice on cortisol and sleep in long-term and short-term mediators. *Neuropsychobiology*, v. 65, 2012.
FLEMING, K. M.; HERRING, M. P. The effects of pilates on mental health outcomes: A meta-analysis of controlled trials. *Complementary Therapies in Medicine*, v. 37, 2018.
PATIL, S. G. *et al*. Effect of yoga on short-term heart rate variability measure as a stress index in subjunior cyclists: A pilot study. *Indian Journal of Physiology and Pharmacology*, v. 57, 2013.
PONTE MÁRQUEZ, P. H. *et al*. Benefits of mindfulness meditation in reducing blood pressure and stress in patients with arterial hypertension. *Journal of Human Hypertension*, v. 33, 2019.
ROCHA, J. *et al*. Acute effect of a single session of pilates on blood pressure and cardiac autonomic control in middle-aged adults with hypertension. *The Journal of Strength and Conditioning Research*, v. 34, 2019.
STEVENTON, J. J. *et al*. Hippocampal blood flow is increased after 20 minutes of moderate-intensity exercise. *Cerebral Cortex*, v. 21, 2020.

48-49: Flexões abdominais/flexões oblíquas
MOORE, K. L.; AGUR, A. M. R. *Essential clinical anatomy*. 2. ed. Lippincott Williams & Wilkins, 2002.
SINAKI, M.; MIKKELSEN, B. A. Postmenopausal spinal osteoporosis: Flexion versus extension exercises. *Archives of Physical Medicine and Rehabilitation*, v. 65, 1984.

Para a seleção de exercícios clássicos apresentados nas páginas 52, 56, 60, 64, 68, 70, 74, 76, 78, 82, 84, 88, 92, 100, 104, 106, 108, 110, 115, 123, 126, 128, 130, 132, 135, 136, 140, 144, 148, 152, 156, 158, 164, 166, 168, 170:
ROBBINS, J.; ROBBINS, L. V. H. *Pilates' return to life through contrology*: revised edition for the 21st century. 2012.

68-69: Open leg rocker
MOTTOLA, M. F. *et al*. Is supine exercise associated with adverse maternal and fetal outcomes? A systematic review. *British Journal of Sports Medicine*, v. 53, 2019.

84-85: Shoulder bridge
MOTTOLA, M. F. *et al*. Is supine exercise associated with adverse maternal and fetal outcomes? A systematic review. *British Journal of Sports Medicine*, v. 53, 2019.

SINAKI, M.; MIKKELSEN, B. A. Postmenopausal spinal osteoporosis: Flexion versus extension exercises. *Archives of Physical Medicine and Rehabilitation*, v. 65, 1984.

188-189: Pilates para corrida
ALEXANDER, J. L. N.; BARTON, C. J.; WILLY, R. W. Infographic running myth: Static stretching reduces injury risk in runners. *British Journal of Sports Medicine*, v. 54, 2020.
FETTERS, K. A. Exploring the role of the lateral gluteal muscles in running: Implications for training. *Strength and Conditioning Journal*, v. 42, 2020.
HOMAN, K. J. *et al*. The influence of hip strength on gluteal activity and lower extremity kinematics. *Journal of Electromyography and Kinesiology*, v. 23, 2013.
HRELJAC, A. Impact and overuse injuries in runners. *Medicine & Science in Sports & Exercise*, v. 36, p. 845-849, 2004.
LAWS, A. *et al*. The effect of clinical pilates on functional movement in recreational runners. *International Journal of Sports Medicine*, v. 38, 2017.
WILLY, R. W. *et al*. Gluteal muscle activation during running in females with and without patellofemoral pain syndrome. *Clinical Biomechanics*, v. 26, 2011.

190-191: Pilates para natação
EVERSHED, J.; BURKETT, B.; MELLIFONT, R. Musculoskeletal screening to detect asymmetry in swimming. *Physical Therapy in Sport*, v. 15, 2013.
KARPIŃSKI, J. *et al*. The effects of a 6-week core exercises on swimming performance of national level swimmers. *PLOS One*, v. 15, n. 8, 2020. Disponível em: https://doi.org/10.1371/journal.pone.0227394. Acesso em: 19 dez. 2024.
KARPIŃSKI, J.; GOŁAŚ, A. *Pływacki atlas ćwiczeń na lądzie*. Kraków: AKNET-PRess, 2018.
SALO, D.; RIEWALD, S. A. Complete Conditioning for Swimming. Human Kinetics, 2008.
WANIVENHAUS, F. *et al*. Epidemiology of injuries and prevention strategies in competitive swimmers. *Sports Health*, v. 4, 2012.

192-193: Pilates para treino de força
ALABBAD, M. A.; MUAIDI, Q. I. Incidence and prevalence of weight-lifting injuries: An update. *Saudi Journal of Sports Medicine*, v. 16, 2016.
KOLBER, M. J. *et al*. The influence of hip muscle impairments on squat performance. *Strength and Conditioning Journal*, v. 39, 2017.
VANCE, J. *et al*. EMG as a function of the performer's focus of attention. *Journal of Motor Behavior*, v. 36, 2004.

194-195: Pilates para trabalhadores sedentários
HANNA, F. *et al*. The relationship between sedentary behavior, back pain, and psychosocial correlates among university employees. *Front Public Health*, v. 7, 2019.
KETT, A. R.; SICHTING, F.; MILANI, T. L. The effect of sitting posture and postural activity on low back muscle stiffness. *Biomechanics*, v. 1, p. 214-224, 2021.

198-199: Pilates para a saúde da mulher
APKARIAN, M. R. Blood pressure characteristics and responses during resistance exercise. *Strength and Conditioning Journal*, v. 43, 2021.
BERGAMIN, M. *et al*. Effects of a pilates exercise program on muscle strength, postural control and body composition: Results from a pilot study in a group of post-menopausal women. *National Library of Medicine*, 2015.
BORGHUIS, J.; HOF, A. L.; LEMMINK, K. A. P. M. The importance of sensory-motor control in providing core stability: implications for measurement and training. *Sports Medicine*, v. 38, 2008.
CROTTY, K. *et al*. Investigation of optimal cues to instruction for pelvic floor muscle contraction: A pilot study using 2D ultrasound imaging in premenopausal, nulliparous, continent women. *Neurology and Urodynamics*, v. 30, 2011.

DAVENPORT, M. H. et al. Exercise for the prevention and treatment of low back, pelvic girdle and lumbopelvic pain during pregnancy: A systematic review and meta-analysis. *British Journal of Sports Medicine*, v. 53, 2019.

GOOM, T.; DONNELLY, G.; BROCKWELL, E. Return to running postnatal: guidelines for medical, health and fitness professionals managing this population. 2019. Disponível em: https://absolute.physio/wp-content/uploads/2019/09/returning-to-running-postnatal-guidelines.pdf. Acesso em: 19 dez. 2024.

GREENDALE, G. A. et al. Bone mineral density loss in relation to the final menstrual period in a multiethnic cohort: Results from the study of women's health across the nation (SWAN). *The Journal of Bone and Mineral Research*, v. 27, 2012.

KEELER, J. et al. Diastasis recti abdominis. *Journal of Womens' Health Physical Therapy*, v. 36, 2012.

LEE, D. G.; LEE, L. J.; McLAUGHLIN, L. Stability, continence and breathing: The roles of fascia following pregnancy delivery. *Journal of Bodywork Movement Therapy*, v. 12, 2008.

LEE, D. G. New perspectives from the integrated systems model for treating women with pelvic girdle pain, urinary incontinence, pelvic organ prolapse and/or diastasis rectus abdominis. *Journal of Association of Chartered Physiotherapists in Womens Health*, v. 114, 2014.

LEE, H. et al. Effects of 8-week pilates exercise program on menopausal symptoms and lumbar strength and flexibility in postmenopausal women. *Journal of Exercise Rehabilitation*, v. 12, 2016.

MOTTOLA, M. F. et al. Is supine exercise associated with adverse maternal and fetal outcomes? A systematic review. *British Journal of Sports Medicine*, v. 53, 2019.

SANTORO, N.; EPPERSON, C. N.; MATHEWS, S. B. Menopausal symptoms and their management. *Journal of Endocrinology and Metabolism Clinics of North America*, v. 44, 2015.

SANTORO, N. Perimenopause: From research to practice. *Journal of Women's Health*, v. 25, 2016.

SPITZNAGLE, T. M.; LEONG, F. C.; VAN DILLEN, L. R. Prevalence of diastasi recti abdominis in a urogynecological patient population. *International Urogynecology Journal and Pelvic Floor Dysfunction*, v. 18, 2007.

202-203: Pilates para dores na coluna

HARTVIGSEN, J. et al. What low back pain is and why we need to pay attention. *The Lancet*, v. 391, 2018.

HIDES, J. A.; JULL, J. A.; RICHARDSON, C. A. Long-term effects of specific stabilizing exercises for first-episode low back pain. *Spine*, v. 26, 2001.

HODGES, P. W.; MOSELEY, G. L. Pain and motor control of the lumbopelvic region: effect and possible mechanisms. *Journal of Electromyography and Kinesiology*, v. 13, 2003.

MACHADO, P. M. et al. Eficácia do método pilates para indivíduos com dor lombar inespecífica: avaliação clínica e aspectos eletromiográficos. *Motriz – Revista de Educação Física*, Rio Claro, v. 23, 2017.

MOSELEY, G. L.; HODGES, P. W. Attention demand, anxiety and acute pain cause differential effects on postural activation of the abdominal muscles in humans. *Society for Neuroscience Abstracts*, 2001.

204-205: Pilates para dores cervicais e dores de cabeça

BINDER, A. Neck pain. *BMJ Clinical Evidence*, v. 1103, 2008.

CARROLL, L. J. et al. Course and prognostic factors for neck pain in the general population: results of the Bone and Joint Decade 2000-2010 Task Force on Neck Pain and Its Associated Disorders. *Journal of Manipulative Physiological Therapeutics*, v. 39, 2009.

CEMIN, N. F.; SCHMIT, E. F. D.; CANDOTTI, C. T. Effects of the pilates method on neck pain: A systematic review. *Fisioterapia em Movimento*, v. 30, 2017.

FEJER, R.; KYVIK, K. O.; HARTVIGSEN, J. The prevalence of neck pain in the world population: a systematic critical review of the literature. *European Spine Journal*, v. 15, 2006.

LEE, S. et al. Clinical effectiveness of a pilates treatment for forward head postur *Journal of Physical Therapy Science*, v. 28, 2016.

LEGRAND, A. et al. Respiratory effects of the scalene and sternomastoid muscle in humans. *Journal of Applied Physiology*, v. 94, 2003.

MIDDLEDITCH, A.; OLIVER, J. *Functional anatomy of the spine*. 2. ed. Elsevier Butterworth Heinemann, 2005.

206-207: Pilates para escoliose

BROOKS, W. J.; KRUPINSKI, E. A.; HAWES, M. C. Reversal of childhood idiopathic scoliosis in an adult, without surgery: A case report and literature review. *Scoliosis*, v. 15, 2009.

GOU, Y. et al. The effect of pilates exercise training for scoliosis on improving spinal deformity and quality of life. *Medicine*, v. 13, 2020.

KOTWICKI, T. et al. Methodology of evaluation of morphology of the spine and th trunk in idiopathic scoliosis and other spinal deformities – 6th SOSORT consensus paper. *Scoliosis*, v. 4, 2009.

OTMAN, A. S.; KOSE, N.; YAKUT, Y. The efficacy of Schroths 2-dimensional exercise therapy in the treatment of adolescent idiopathic scoliosis in Turkey. *Saudi Medical Journal*, v. 26, 2005.

RRECAJ-MALAJ, S. et al. Outcome of 24 weeks of combined Schroth and pilates exercises on Cobb angle, angle of trunk rotation, chest expansion, flexibili and quality of life in adolescents with scoliosis. *Medical Science Monitor Basic Research*, v. 26, 2020.

WEISS, H.; WEISS, G.; PETERMANN, F. Incidence of curvature progression in idiopathic scoliosis patients treated with scoliosis in-patient rehabilitation (SIR): A age-and sex-matched controlled study. *Pediatric Rehabilitation*, v. 6, 2003.

208-209: Pilates para hipermobilidade

DECOSTER, L. C. et al. Prevalence and features of joint hypermobility among adolescent athletes. *Archives of Pediatric Adolescent Medicine*, v. 151, 1997.

HAKIM, A. J. et al. The genetic epidemiology of joint hypermobility: a population study of female twins. *Arthritis and Rheumatology*, v. 50, 2004.

HAKIM, A.; GRAHAME, R. Joint hypermobility. *Best Practice and Research Clinica Rheumatology*, v. 17, 2003.

KUMAR, B.; LENERT, P. Joint hypermobility syndrome: recognizing a commonly overlooked cause of chronic pain. *The American Journal of Medicine*, v. 130, 201

SIMMONDS, J. V.; KEER, R. J. Hypermobility and hypermobility syndrome. *Manual Therapy*, v. 12, 2007.

SIMPSON, M. R. Benign joint hypermobility syndrome evaluation, diagnosis, and management. *Journal of Osteopathic Medicine*, v. 106, 2006.

210-211: Pilates para osteoporose

BROOKE-WAVELL, K. et al. Strong, steady and straight: UK consensus on physical activity and exercise for osteoporosis. *British Journal of Sports Medicine*, 2022.

CHACONAS, E. J.; OLIVENCIA, O.; RUSS, B. Exercise interventions for the individual with osteoporosis. *Strength and Conditioning Journal*, v. 35, 2013.

EPSTEIN, S. Update of current therapeutic options for the treatment of postmenopausal osteoporosis. *Clinical Therapeutics*, v. 28, 2006.

SOUTH-PAUL, J. E. Osteoporosis: Part II. Nonpharmacologic and pharmacologic treatment. *American Family Physician*, v. 63, 2001.

212-213: Pilates para artrite

BRAGA, J.; CAMPAR, A. Causas biológicas de depressão em doentes com Lupus Eritematoso Sistémico: um estudo de revisão. *Acta Reumatológica Portuguesa*, v 39, 2014.

HEGARTY, R. S. M. et al. Feel the fatigue and be active anyway: Physical activity on high-fatigue days protects adults with arthritis from decrements in same-day positive mood. *Arthritis Care and Research*, v. 67, 2015.

SALEEM, N. et al. Effect of pilates-based exercises on symptomatic knee osteoarthritis: A randomized controlled trial. *Journal of Pakistan Medical Association*, v. 71, 2022.

YENTÜR, S. B. et al. Comparison of the effectiveness of pilates exercises, aerobic exercises, and pilates with aerobic exercises in patients with rheumatoid arthritis. *Irish Journal of Medical Science*, v. 190, 2021.

SOBRE A AUTORA

Tracy Ward é instrutora de pilates, fisioterapeuta e escritora. Graduada em Ciências Biomédicas, pós-graduada pelo McKenzie Institute in Medical Diagnosis and Therapy e mestre em Fisioterapia, tem formação em pilates pelo Australian Physiotherapy and Pilates Institute (APPI) e é instrutora certificada em pilates para a saúde feminina e especialista em pilates para crianças e adolescentes, além de instrutora de ioga terapêutica.

Em 2016, passou a integrar a equipe de ensino de pilates do Grupo de Saúde APPI. Desde então, vem expandindo suas habilidades de ensino e compartilhando seu conhecimento, gravando vídeos para o canal Pilates TV, líder do setor, e, como parte do corpo docente do instituto, atuando na criação de cursos.

Em 2020, publicou seu primeiro e-book, *The postnatal Pilates guide*, um guia para retornar às atividades físicas com segurança após o parto. O livro traz um programa de 6 semanas para restaurar o core e aumentar a força e o bem-estar no período pós-parto.

Sua plataforma de pilates on-demand, a Anytime Studio, disponibiliza uma grande variedade de aulas e programas especializados de 6 semanas, acompanhados de recursos educacionais.

Tracy é apaixonada por pilates, movimento e reabilitação e fundamenta sua prática, tanto no pilates quanto em seu trabalho clínico como fisioterapeuta, em evidências. Dirige a premiada empresa de pilates Freshly Centered, em Aberdeen, na Escócia, e atua como fisioterapeuta musculoesquelética sênior em um hospital privado. Escreve regularmente para várias publicações de medicina esportiva e tem um canal no YouTube.

Visite **www.freshlycentered.com** e siga a autora no Instagram, YouTube e Facebook: @freshlycentered.

AGRADECIMENTOS

Da autora

Meu grande obrigado a toda a equipe da Dorling Kindersley, editora da publicação original, especialmente a Alastair, por acreditar tanto em mim e me convidar para esta jornada; a Susan e a Amy por me orientarem, editarem e diagramarem este livro em sua versão original; e a Arran pelas maravilhosas ilustrações.

Agradeço a Glenn, a Elisa e a toda a equipe do Australian Physiotherapy and Pilates Institute (APPI). Entrar para o instituto redirecionou minha carreira; vocês são uma inspiração constante. O incentivo contínuo e as oportunidades que oferecem são estimulantes. Serei eternamente grata por fazer parte desse time.

Também serei eternamente grata a Jennifer Darlington, Anya Hayes e Sara Rohan, cujas excepcionais contribuições me ajudaram a iniciar este projeto, e a Sarah Chambers por ajudar com as referências.

Obrigada a meus filhos Aiden e Anya, por terem dormido quando era necessário e me mostrado que realmente tudo é possível. Amo vocês para sempre. A meu parceiro Mark, por apoiar minhas novas ideias, cuidar das coisas em casa e me incentivar o tempo todo a seguir em frente. À minha mãe, sempre parceira, e a meu saudoso pai – espero tê-los deixado orgulhosos.

Por fim, obrigado a todos meus clientes e alunos de pilates. Sem vocês, nada disso seria possível. Obrigada pelo apoio contínuo e pelo que é ainda mais importante: a lealdade de vocês, que demonstra que valorizam os benefícios do pilates tanto quanto eu.

Da edição original

A Dorling Kindersley agradece a Marie Lorimer pela indexação e a Kathy Steer pela revisão final.

Também agradece pela gentil permissão de reprodução das imagens: p. 14 (à esquerda e abaixo): Science Photo Library: Professores P. M. Motta, P. M. Andrews, K. R. Porter e J. Vial; p. 23 (à esquerda e acima): Science Photo Library: Biophoto Associates.

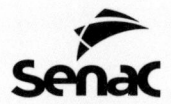

ADMINISTRAÇÃO REGIONAL DO SENAC NO ESTADO DE SÃO PAULO

Presidente do Conselho Regional Abram Szajman
Diretor do Departamento Regional Luiz Francisco de A. Salgado
Superintendente Universitário e de Desenvolvimento Luiz Carlos Dourado

Editora Senac São Paulo

Conselho Editorial Luiz Francisco de A. Salgado
Luiz Carlos Dourado
Darcio Sayad Maia
Lucila Mara Sbrana Sciotti
Luís Américo Tousi Botelho
Gerente/Publisher Luís Américo Tousi Botelho
Coordenação Editorial Verônica Pirani de Oliveira
Prospecção Andreza Fernandes dos Passos de Paula
Dolores Crisci Manzano
Paloma Marques Santos
Administrativo Marina P. Alves
Comercial Aldair Novais Pereira
Comunicação e Eventos Tania Mayumi Doyama Natal
Tradução Cristina Camargo
Edição de Texto Camila Lins
Preparação de Texto Ana Lúcia Mendes
Coordenação de Revisão de Texto Marcelo Nardeli
Revisão de Texto Cristine Sakô
Revisão Técnica Jackeline Barros
Coordenação de Arte Antonio Carlos De Angelis
Editoração Eletrônica Natália da Silva Nakashima
Impresso na China

Proibida a reprodução sem autorização expressa.
Todos os direitos desta edição reservados à

Editora Senac São Paulo
Av. Engenheiro Eusébio Stevaux, 823 – Prédio Editora
Jurubatuba – CEP 04696-000 – São Paulo – SP
Tel. (11) 2187-4450
editora@sp.senac.br
https://www.editorasenacsp.com.br

Edição brasileira © Editora Senac São Paulo, 2025

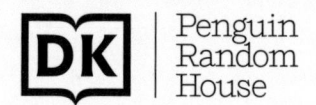

Título Original *Science of Pilates – Understand the anatomy and physiology to perfect your practice*
Copyright © Dorling Kindersley Limited, 2022
A Penguin Random House Company
Copyright do Texto © Tracy Ward, 2022

Créditos da edição original
Editora de Projeto Gráfico Amy Child
Editora de Projeto Susan McKeever
Editor Sênior Alastair Laing
Designer Sênior Barbara Zuniga
Design de Capa Amy Cox
Ilustrações Arran Lewis
Imagens cedidas p. 14 (à esquerda e abaixo):
Science Photo Library: Professores P. M. Motta,
P. M. Andrews, K. R. Porter e J. Vial; p. 23
(à esquerda e acima): Science Photo Library:
Biophoto Associates.
Todas as outras imagens © Dorling Kindersley

www.dk.com

Dados Internacionais de Catalogação na Publicação (CIP)
(Claudia Santos Costa - CRB 8ª/9050)

Ward, Tracy
    A ciência do pilates : anatomia e fisiologia para aperfeiçoar a prática / Tracy Ward ; tradução Cristina Camargo. – São Paulo : Editora Senac São Paulo, 2025.

    Título original : Science of pilates : understand the anatomy and physiology to perfect your practice.
    Bibliografia.
    ISBN 978-85-396-5301-0 (Impresso/2025)

    1. Pilates. 2. Anatomia. 3. Fisiologia. I. Título.

25-2343c
CDD - 613.7192
BISAC HEA00703

Índice para catálogo sistemático:
1. Saúde e bem-estar : Exercícios físicos : Pilates   613.7192